ぴんとこなーす

PINTOKO NURSE

ぷろぺら 著

おはようございます！
私ナスと申します！
やばい
やばい
ナースになって
年目のお年頃♪
とりあえず今
遅刻しそう！
たったったったっ…
たったっ…
とっとととととと
おはようございます！
走ってたことがバレないように、
かつ遅刻しないように
めっちゃ早足で歩く
しゅぱたたたたたたたた
誰がなんと言おうと
患者さんの前では天使です

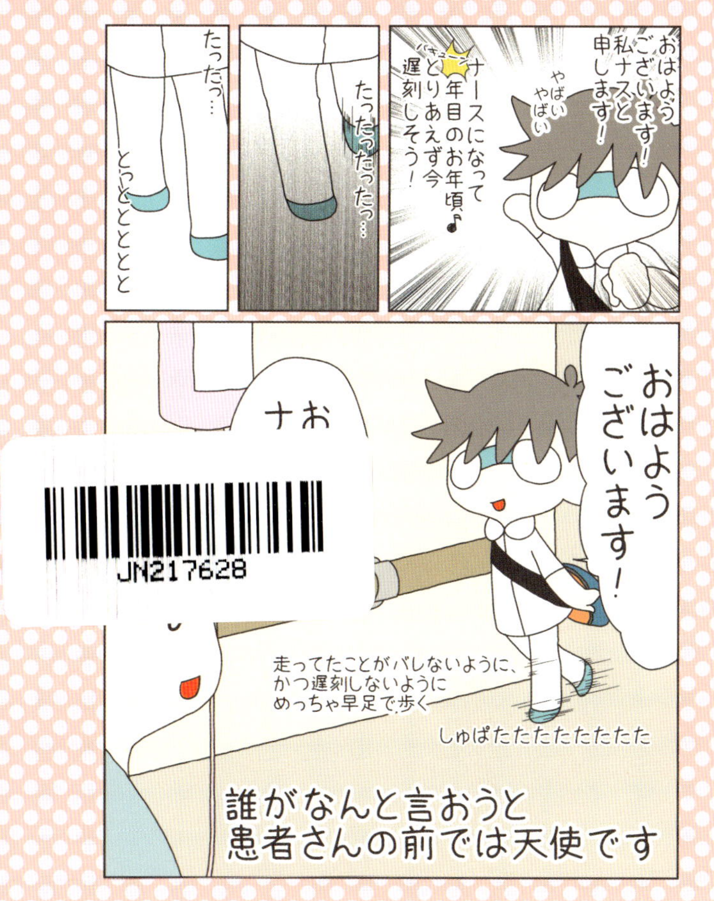

いそっぷ社

●●● 主役・ナスさん ●●●

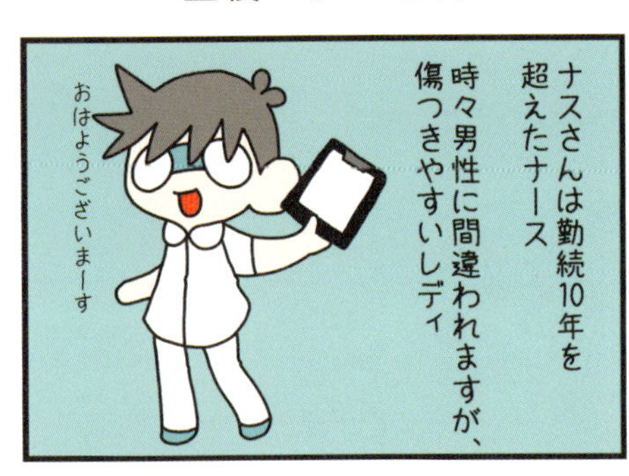
ナスさんは勤続10年を超えたナース
時々男性に間違われますが、傷つきやすいレディ
おはようございまーす

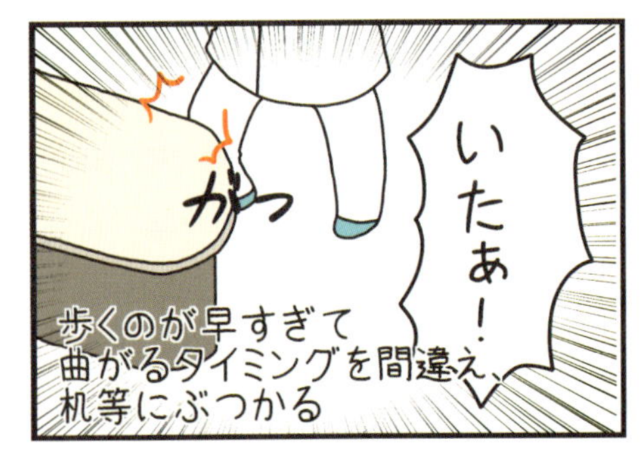
いたぁ！
がっ
歩くのが早すぎて
曲がるタイミングを間違え、
机等にぶつかる

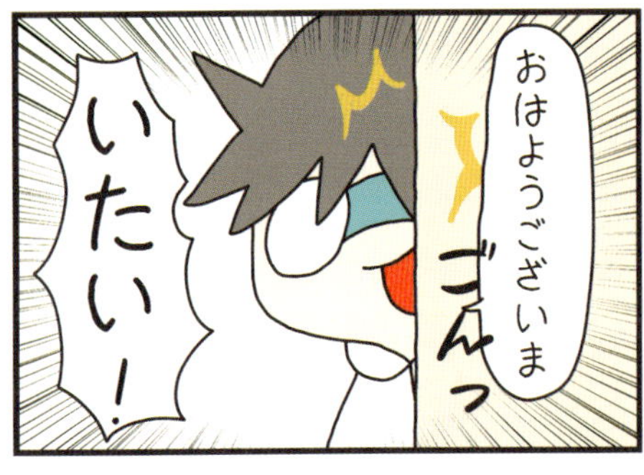
おはようございま
ごんっ
いたい！

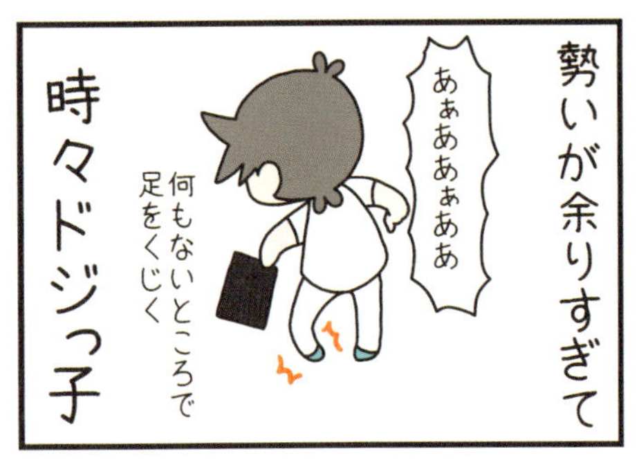
勢いが余りすぎて
あぁああぁあぁああ
何もないところで
足をくじく
時々ドジっ子

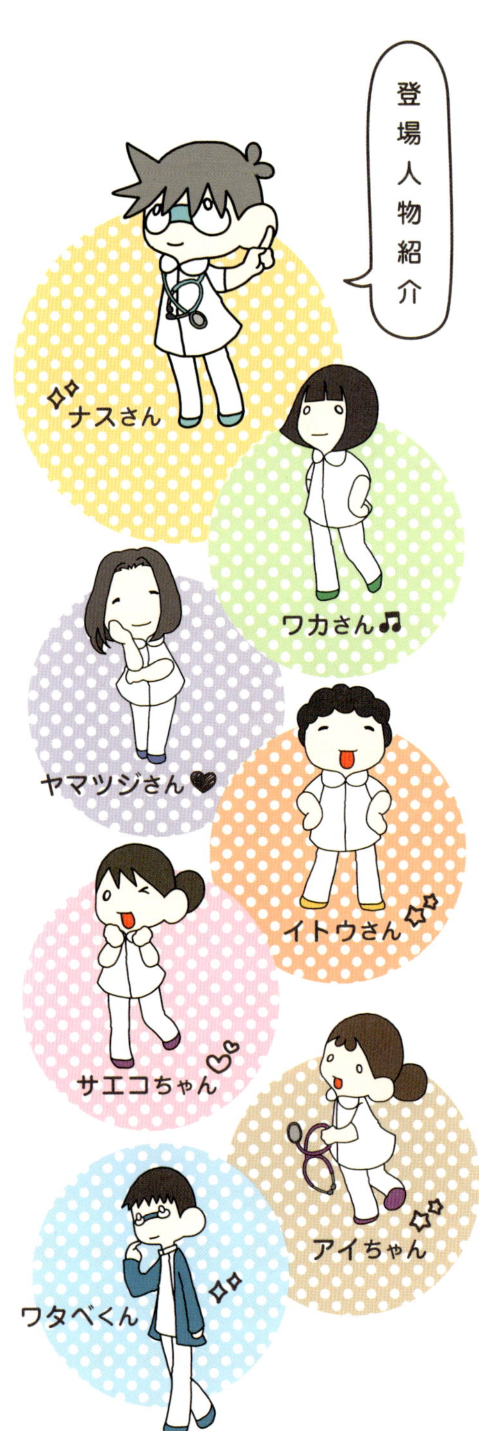
登場人物紹介
ナスさん
ワカさん
ヤマツジさん
イトウさん
サエコちゃん
アイちゃん
ワタベくん

ナスさんの性格

こんな仕事なので「あの時自分がどうにかできていれば」と反省することの連続なのです

が

私がもっと早く気付いていれば…
私がもっと早く報告していれば…

私でもそうしたと思うよー
あれはどうしようもないし
そんなにナスさんが気に病むことはないよ

ナスが気にすることじゃないぞ
お前はやることやったからな

だって次は私かもしれないし
もっと私を責めてよ！私が力不足だったんだから！
責めてくれたらちゃんと自分が悪いって思えるから！
お前自分に何ができると思ってんだ？
ちょっと複雑です

ナスさんの動機

私がナースの道を志したのは
進路を決める時期に深夜ラジオから流れてきました
突然涙があふれるほどの衝撃でした…
さだまさしさんの「風に立つライオン」という曲を聞いたのがきっかけでした

どんなに辛い時も…

あの曲を思い出せば…
僕の患者たちの瞳の美しさ…

さだのやろう…
素晴らしい曲を作りやがって…
逆恨みパワーで頑張った

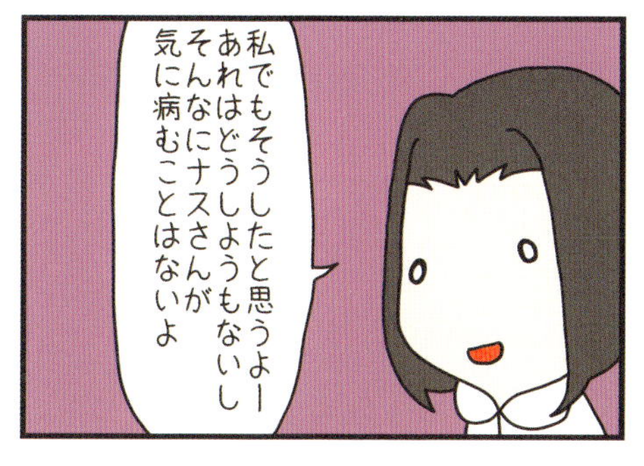

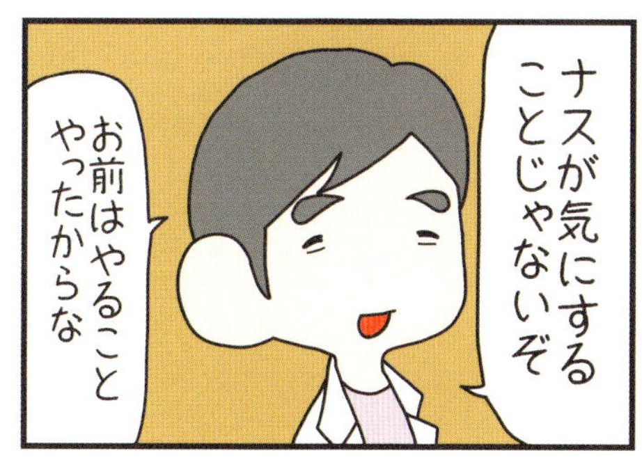

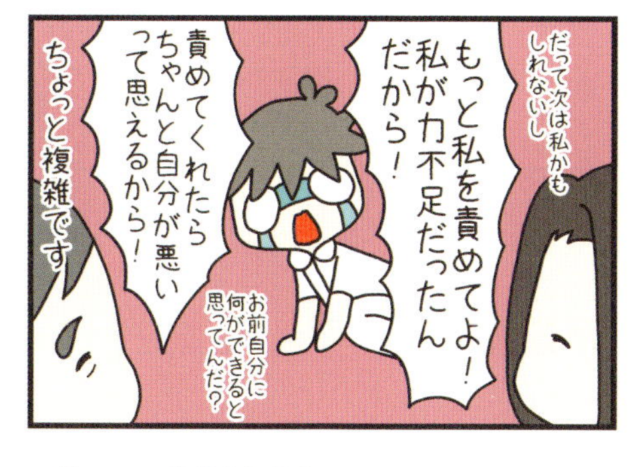

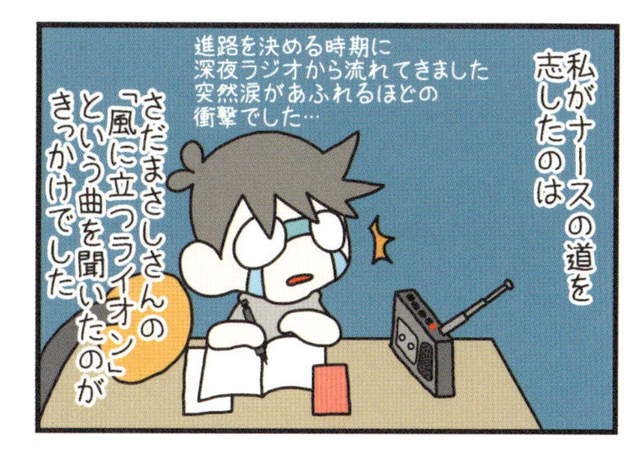

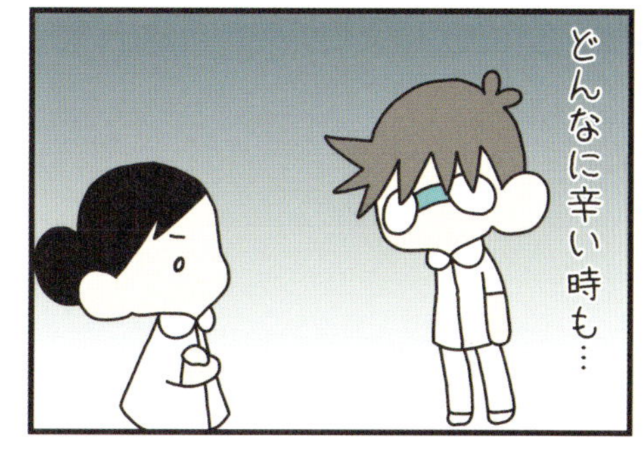

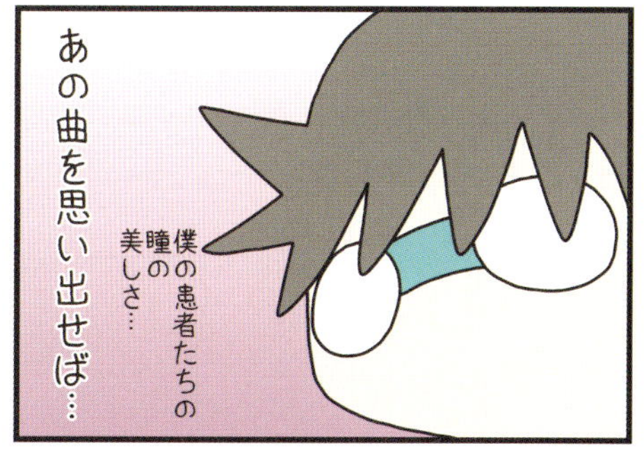

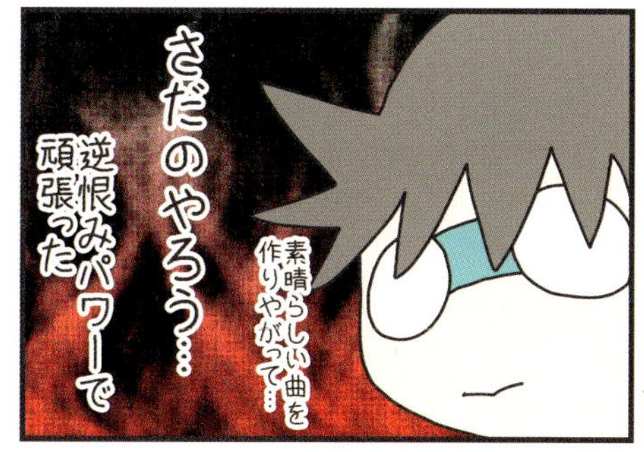

同僚・ワカさん

ワカさんは30オーバー　独身
新人さんにはこわいタイプ
美人で気が強い

ワカさん何一生懸命調べてんすか？

一人で生きてくって決めたから、良い有料老人ホーム
MSWさんにも相談して…

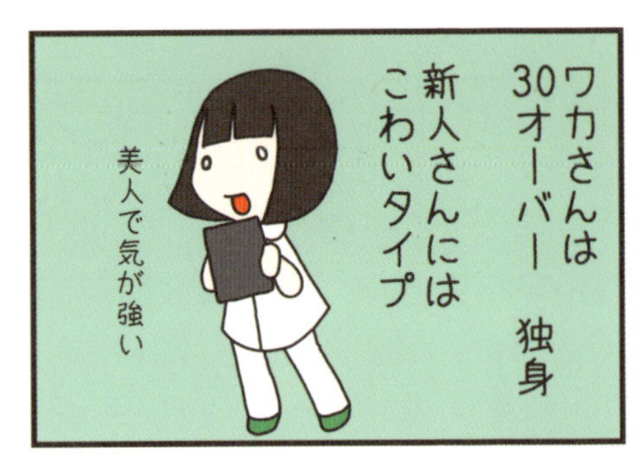

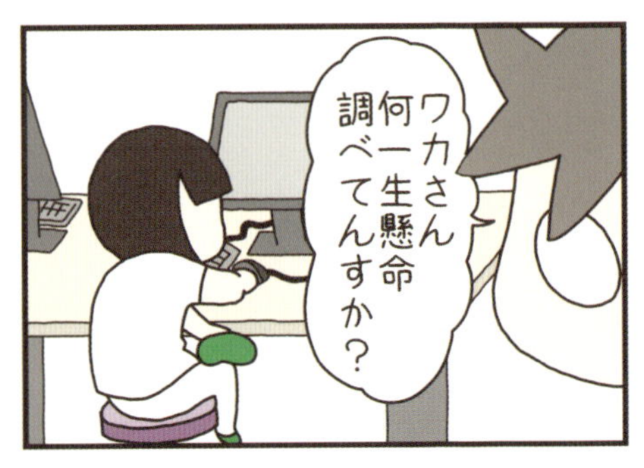

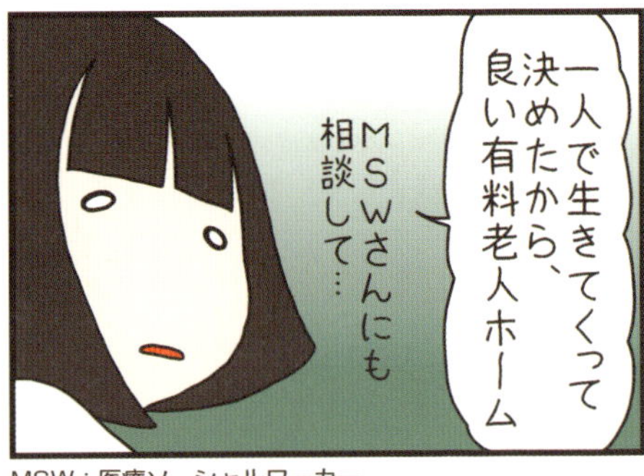

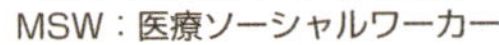
MSW：医療ソーシャルワーカー

仕事に生きるキャリアウーマンです
…決めちゃったかー

ワカさんの性格

ナスさんすみませんオムツ交換付き合ってもらえませんか？
え？いいけど私今日受け持ちだし、誰かフリー空いてない？

ほら、ワカさんとか座ってるし…

かたかたかたたたたた　たたったたっ
ったーーーーーん
かたかたかたっ　たたたったん

…ごめん無理だね行こうか
時々すごく機嫌の悪い奴がいる
目とか攻撃色だった
ひょーこえー超こえー
がくがくがくがくがくがくがくがく
無理なんです

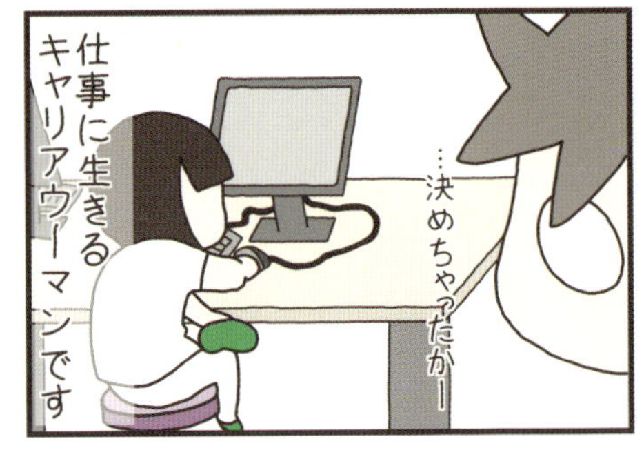

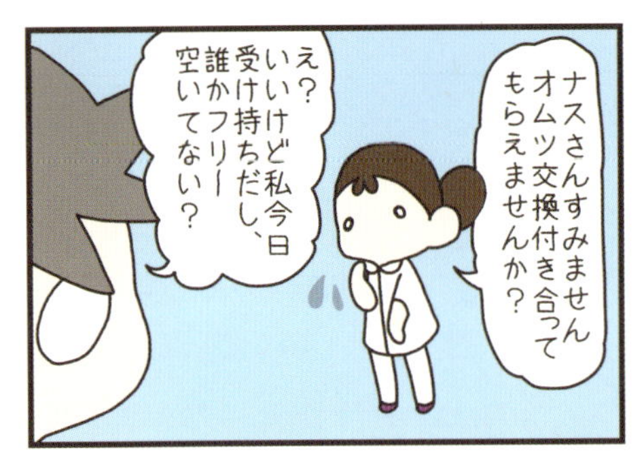

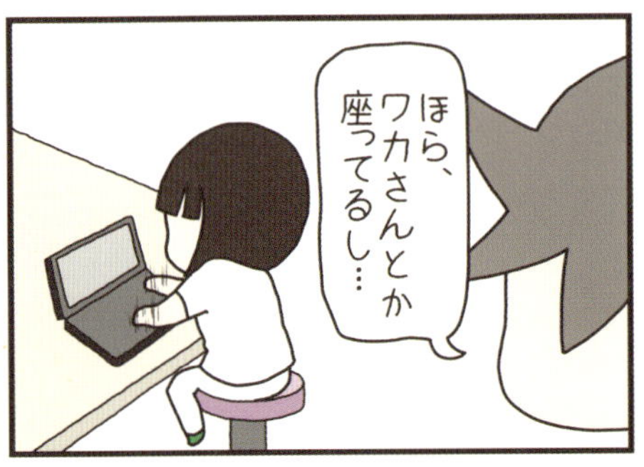

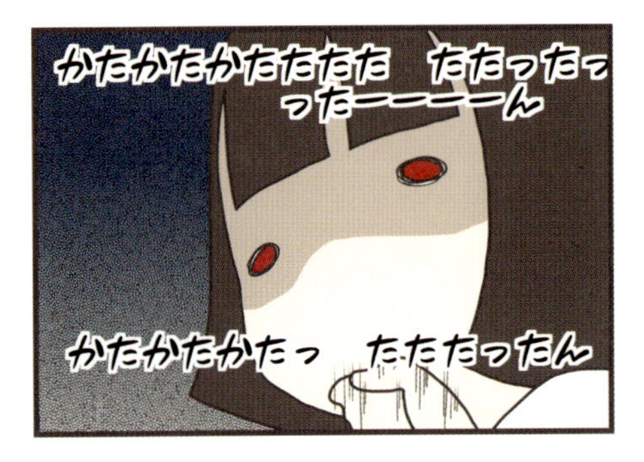

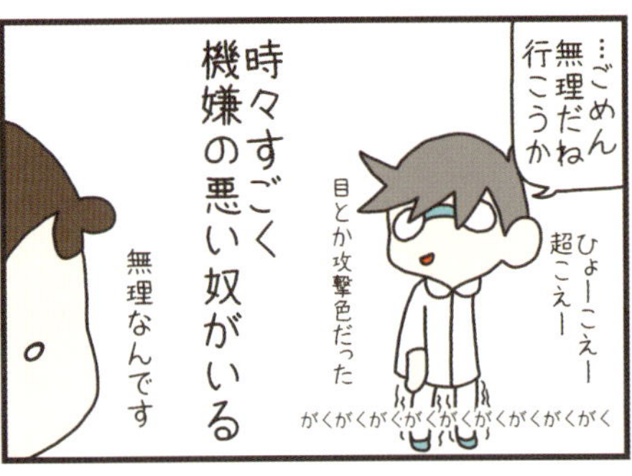

同僚・ヤマツジさん

ヤマツジさんは
いつでも
ニコニコしている
ふんわりナース
結婚してまーす♪
子供はまだでーす♪

ナスさーん
はーい♥
なんすか?

飲みかけの
ペットボトル
パソコンの横に
置きっぱなしにしてるの
だーれだ?

あっ…
はい、すみません…
怒らない人じゃなくて
怒らせちゃいけない
人です

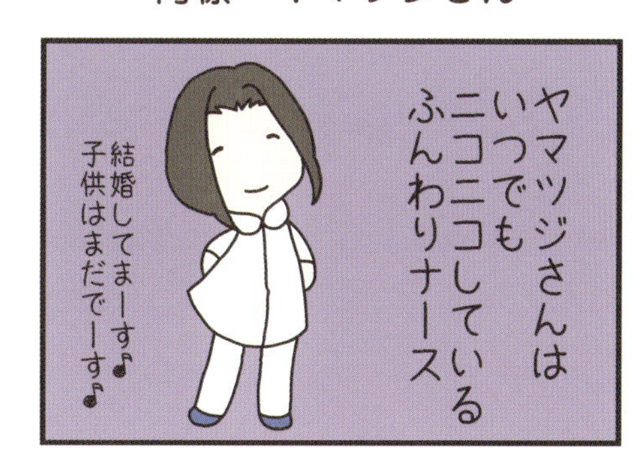

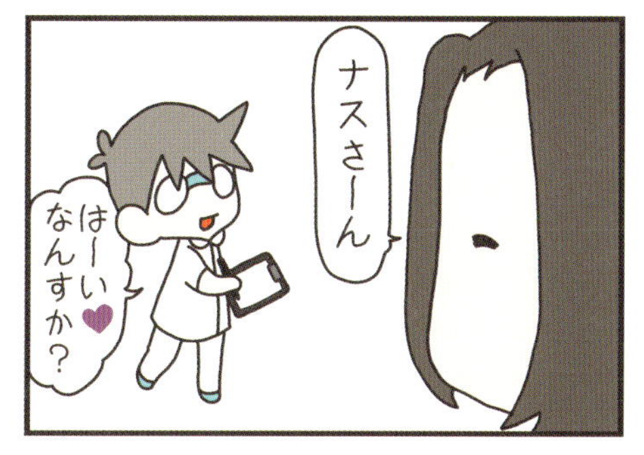

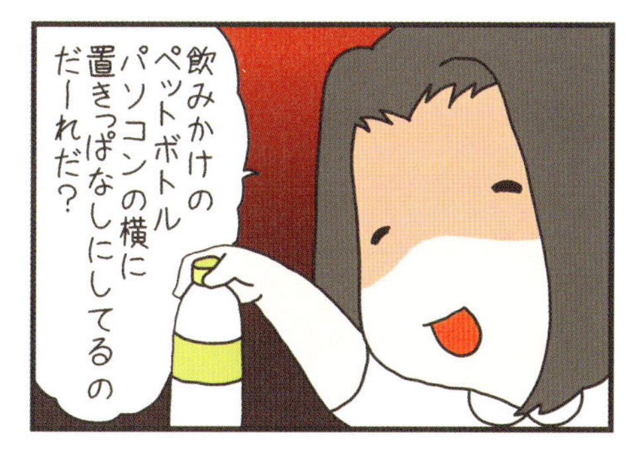

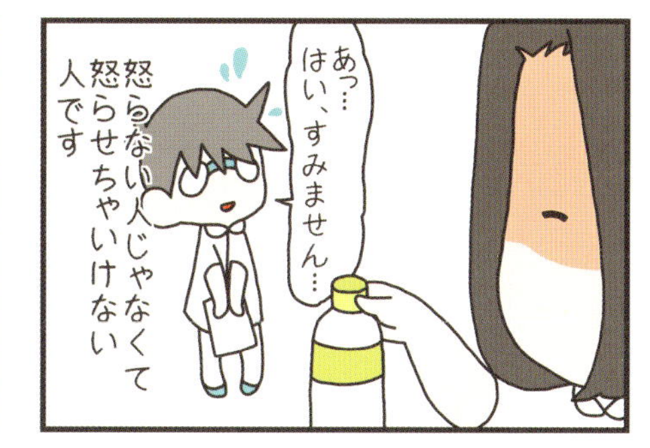

ベテラン・イトウさん

イトウさんは
経験年数20年
オーバーの
パートさん

まごうことなき
「病棟のかあちゃん」

昔は病棟長やったことも
ありましたー

ぶつぶつ
○○先生の対応
嫌なんですよー…
オーダー出すの遅いし、そのくせ
電話するとすぐ怒るし…
電話されるの嫌だったら
先に出しとけよって感じ
ですよねー…
うーん、そうねぇ
ぶつぶつ

ま、大丈夫!

なにこの
「大丈夫」の
大丈夫感…
ほっ…
あの先生も
若い頃はね…

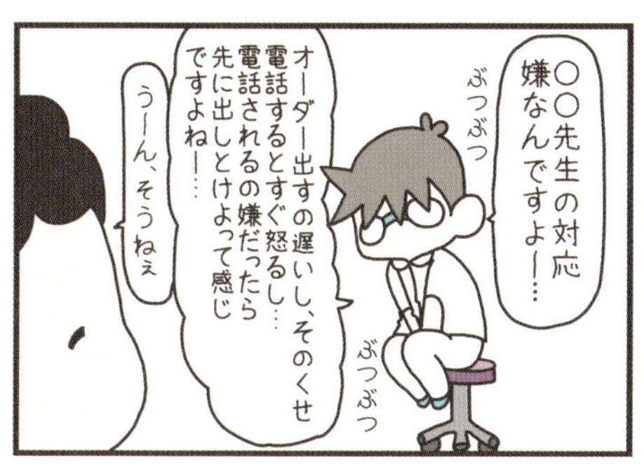

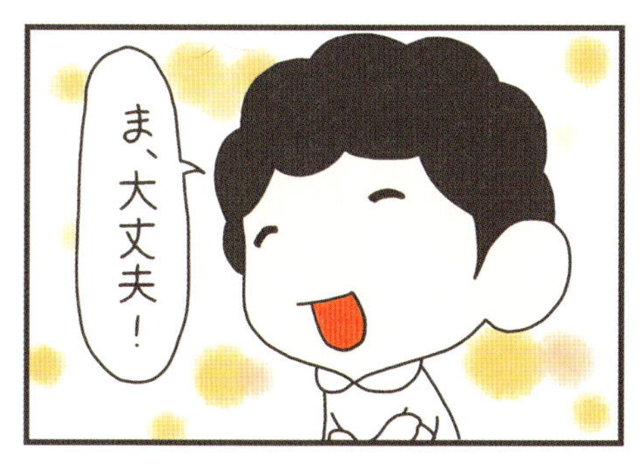

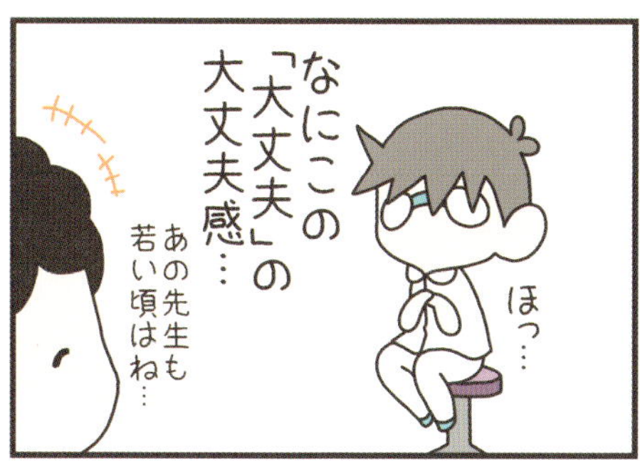

1年目サエコちゃん

サエコちゃんは
1年目の新卒
キラキラの
ぷるぷる女子
「だった」
SNSなら
インスタ
パリピー

おはようございます…
おはよー

あ、ナスさん
おはようございます
かさぁ…

…焼肉食い行く？
わぁい
本当ですかー
行く行くー
1年目は
夏頃には、かさかさ

3年目アイちゃん

アイちゃんは3年目
キラキラのいわゆる
リア充
「だった」

←勉強会
9日です！
お休み
ありがとう
ございました
はぁぁあぁあぁ
勤務表

はぁあぁあぁ

しあわせが
にげるぞー
3年目は
いろいろ、つらい
はあぁぁあぁあぁぁぁぁ

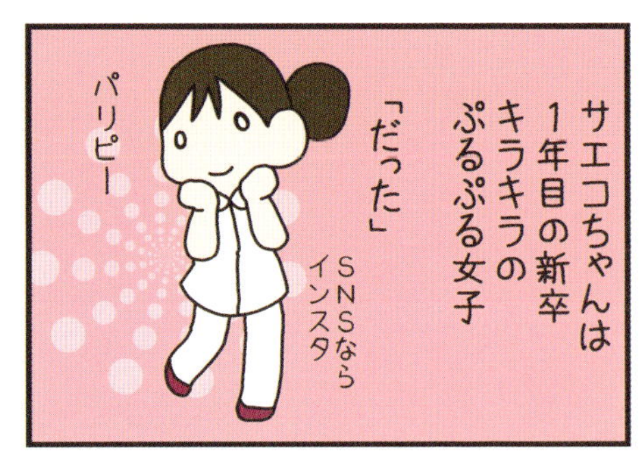

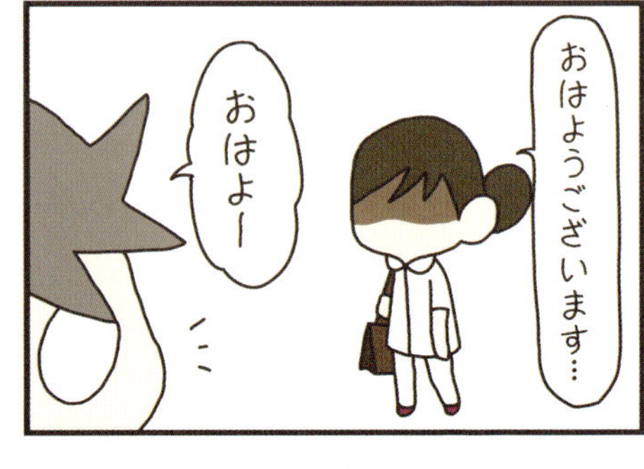

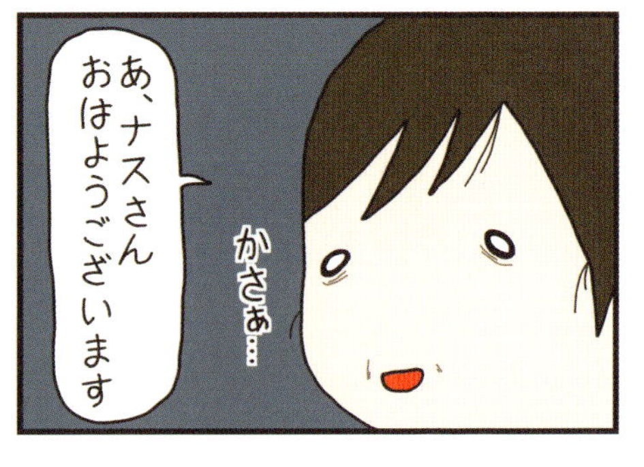

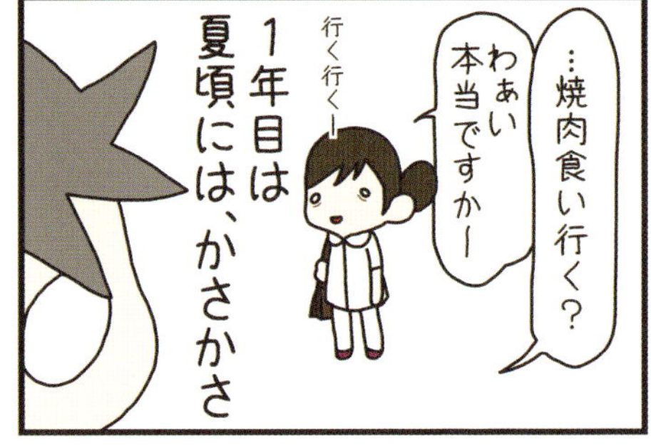

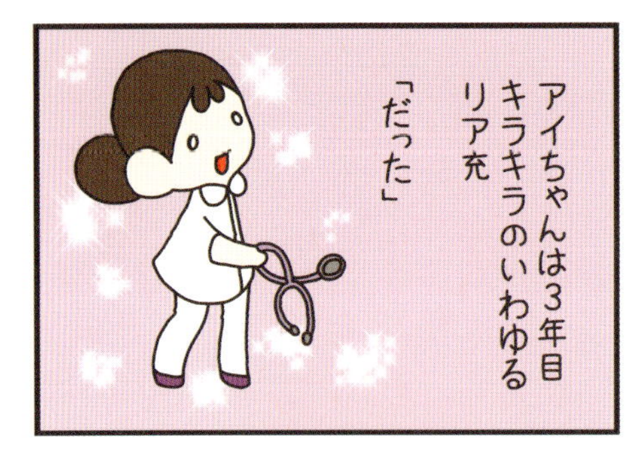

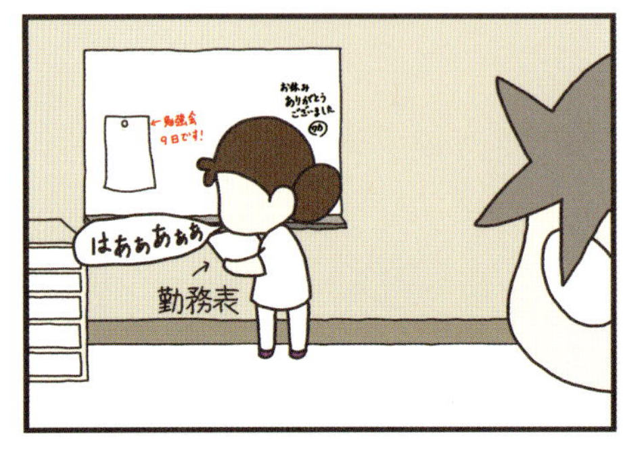

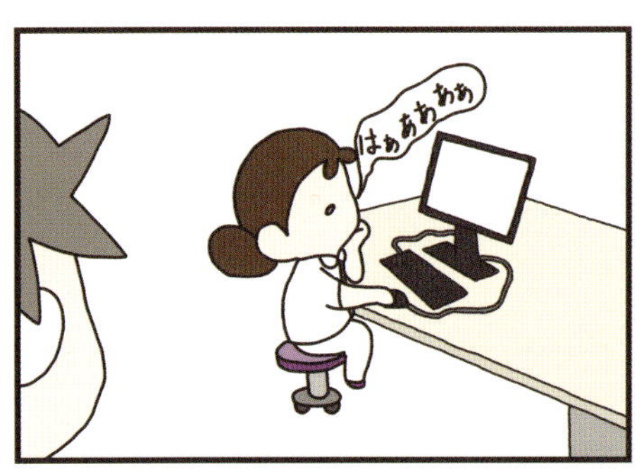

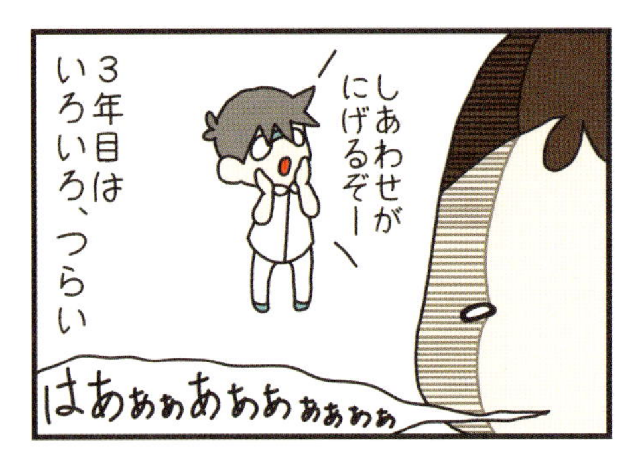

ナースはつらいよ

チェンジ

〇〇さん
今日担当の
ナスです
よろしくお願いしまーす
50代男性

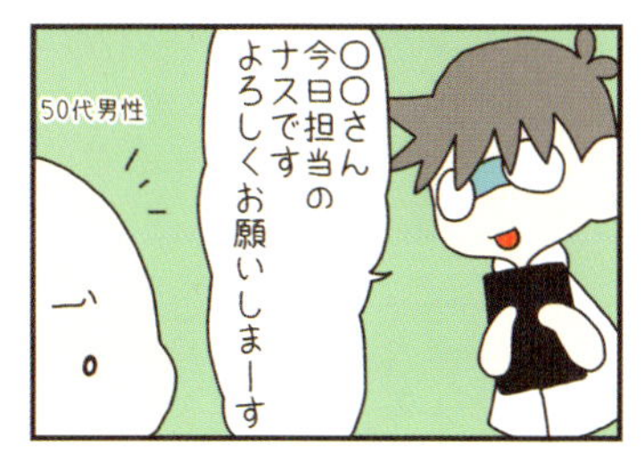

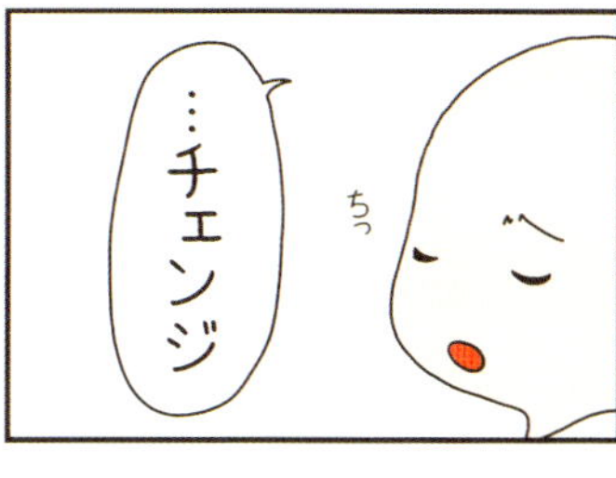
…チェンジ
ちっ

すみませーん
今若い子
出ちゃってまーす

次の日
今日も担当ナス
でーす！
よろしくお願い
しまーす！
もうヤケクソ
ほんとにこういうこと
いう患者さん、いる

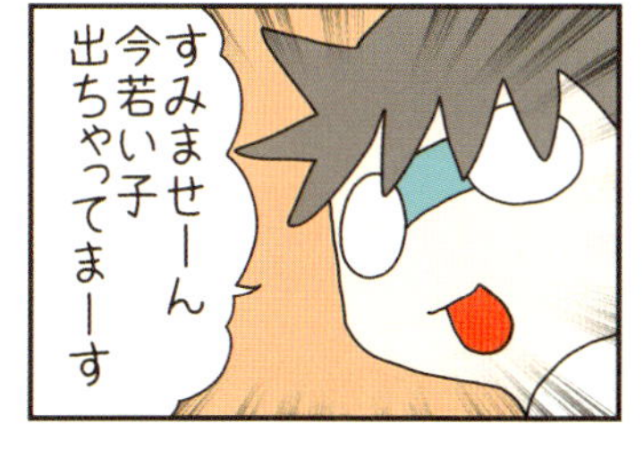

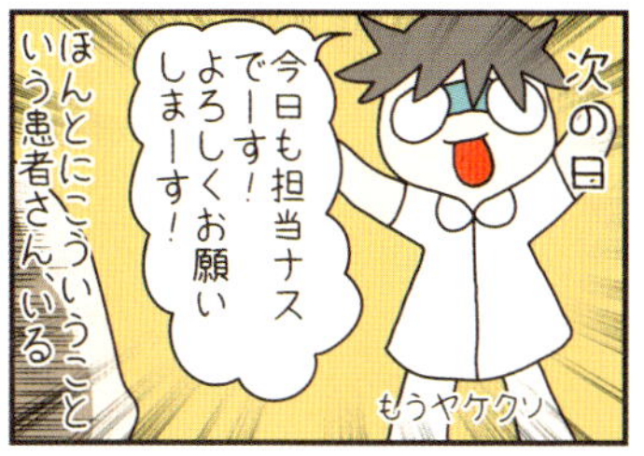

心臓グサリ①

元気な60～70代の女性には
時々言葉を選ばない方がいます
悪気がある訳ではない
あんたまた仕事してるの！
飴持っていきな！

今日担当のナスです お願いしまーす
あらあんた ブスだねー！
9999HIT！

ずっと入院してると退屈でね！看護師さんの顔みんな覚えちゃったよ！
た、退屈ですよね…お元気そうで何よりです…体調はお変わりありませんか

あれー！低いおっかない声だね！
昨日の看護師さんは若くて綺麗だったんだけどねー！
あんた手ぇガサガサ！
9999
9999
9999
たまに的確にHPを削りにきます

心臓グサリ②

血圧測定

しゅぽしゅぽ

血圧は問題なさそうですねー
看護師さんの腕太くていいなぁ
9999HIT!

こ、これくらいじゃないと患者さん持ち上げられないですからね！
まっ負けるかっ

私の枯れ木みたいな腕に比べたら看護師さんの腕は丸太みたい！
9999!
太ってるから頼もしいわー
やっぱりそれくらい太ってないと看護師さんてできないのねー
9999!
9999!
Over Kill!

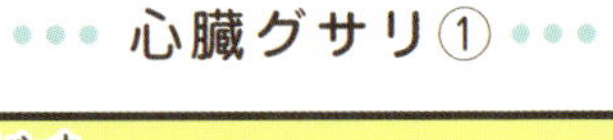

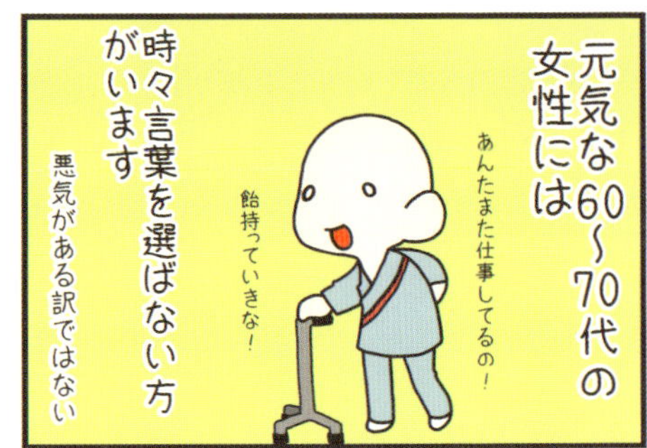

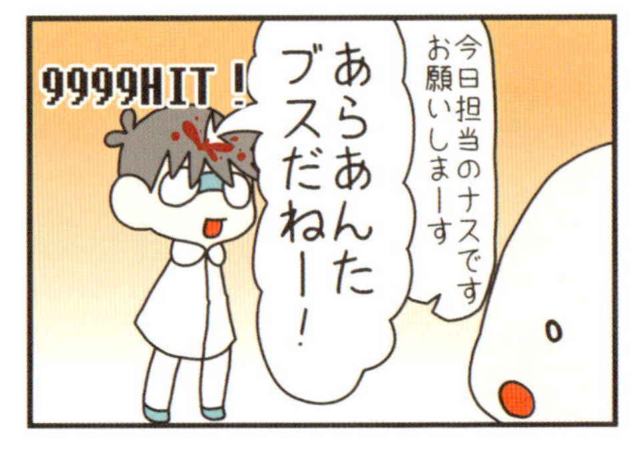

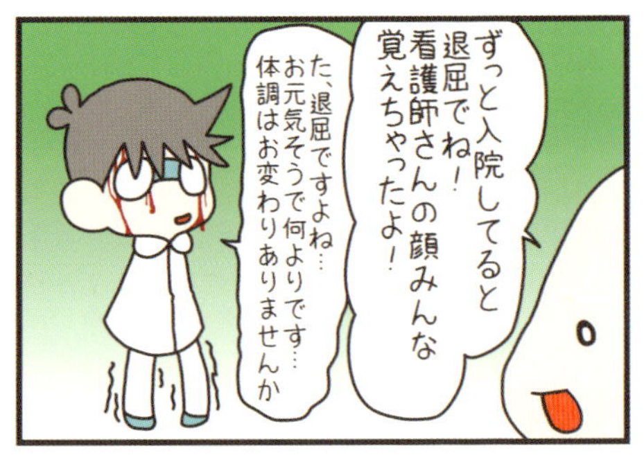

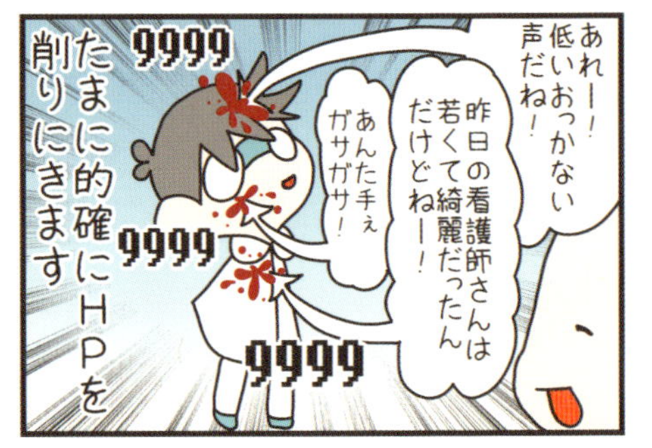

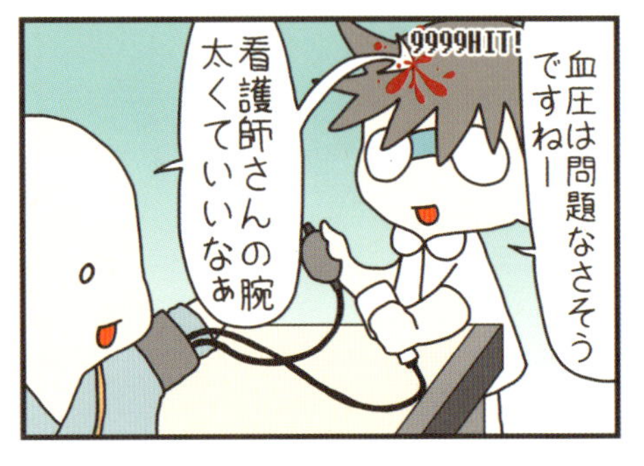

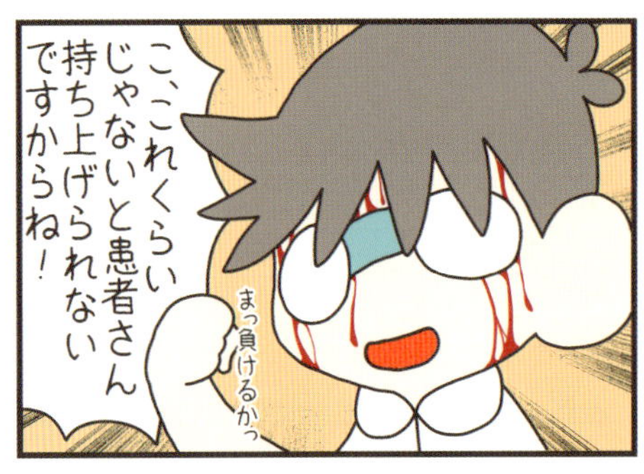

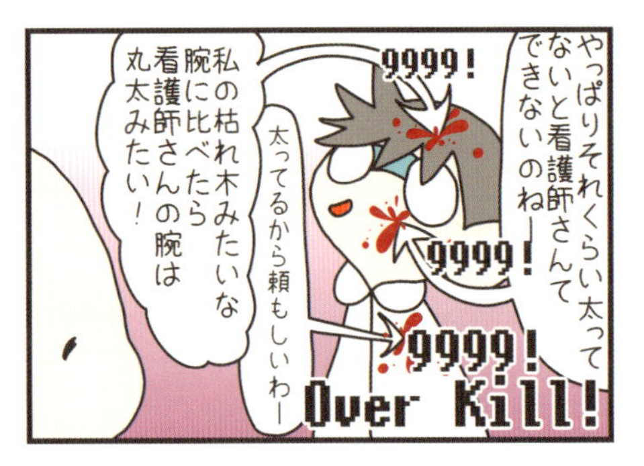

「私もですよ」

患者さんも元気になってくると、色々気になってきちゃうみたいです
60代女性　ADL自立
とかだったりすると
入院生活もフリーダム
2時からリハビリの先生が来るから、忙しいわー♪

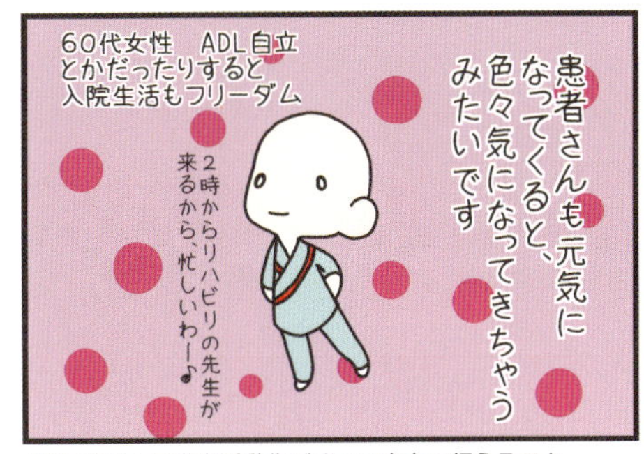

ADL自立：日常生活動作がすべて自力で行えること

36.6度もある！私平熱は35.8度なのに！
…術後はある程度お熱上がりますよー
でもこんなに上がるの？私にとっては大熱よ！

私もです
平熱低いんですけどね—今36.6度くらいかな

なるほどその手があったか
あら看護師さんも？
大変ですよねぇ平熱低いと
女性には共感と協調

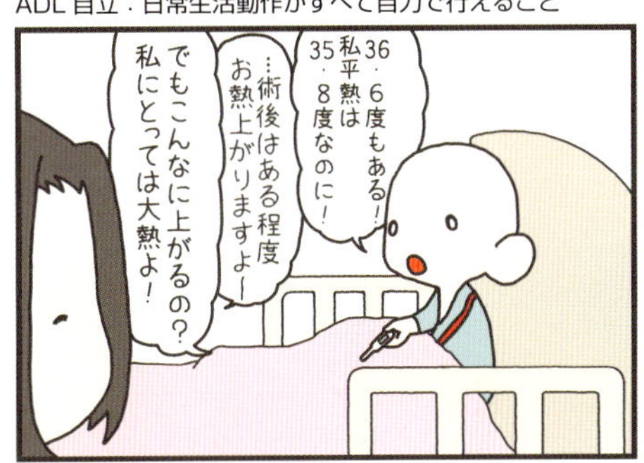

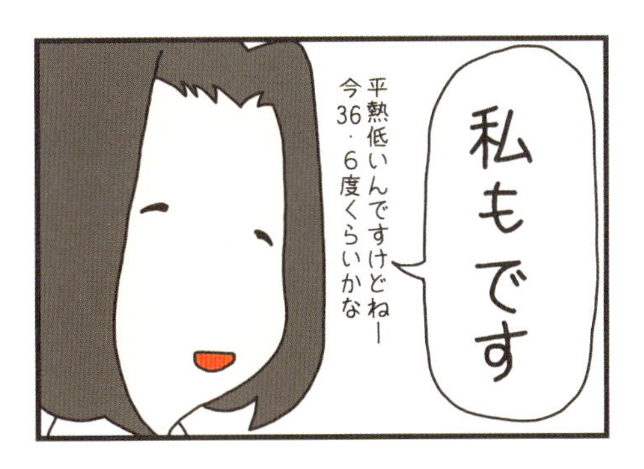

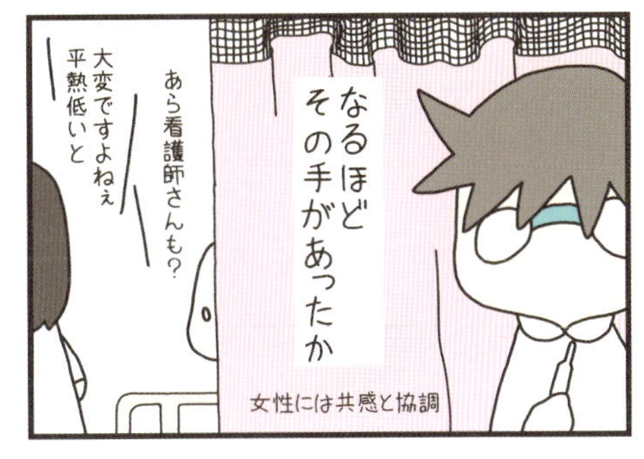

「ずるーい」

たまに
また俺の腹を見にきやがったなさっき医者が散々診てったじゃねぇか
70代男性　頑固
言葉が乱暴な方がいる

若い子だと丁寧に接してても怒られちゃったりもする
あ？そんな難しい話が俺に分かる訳ねぇだろお偉い看護師さんと違って俺ぁ学がねぇんだよこっちの腹だってまくったりあげたりただじゃねぇんだぞ看護師だってぇんならそれくらい分かりやすく説明しやがれほら何してんだ見るのか、見ねぇのか
結局見せてくれる

えー先生だけずるーい
私も○○さんのお腹見たいなー

…俺の腹はただじゃねぇんだよ
見たって減るもんじゃないでしょー
ずっと飯も食ってねぇんだから、腹も減るわ
お、うまいこと言うねぇじゃあぺこぺこのお腹ちょっと見せてもらおうかな
しょうがねぇなぁ高くつくぞ？
コミュニケーションって教科書通りではないです

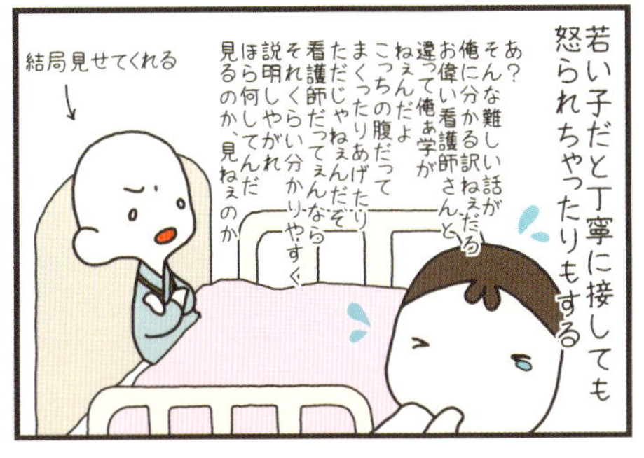

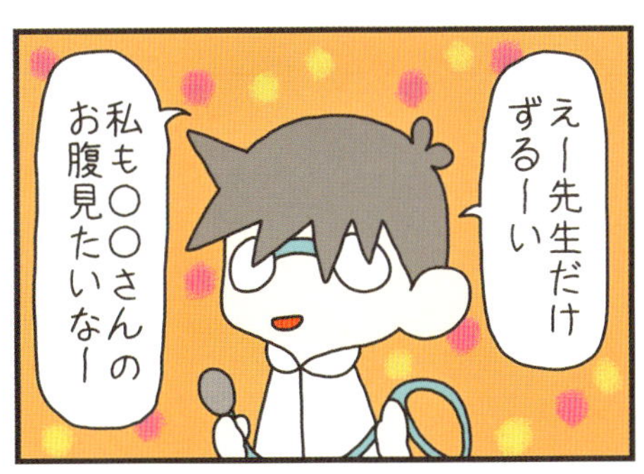

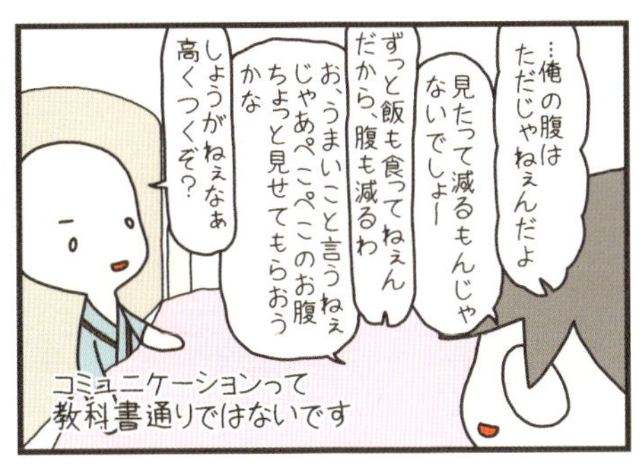

なりたい職業

キャパオーバー

緊急の胃カメラ行ってきまーす
シーツ交換やっておくよ
アイちゃん転棟11時だけど大丈夫？
がんばります！
入院さんの移乗、手ぇ貸してー

あー…やっと座れたバタつきましたねー
イベントが重なっちゃったからねー
あ、アイちゃん転棟全然手伝えなくてごめんね
ルートとってくるよー

ルート：点滴のために確保された血管

ω

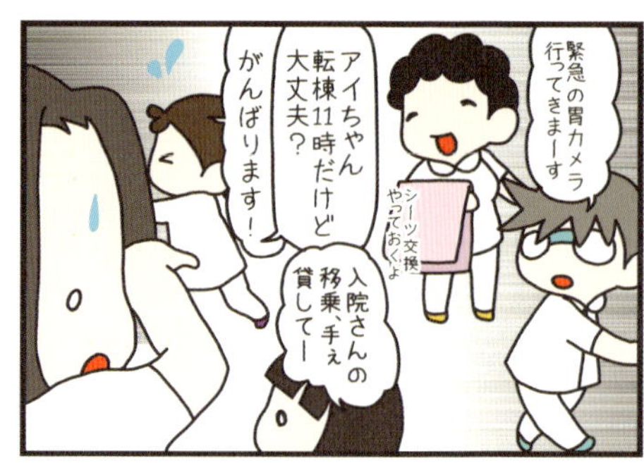

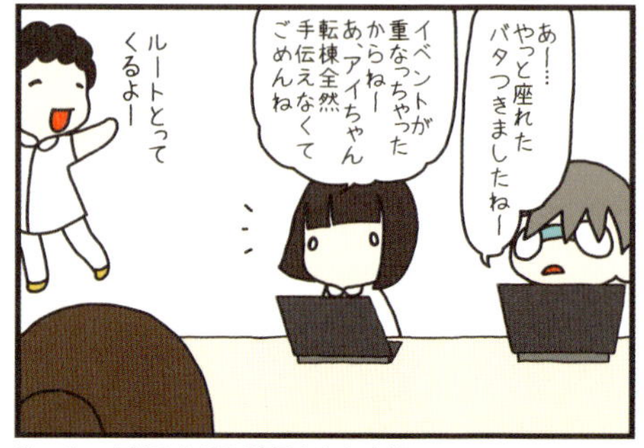

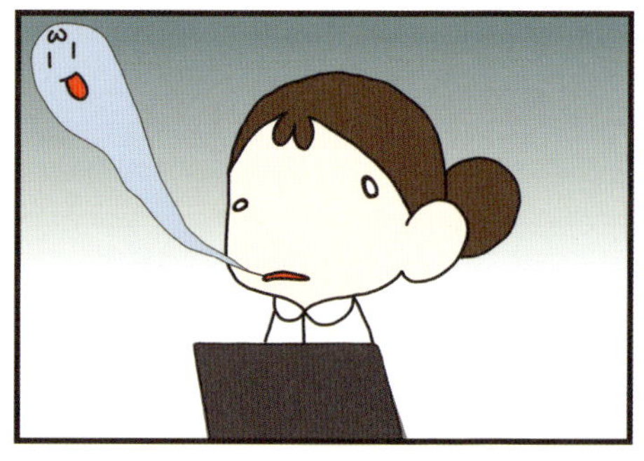

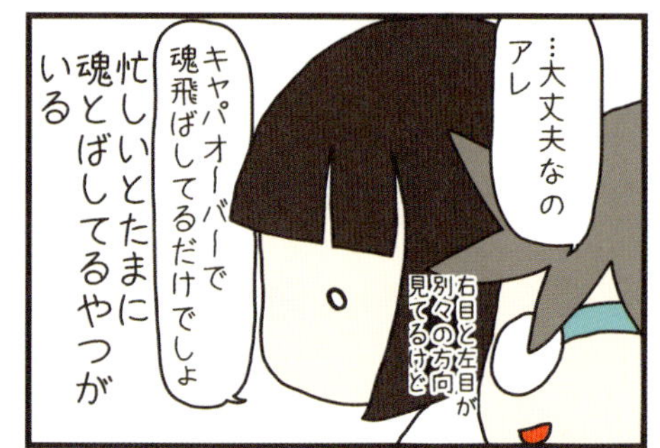
…大丈夫なのアレ
右目と左目が別々の方向見てるけど
キャパオーバーで魂飛ばしてるだけでしょ
忙しいとたまに魂とばしてるやつがいる

まま～かんごくさん！

あのね、まなね、かんごくさんになるの！

…っ！
…っ！

だってきついし汚いし
労働力に対して給料安いし
白衣だって白く見えるけど何ついてるかわかったもんじゃないし
日々のプレッシャーハンパないし
殴られるし噛まれるし
でも優しくいなきゃいけな～い！
体
ほんっとばかね
言えなかった…いいねー♪って言えなかった…
青田狩りよ青田狩り
今からイメージ付けしておかなきゃ

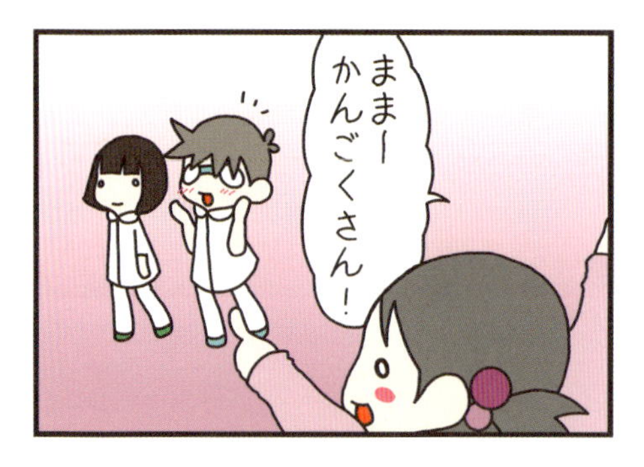

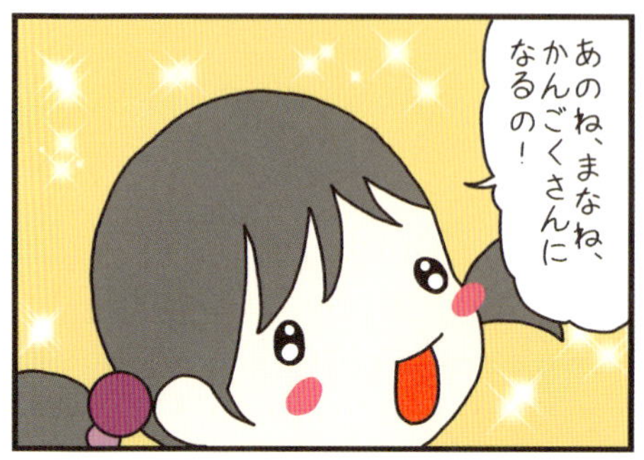

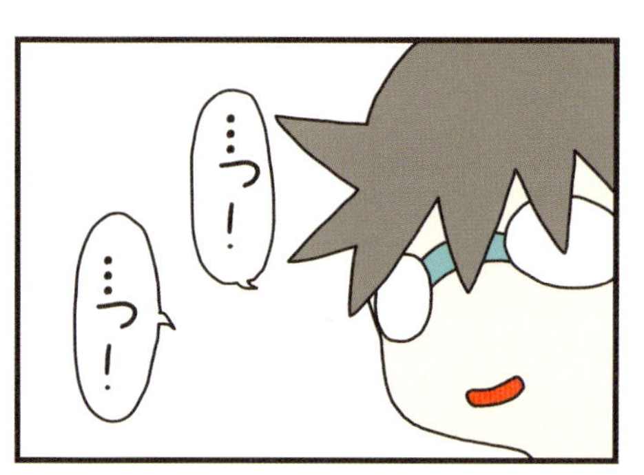

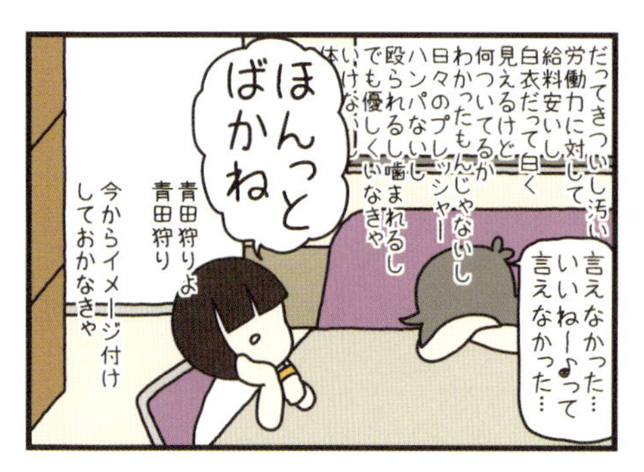

夜勤明けの頭の中

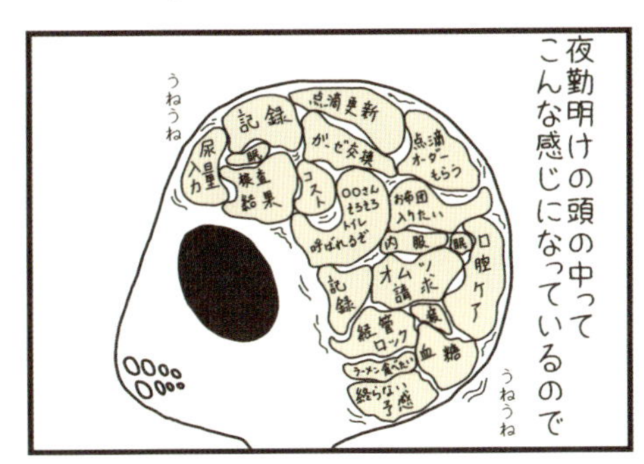
夜勤明けの頭の中って こんな感じになっているので
うねうね
記録
点滴更新
尿入力量
眠
検査結果
ガーゼ交換
点滴オーダーもらう
コスト
○○さんそろそろトイレ呼ばれるぞ
お布団入りたい
内服
眠
口腔ケア
記録
オムツ請求
経管ロック
痰
血糖
ラーメン食べたい
終らない予感
うねうね

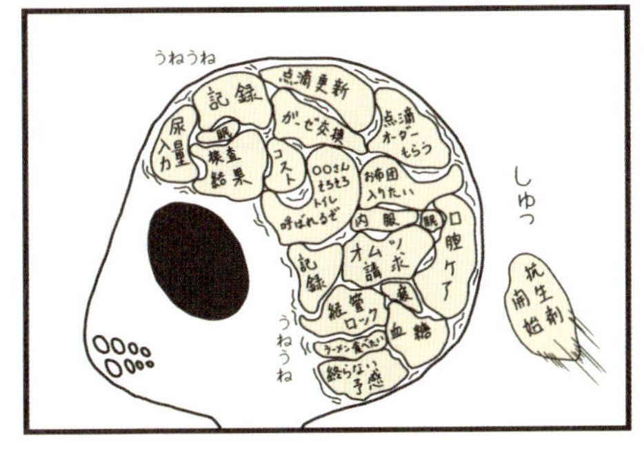
うねうね
しゅっ
抗生剤開始
うねうね

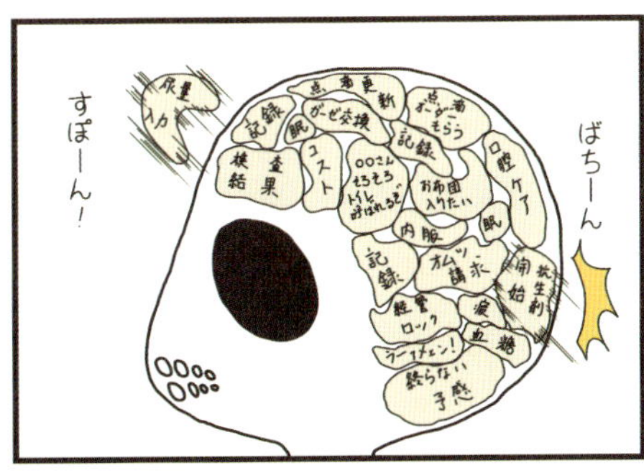
すぽーん！
尿量入力
ばちーん
抗生剤開始

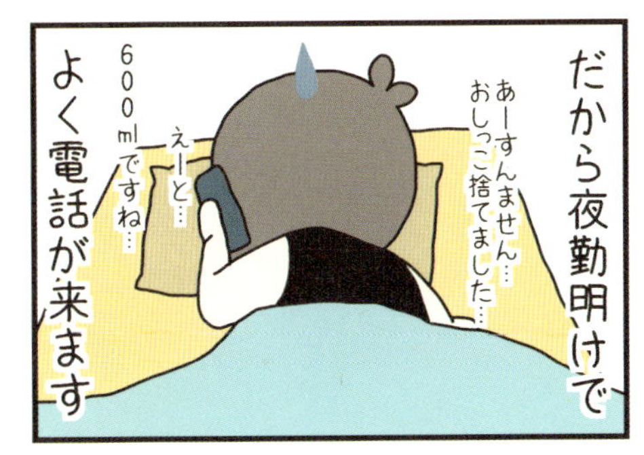
だから夜勤明けで
あーすんません… おしっこ捨てました…
えーと…
600mlですね…
よく電話が来ます

医者の伝書バト

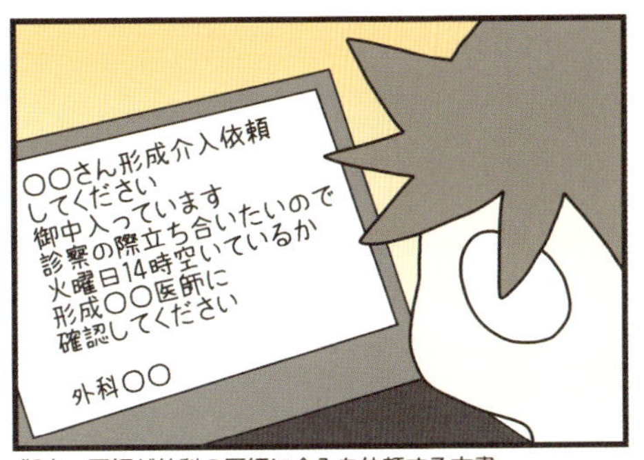

○○さん形成介入依頼
してください
御中入っています
診察の際立ち合いたいので
火曜日14時空いているか
形成○○医師に
確認してください

外科○○

御中：医師が他科の医師に介入を依頼する文書

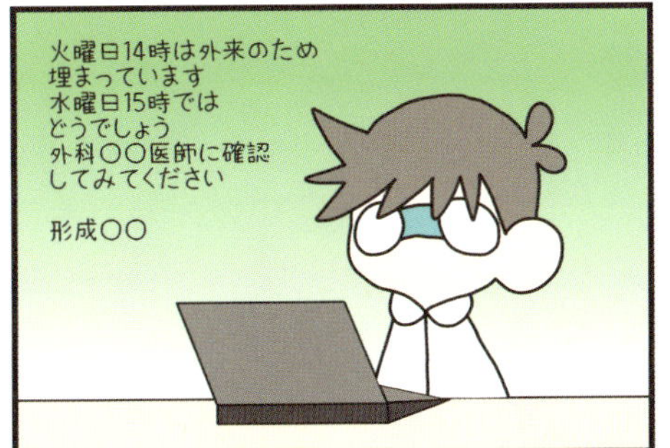

火曜日14時は外来のため
埋まっています
水曜日15時では
どうでしょう
外科○○医師に確認
してみてください

形成○○

水曜15時OKです
形成○○医師に
伝えてください

外科○○

…うーむ
医者は看護師を挟んで
意志伝達しなきゃ
いけない決まりでも
あるんかい
ナースは医者の
伝書バト

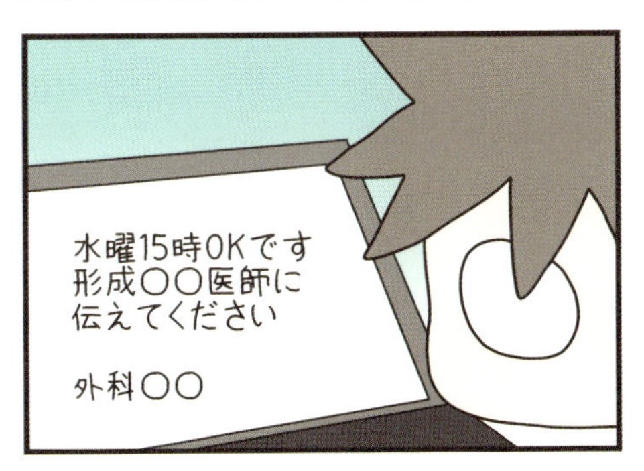

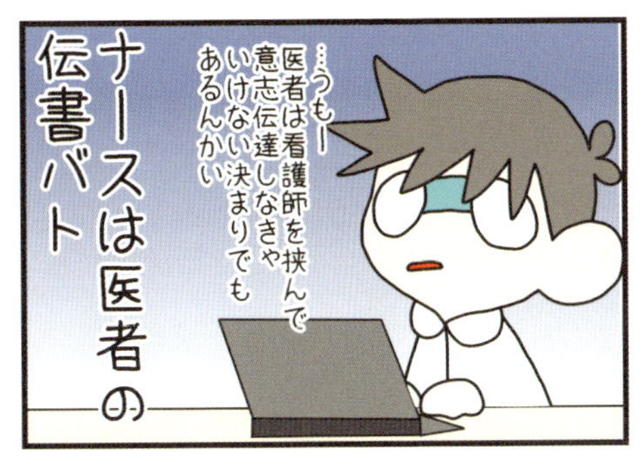

立ち上がれ、ナス！①

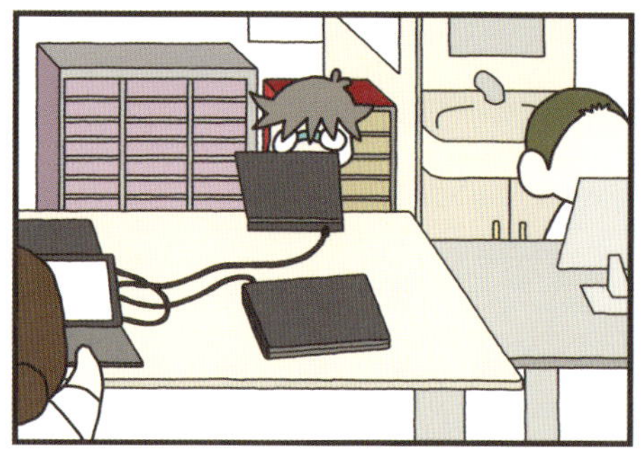

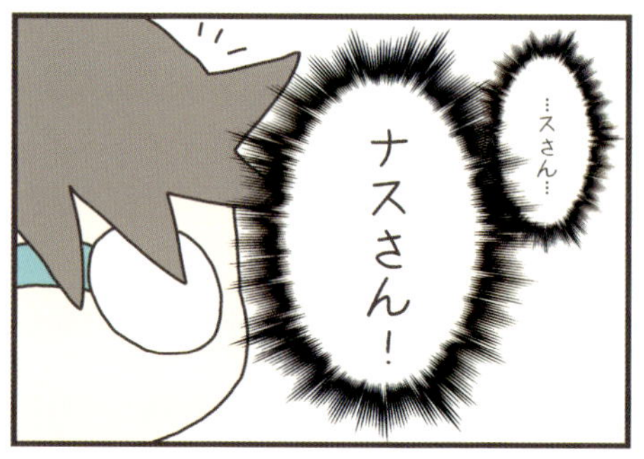
…スさん…
ナスさん！

ナスさん もう23時過ぎましたよ 私お腹空きました
テレパシー
お…おん

私もお腹空いたし 落ち着いてるから 休憩入ってもよさそうな もんだけど 今日のリーダーが…
ちら…

立ち上がれ、ナス！②

かたかたかたかた
かたたたたか
たんっ！
かたかた
かたたん かたかた

夜勤でもメイクばっちり ヨコザワさんだー！
ナスさんから 言って ください よ！ センパイでしょ！

ちなみに私は先日の 夜勤で休憩の提案を したところ 「そんなに休みたいなら 休めば？」 と言われました…
アイちゃんんんん

かたかたかたかた
かたたん
ごくっ…

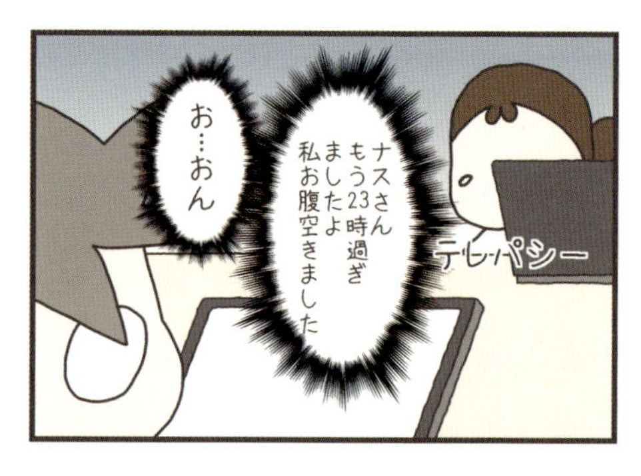

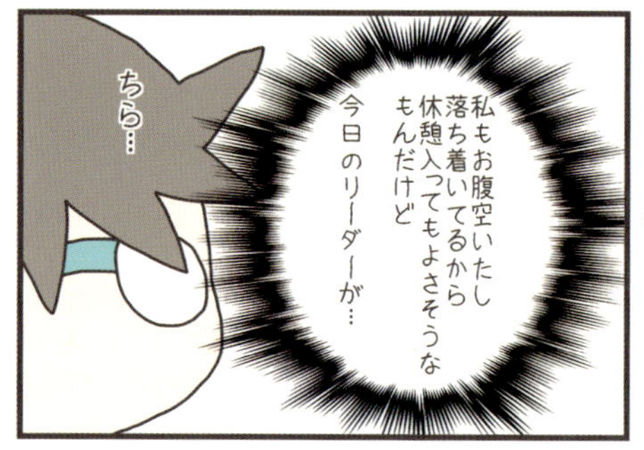

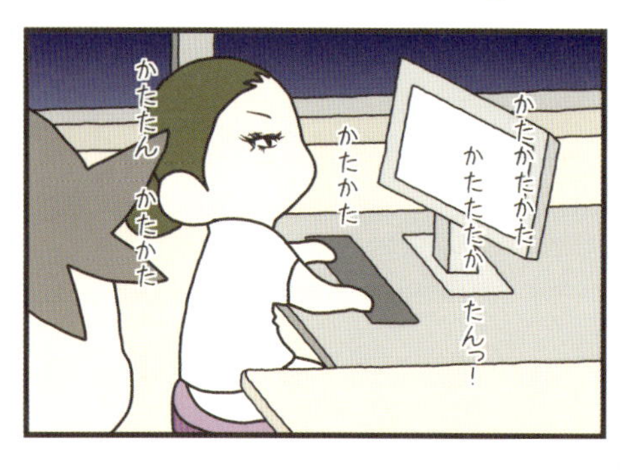

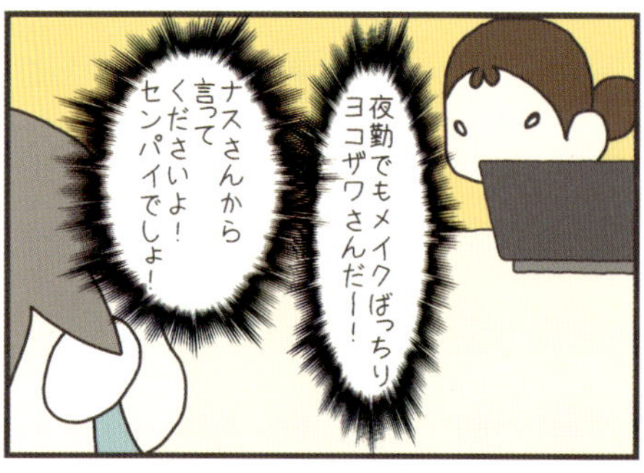

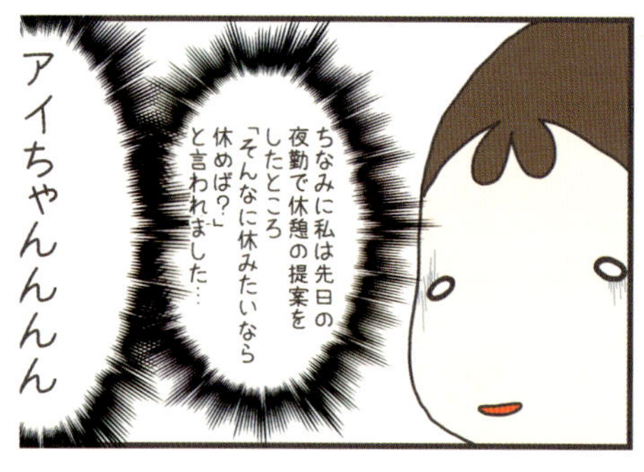

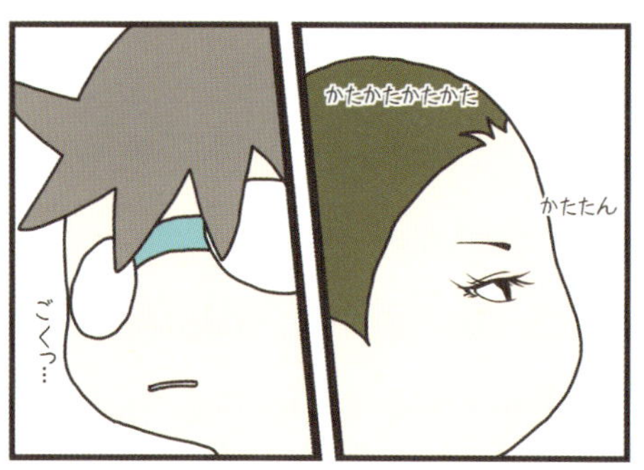

立ち上がれ、ナス！③

がたっ
いけー！

んーーー
がんばれー！

がたんっ

…ごめん
あほーー！ナスさんのヘタレーー！
日付変わってからおそるおそるご飯食べた

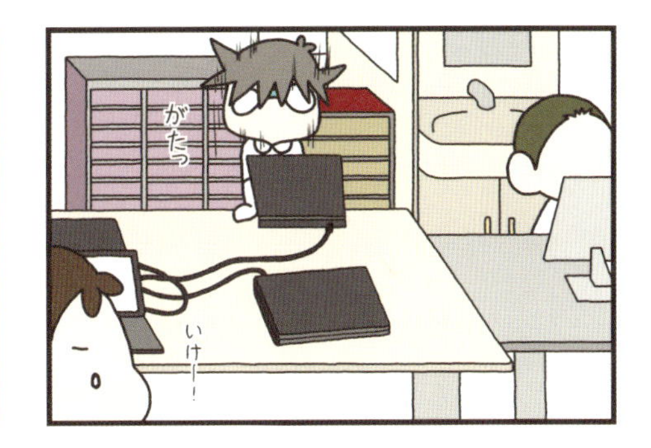

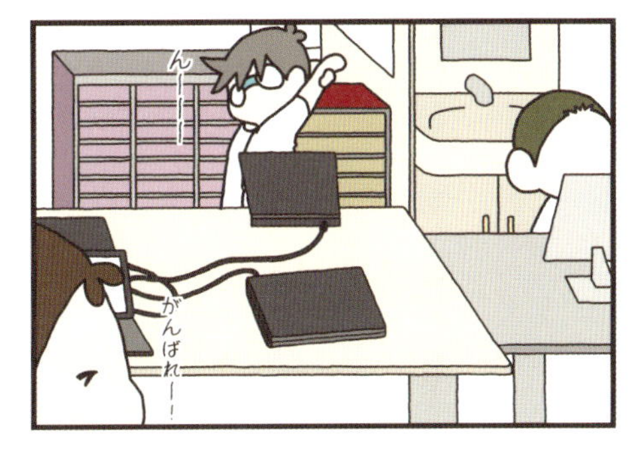

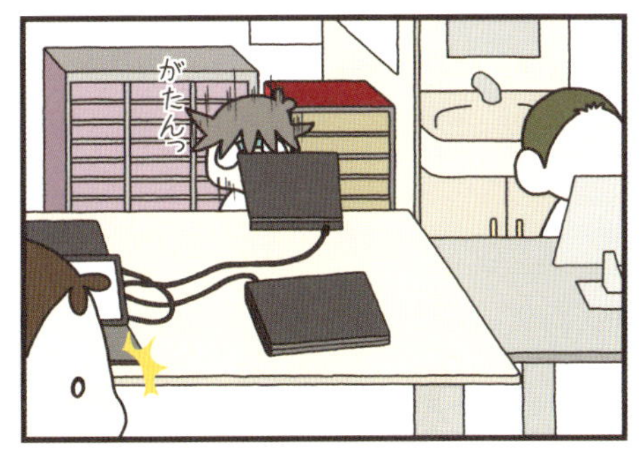

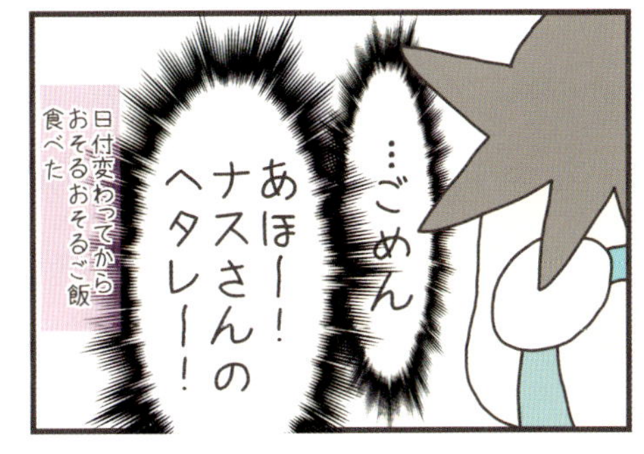

イケメン先生の裏の顔

タヤマ先生はさわやかイケメン患者さんにも人気があります

おはようございます！具合はいかがですか？

ねータヤマ先生って素敵ね！
きゃー
ワカさん独身っておっしゃってたじゃない？タヤマ先生なんかどうなの？

…（笑）

いい先生ですよねー私なんて！
あんなにかっこいいんだから(各病棟に一人か二人ずつ)彼女さんいますよー
よく知ってるってのもつらい
そんな先生ばっかじゃないけどねっ

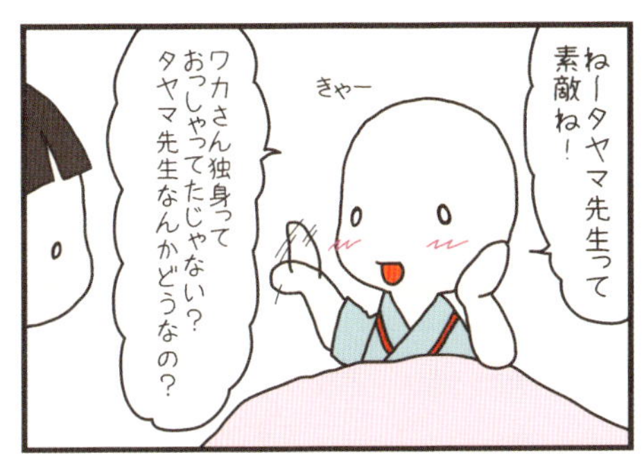

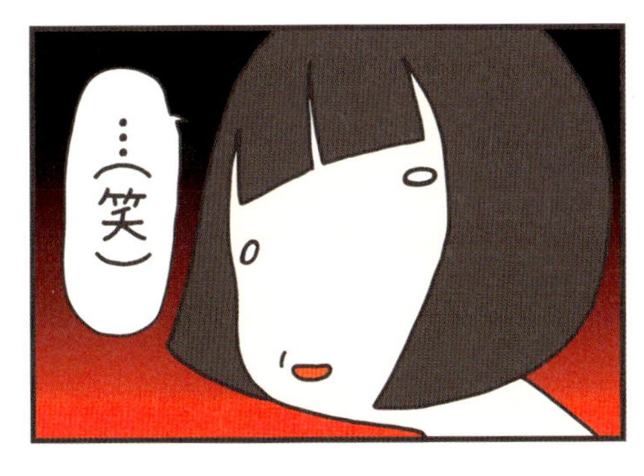

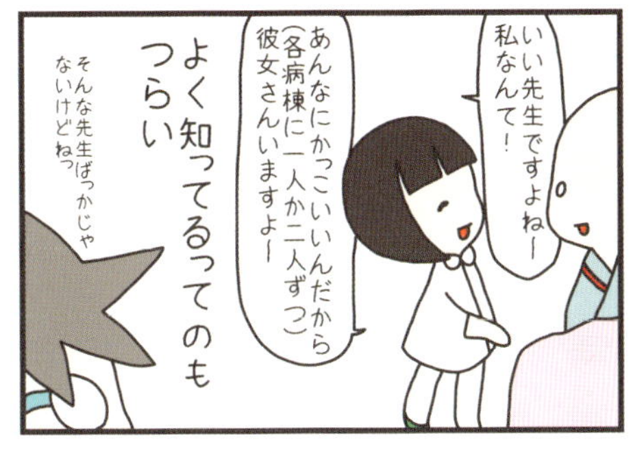

••• 裏切りの勤務表 •••

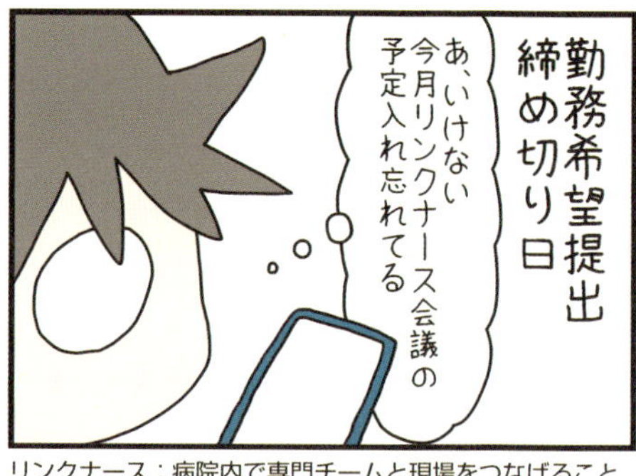
勤務希望提出締め切り日
あ、いけない
今月リンクナース会議の
予定入れ忘れてる

リンクナース：病院内で専門チームと現場をつなげること

18〜
リンクナース
会ギ
どうせ予定はないし
おそらく日勤になるだろう
というくらいの気持ち

ドドドドドドドド
そして勤務表完成
勤務表
できましたよー
ようやく
できたー

11 12 13 14 15 16 17 18 19
日 日 休 日 日 日 日 休
夜 明 休 休 夜 明 休 日
休 日 日 日 休 休 夜 明
明 休 日 日 日
この日の18時から
リンクナース会議

に…

二連休の
意味とはー
勤務希望は
はっきり書こう

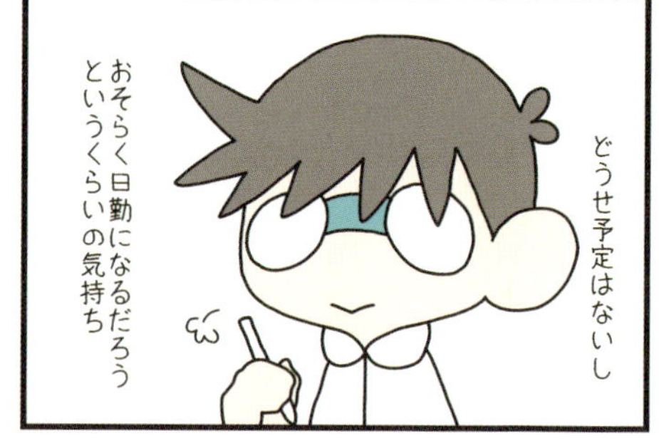

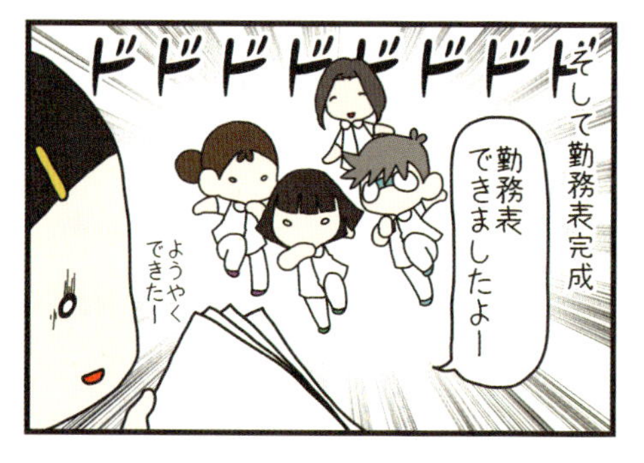

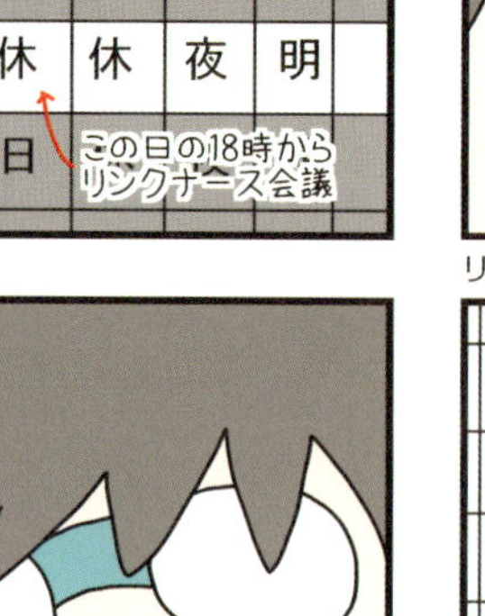

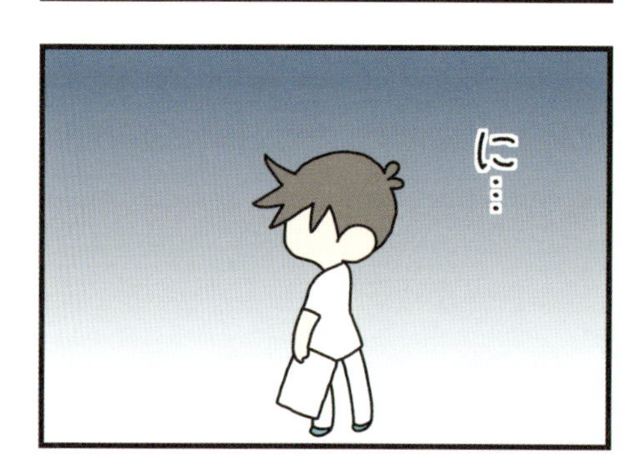

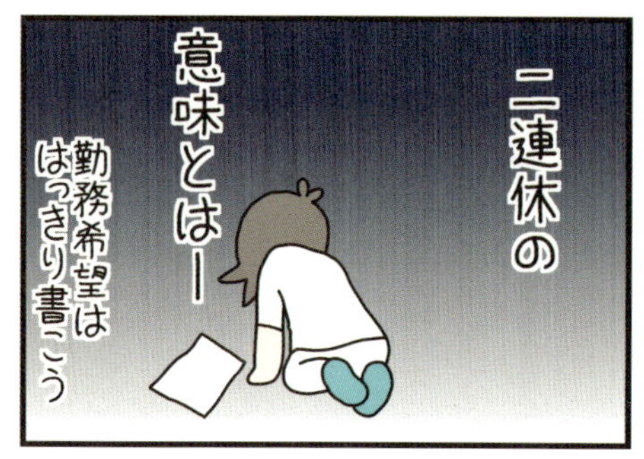

明けの天気①

ああー！夜勤終わった！
全然休憩できなかったから帰って寝るぞー！

いやームダに晴れて…
いいの？
帰っていいの？
ちら…

こんなに天気が良いよ？
気持ちいいよ？
帰って寝るの？
本当に？
あーどこにでも行けるのになぁ
何でもできるよ
と、言ってるように見える太陽

…疲れてるんで…
ほらほらこんなにあったかいよ
帰るの？
天気が良い日の明けは誘惑がすごい

明けの天気②

ざーーー
ざー

へっくち

すー…
雨の日の明けは大好き

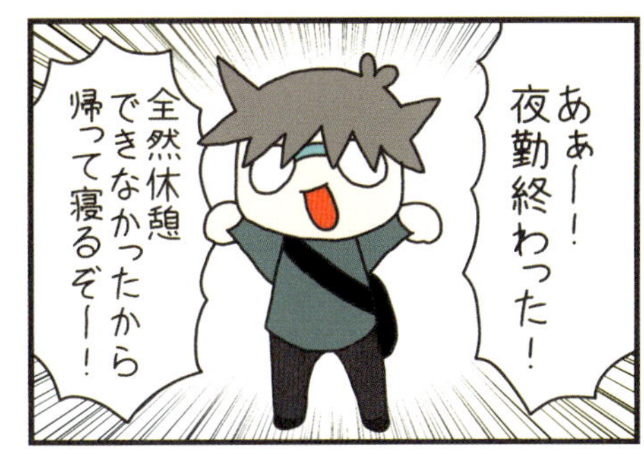

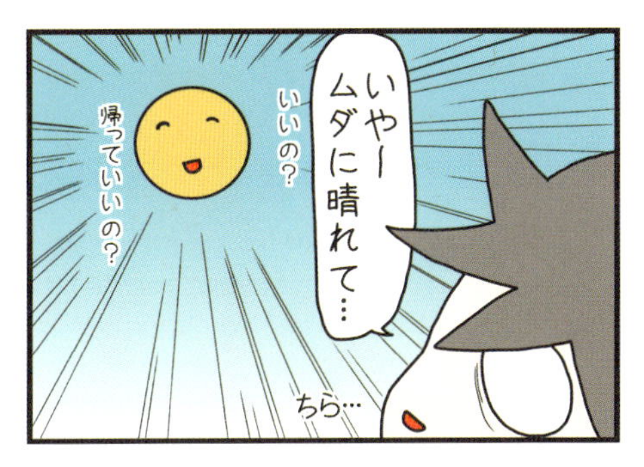

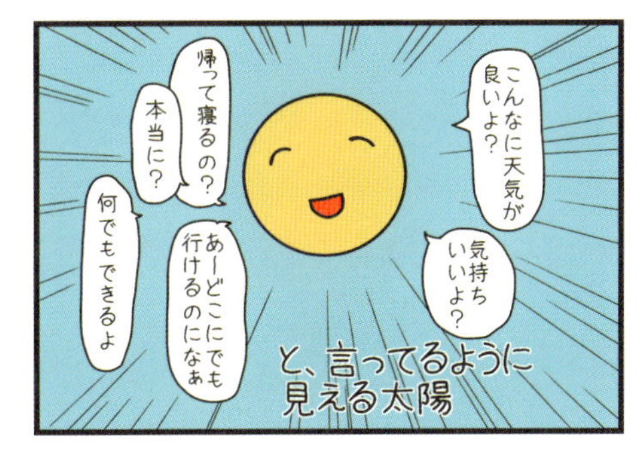

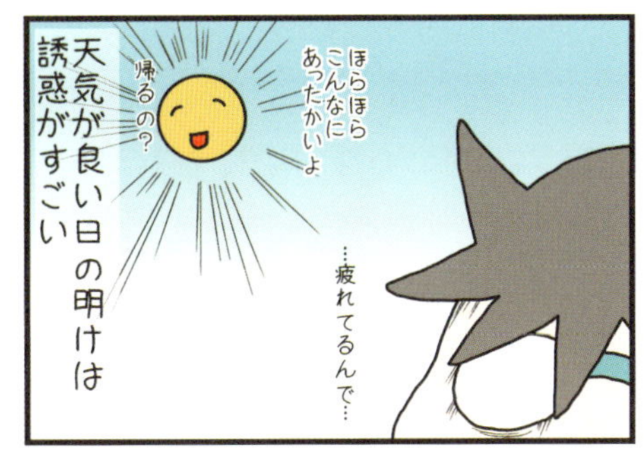

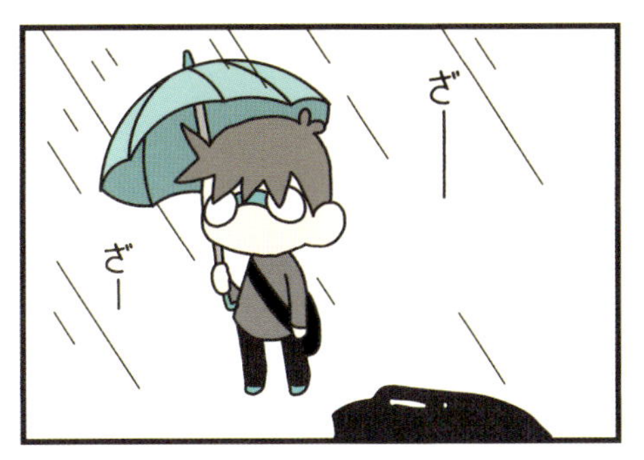

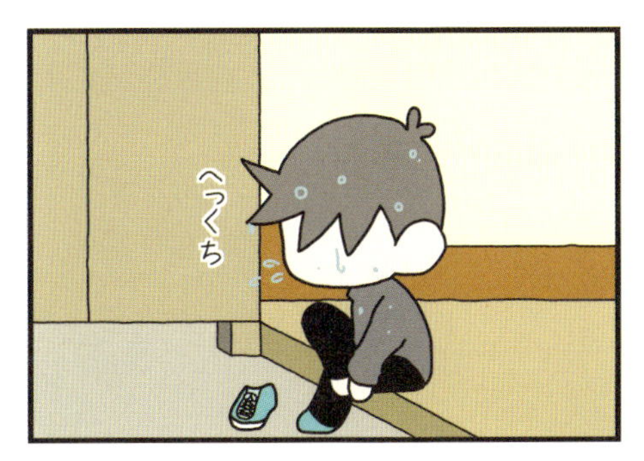

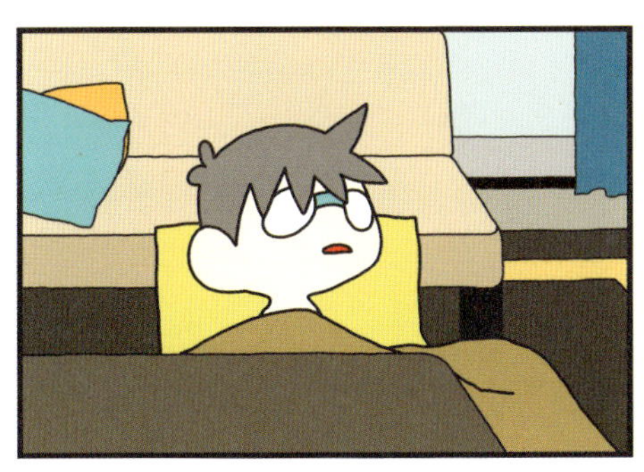

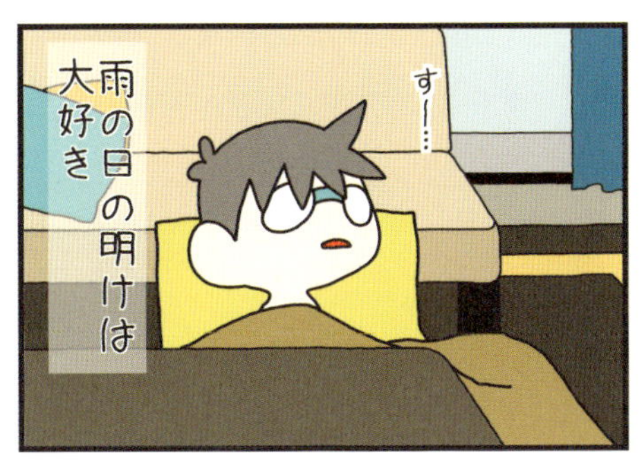

ファミレスにて

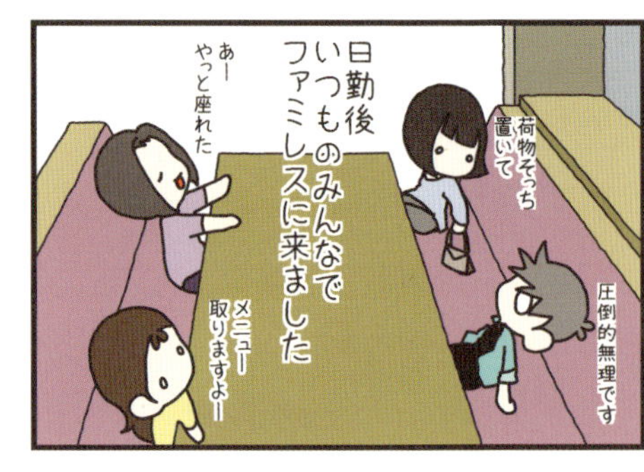
荷物そっち置いて
圧倒的無理です
日勤後いつものみんなでファミレスに来ました
あーやっと座れた
メニュー取りますよー

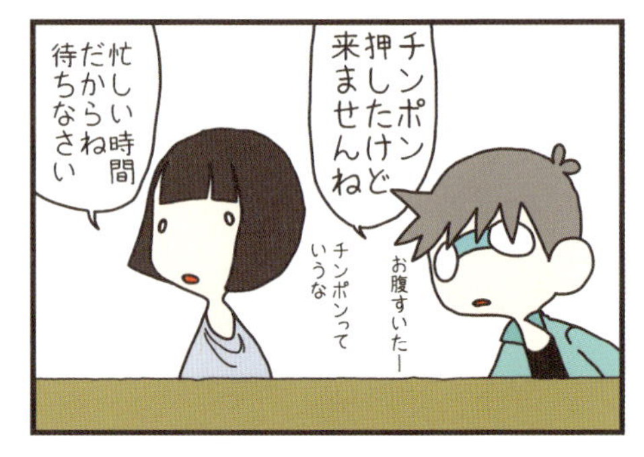
チンポン押したけど来ませんね
お腹すいたー
チンポンっていうな
忙しい時間だからね待ちなさい

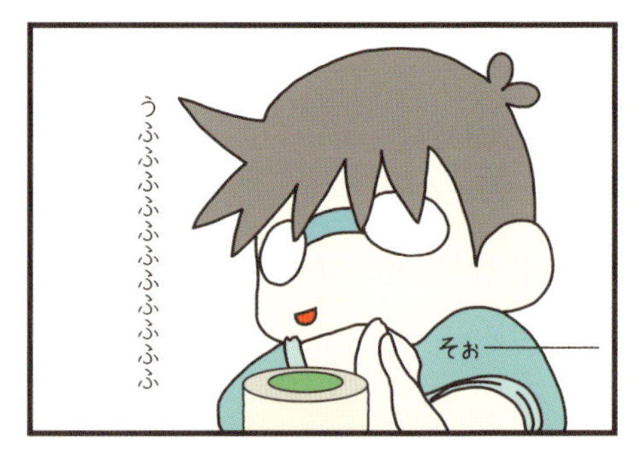
そぉ――
うふふふふふふふふふふふふ

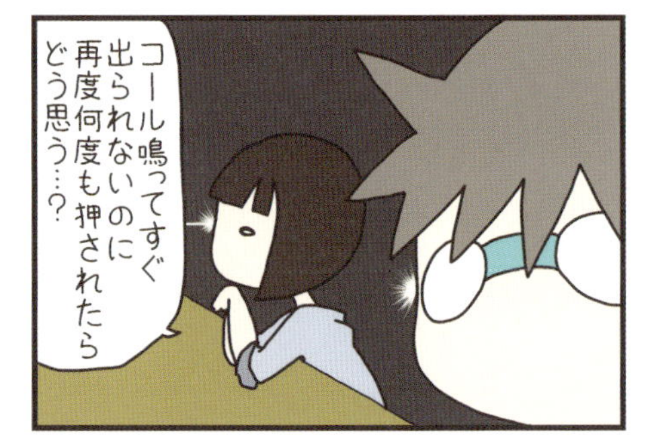
コール鳴ってすぐ出られないのに再度何度も押されたらどう思う…？

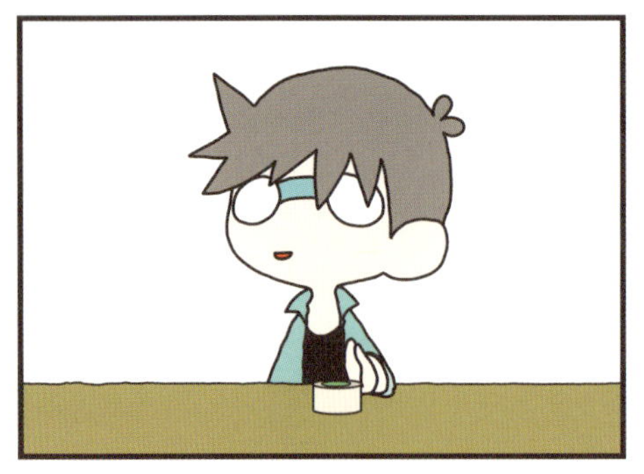

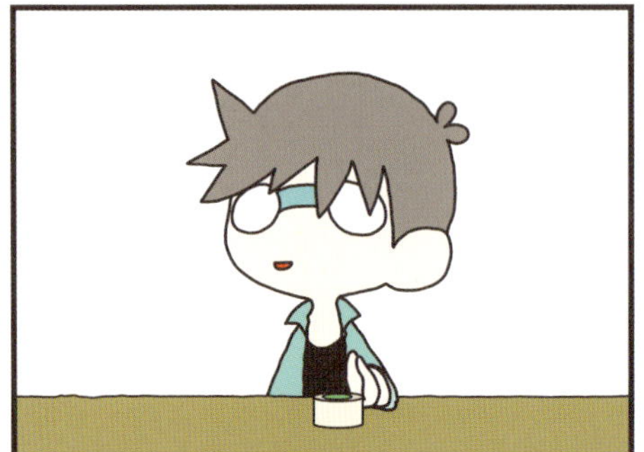

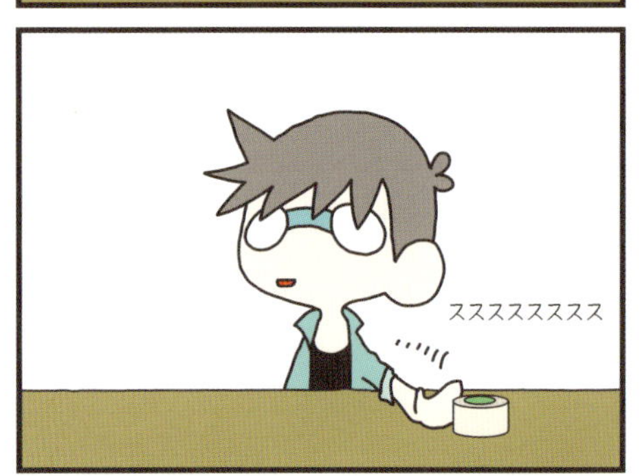
スススススススス

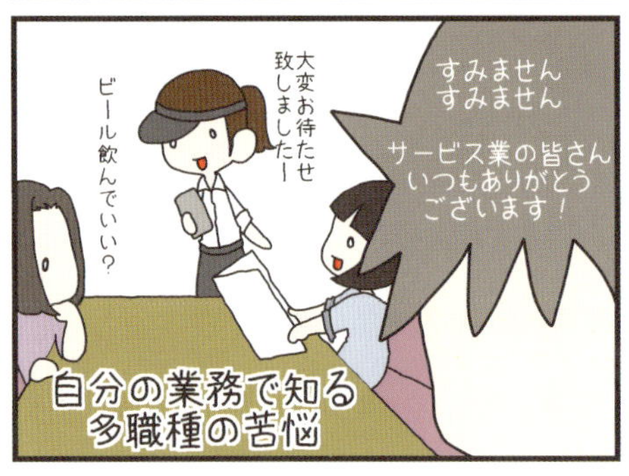
すみませんすみません
サービス業の皆さんいつもありがとうございます！
大変お待たせ致しましたー
ビール飲んでいい？
自分の業務で知る多職種の苦悩

理由は言えない

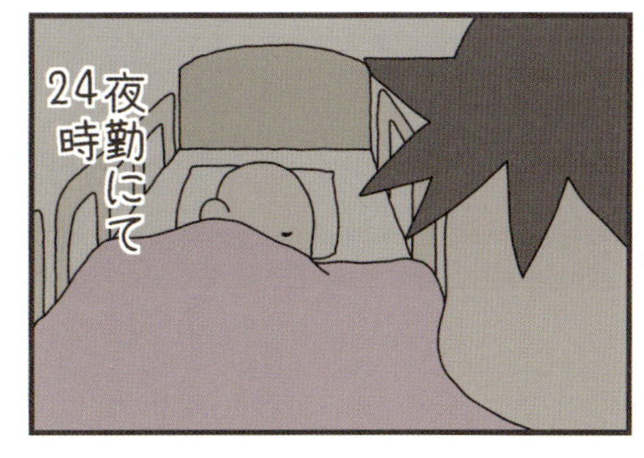
夜勤にて24時

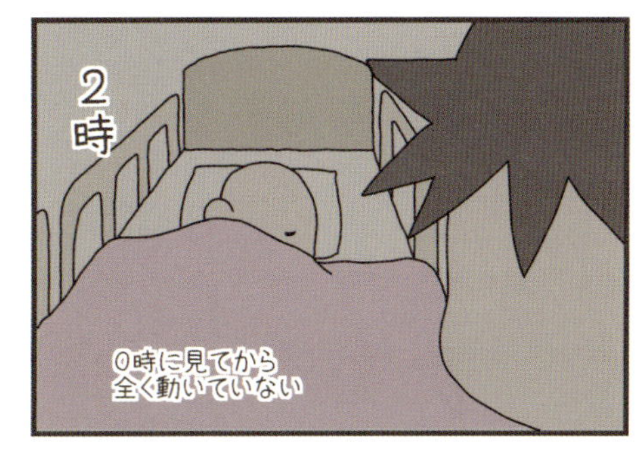
2時
0時に見てから全く動いていない

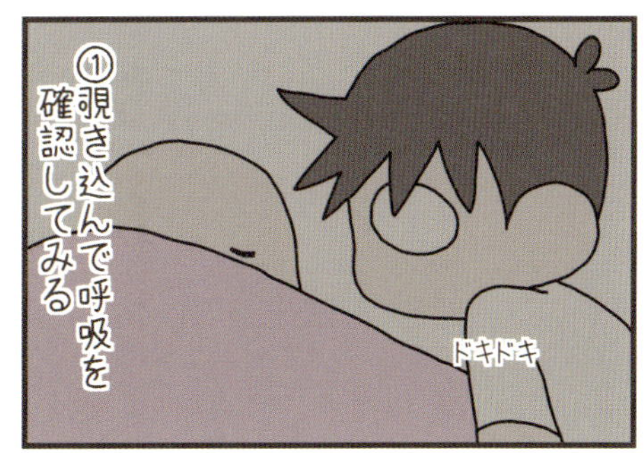
①覗き込んで呼吸を確認してみる
ドキドキ

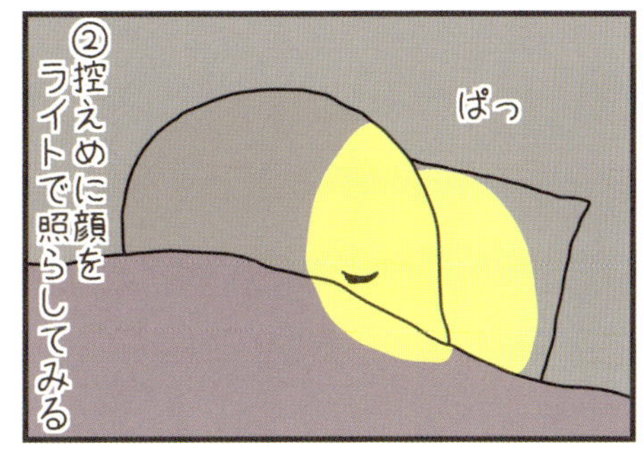
②控えめに顔をライトで照らしてみる
ぱっ

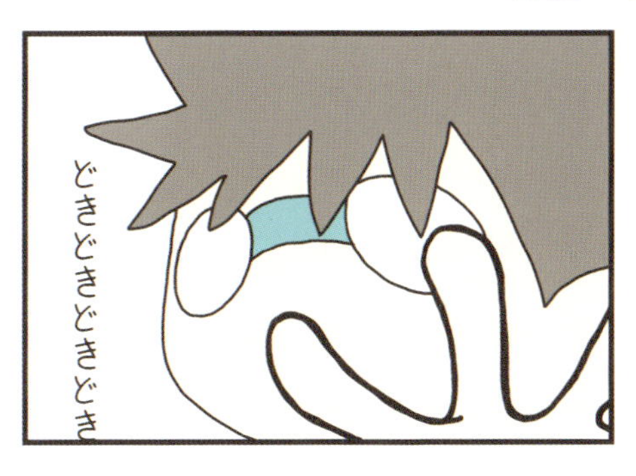
どきどきどきどき

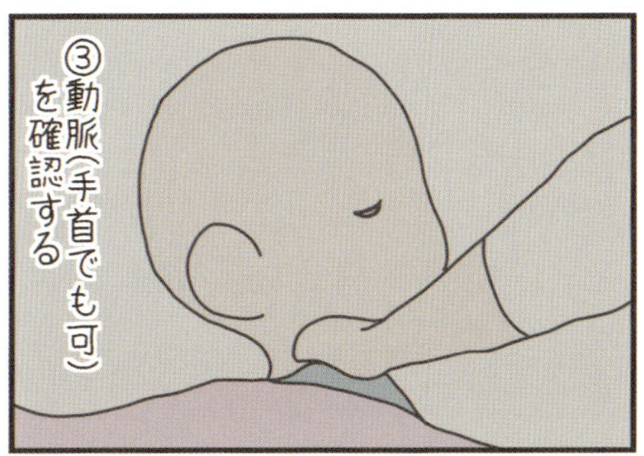
③動脈(手首でも可)を確認する

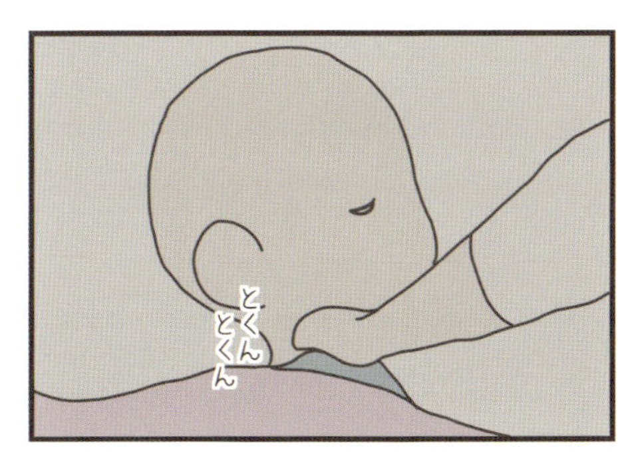
とくんとくん

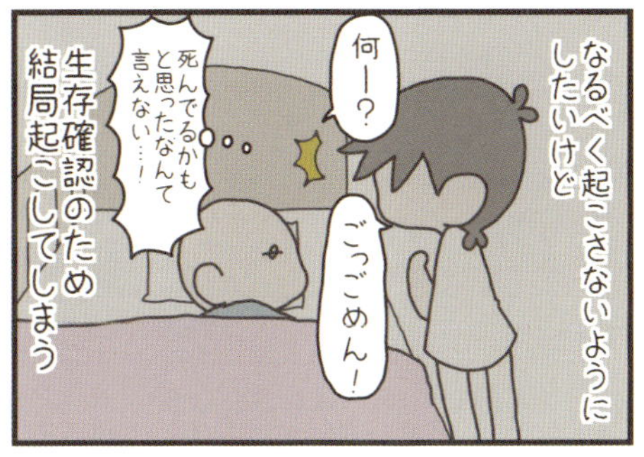
なるべく起こさないようにしたいけど
何ー?
ごっごめん!
死んでるかもと思ったなんて言えない…!
生存確認のため結局起こしてしまう

夜勤vs日勤①

おー
久しぶりに
定時終了ー
申し送り中

何かやり残し
あったら
ごめんな
さいねー
大丈夫ですよー
今日○○さんの
担当さん？
日勤
夜勤

念のため今からCT
撮りたいんで
看護師さん付き合って
くれます？
研修医

夜勤vs日勤②

送り終わってるし
この場合は夜勤に
お願いしても
いいよね
ナスさん…

何かやることあったら
言ってくださいね

こんの野郎！
伝家の宝刀で
さりげなく
仕事振りやがった！

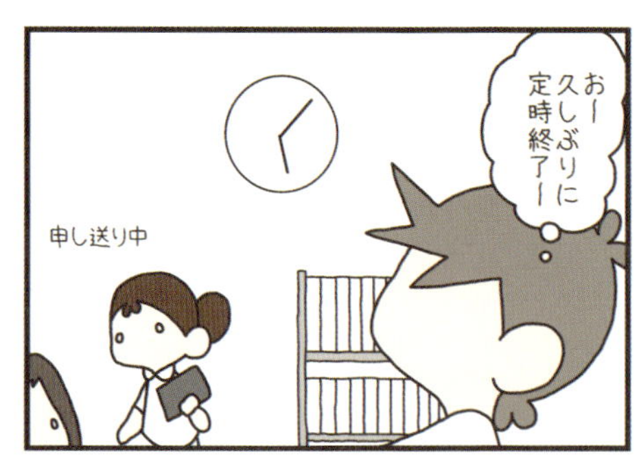

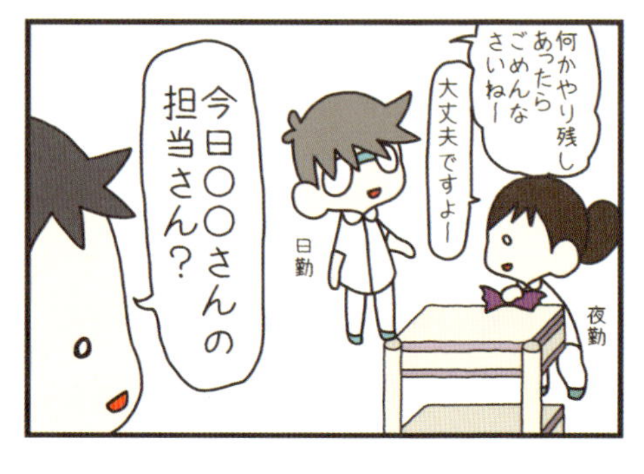

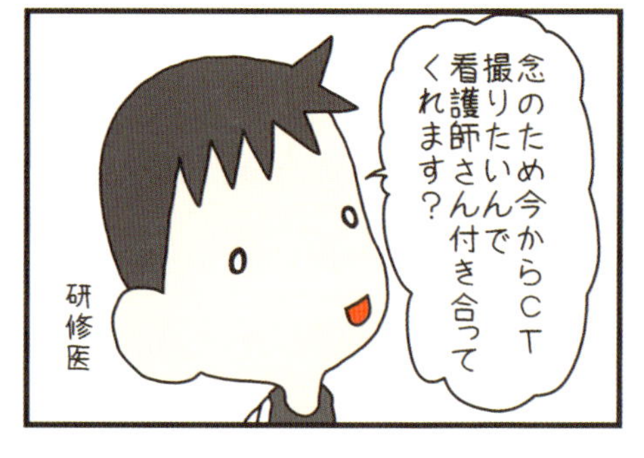

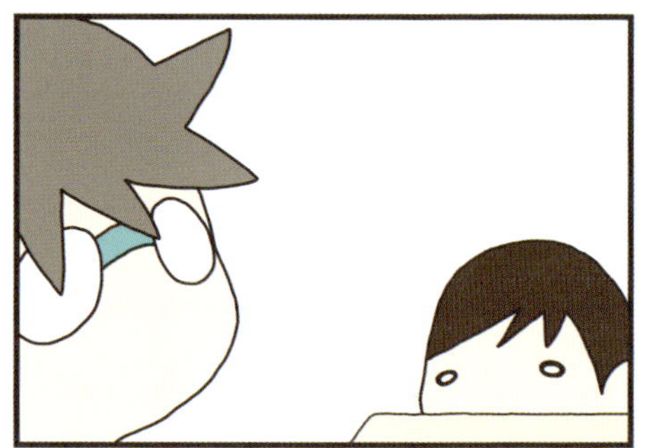

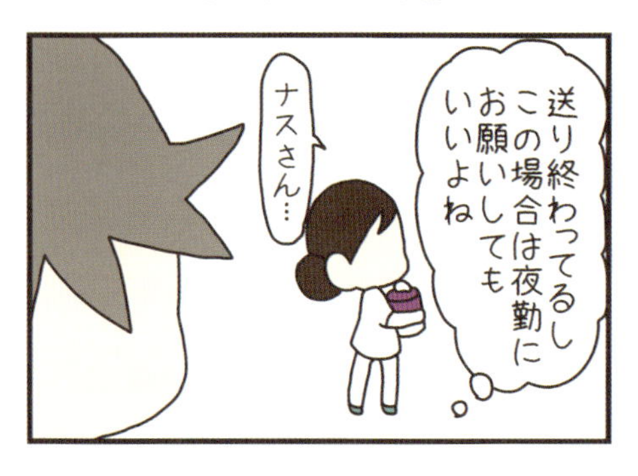

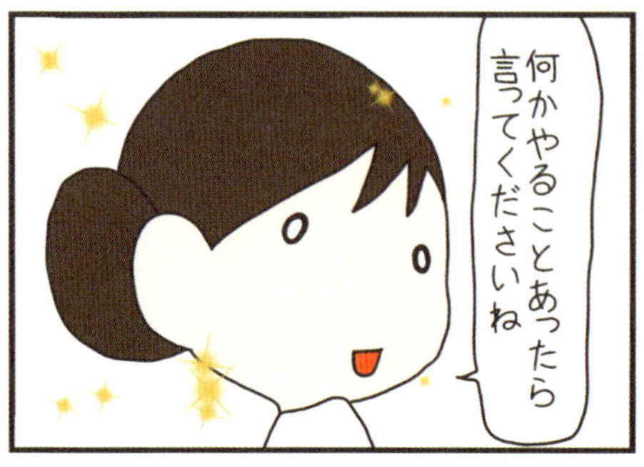

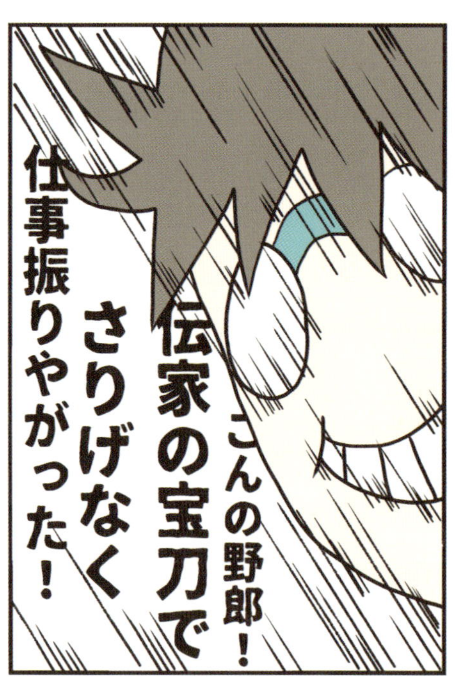

夜勤vs日勤③

あ〜私？
もう定時だしぃ…

私も食介多くてぇ…

食介：食事介助のこと

あの…
行ける？
きゃー
きゃー
がおー
がおー

分かったよう！
私が行くよう！
やったー♪
微妙な時間の
微妙な攻防がある

パソコンの前で
悩んでいるように
見える医師に
声をかける時には
ちょっと注意が必要
これは…
悩んでいるように見えて
寝ている…！
哀愁
漂っている

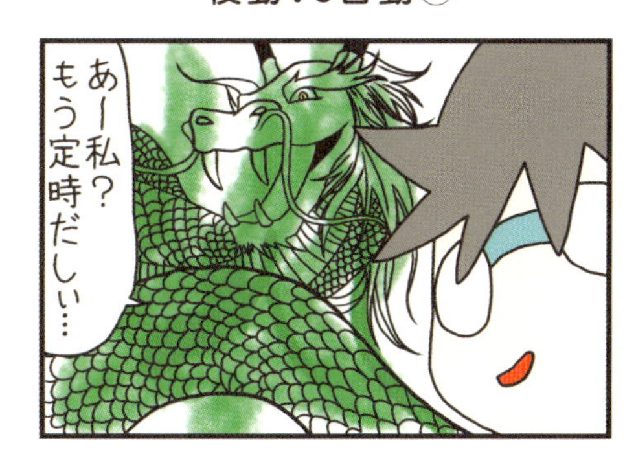

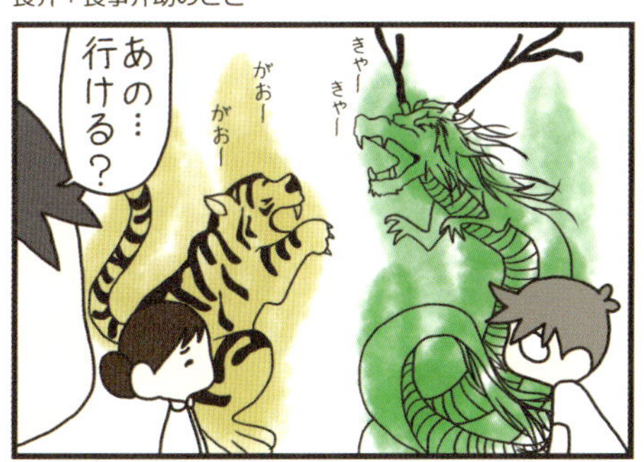

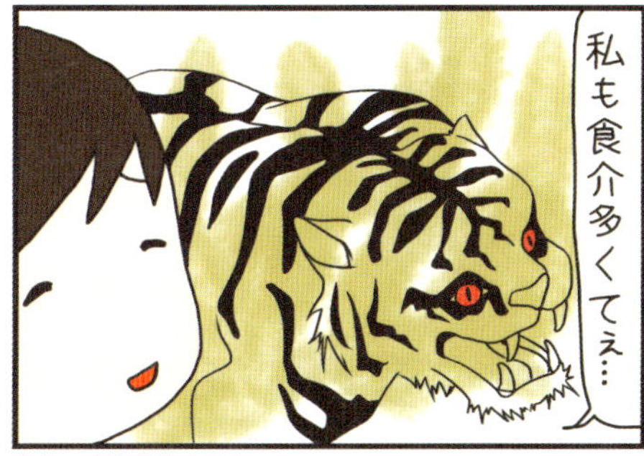

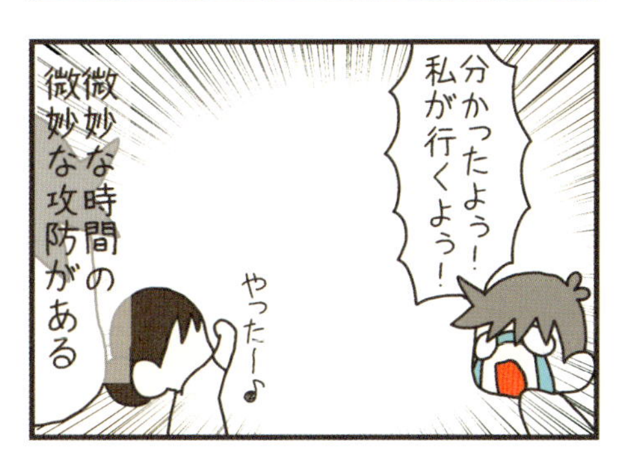

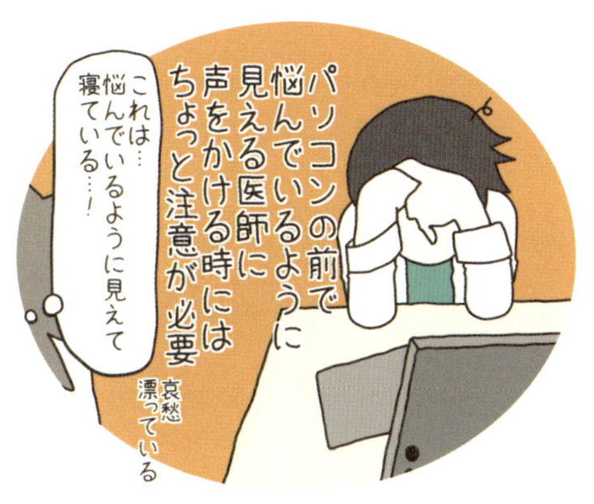

あの頃の私①

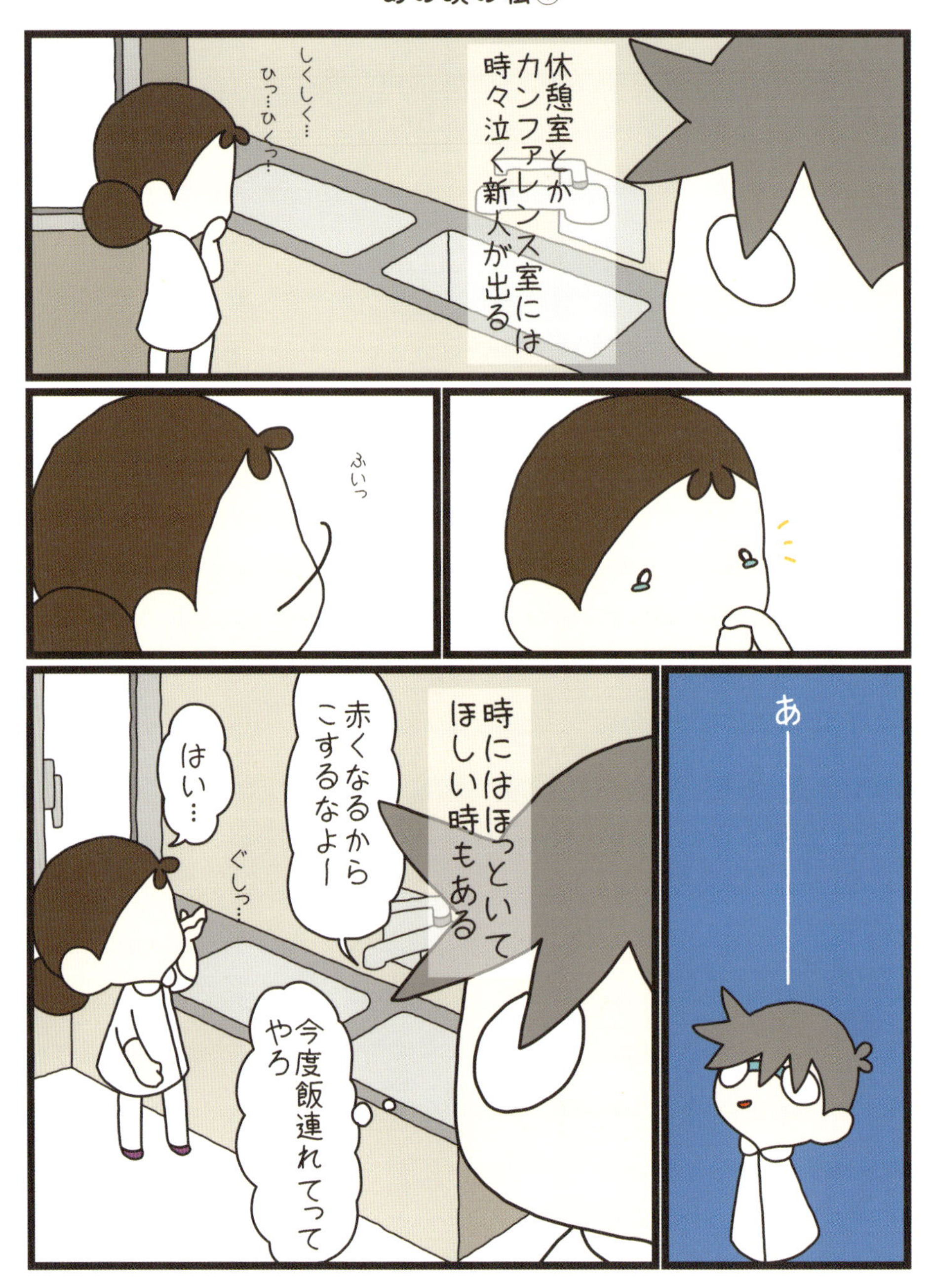

休憩室とかカンファレンス室には時々泣く新人が出る
しくしく…
ひっ…ひくっ…
ふいっ
時にはほっといてほしい時もある
赤くなるからこするなよー
はい…
ぐしっ…
今度飯連れてってやろ
あーーー

新人看護師にとって
先輩というのは
時として神様の
ような存在であり、
職人のような側面が
ある看護師にとって、
先輩の背中は
見て育つもの
なのです

ナースの教育法として
プリセプター制度
とか、パートナーシップ
とか、要するに
新人のことを把握する
先輩と二人一組で
行動するのが
スタンダードです
当時1年目

プリセプター
チエ先輩
ナスさんが1年目
の頃はとにかく
縦社会を
徹底されました

故に
自分は犬くらいと
思ってれば楽！

それだけに先輩は
何でもできる
スーパーマンに見えて
とても憧れました
かっこいい…

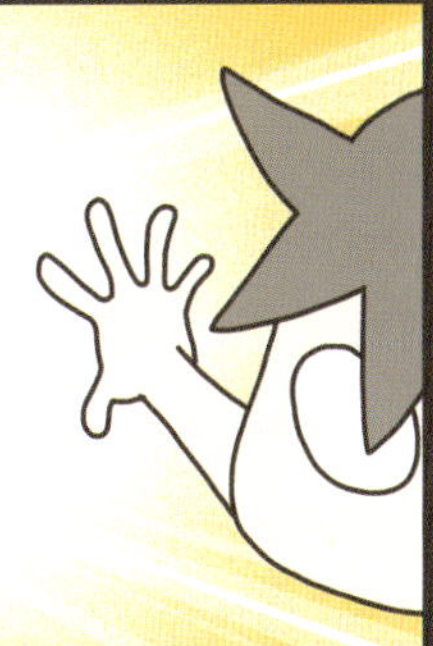

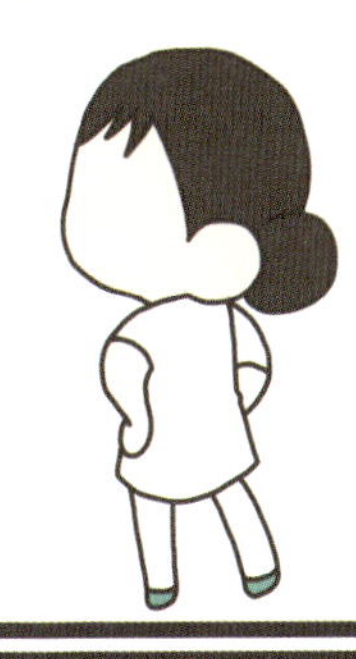

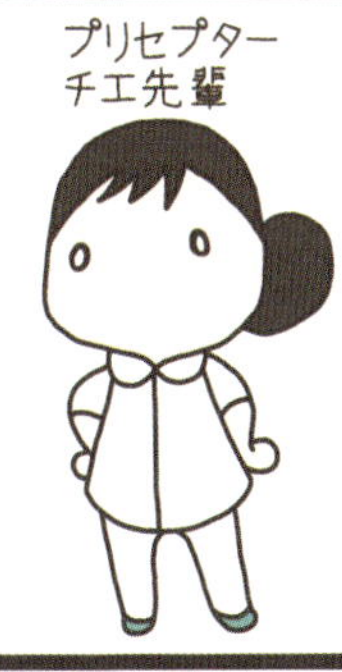

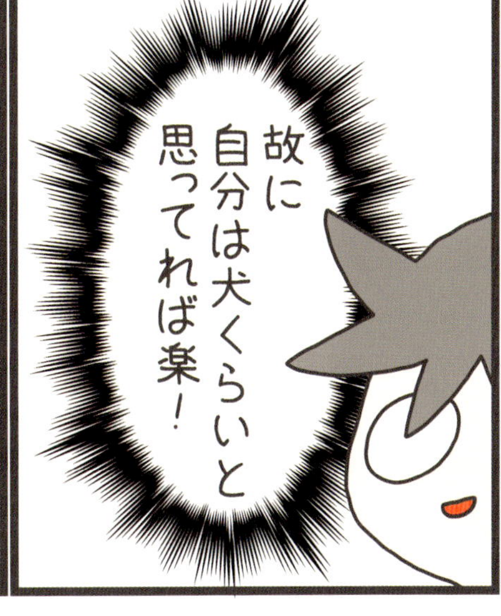

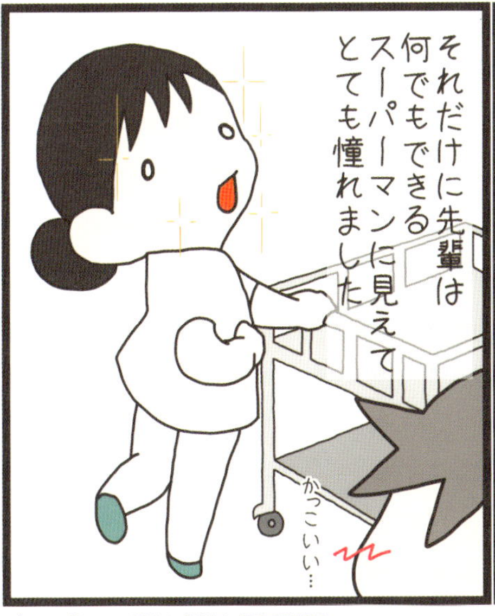

プリセプター：新人に指導を行う看護師

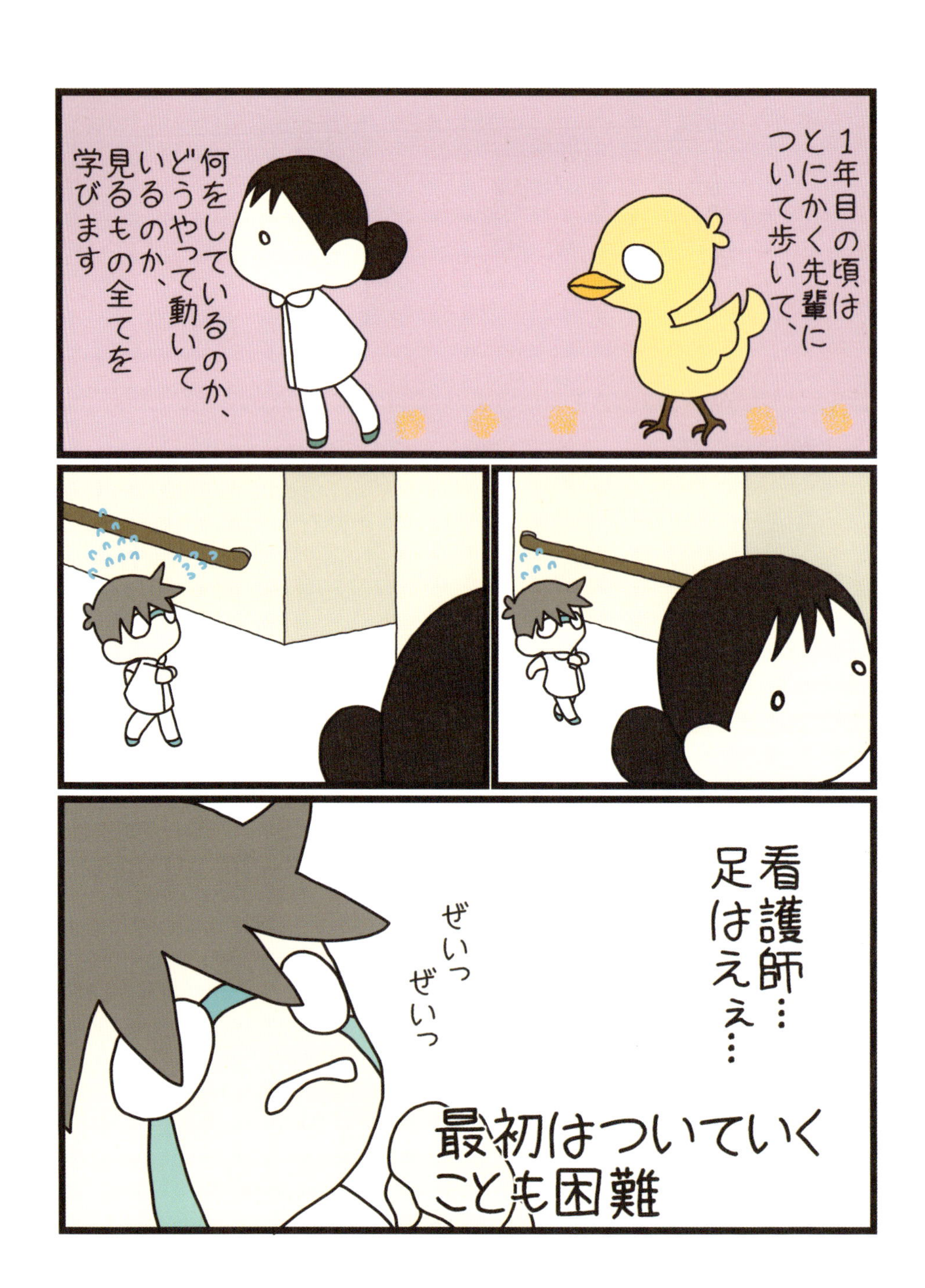
1年目の頃は
とにかく先輩に
ついて歩いて、
何をしているのか、
どうやって動いて
いるのか、
見るもの全てを
学びます
看護師…
足はええ…
ぜいっ
ぜいっ
最初はついていく
ことも困難

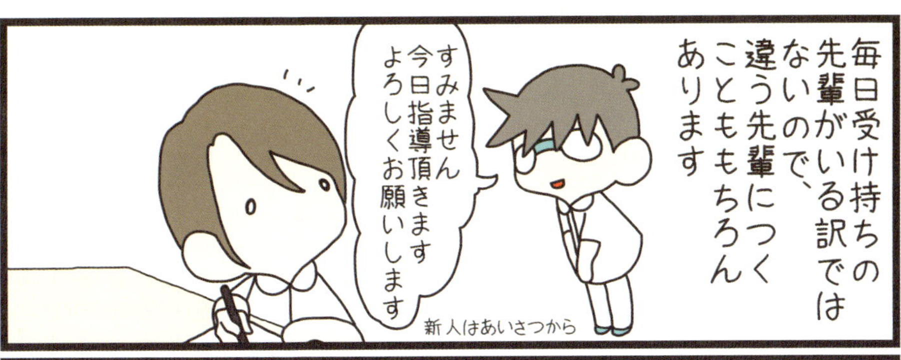
毎日受け持ちの先輩がいる訳ではないので、違う先輩につくこともちろんあります
すみません今日指導頂きますよろしくお願いします
新人はあいさつから

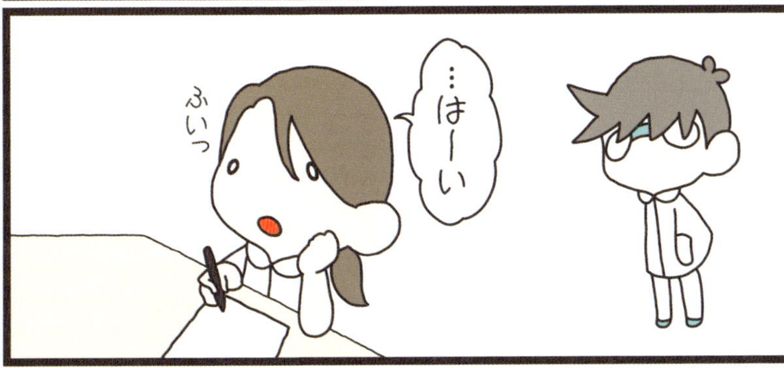
…はーい
ふいっ

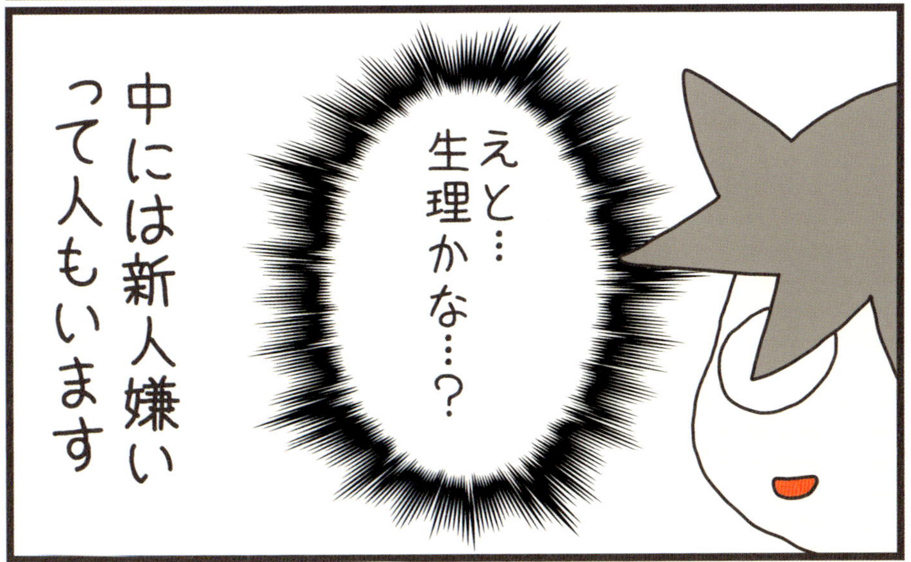
えと…生理かな…？
中には新人嫌いって人もいます

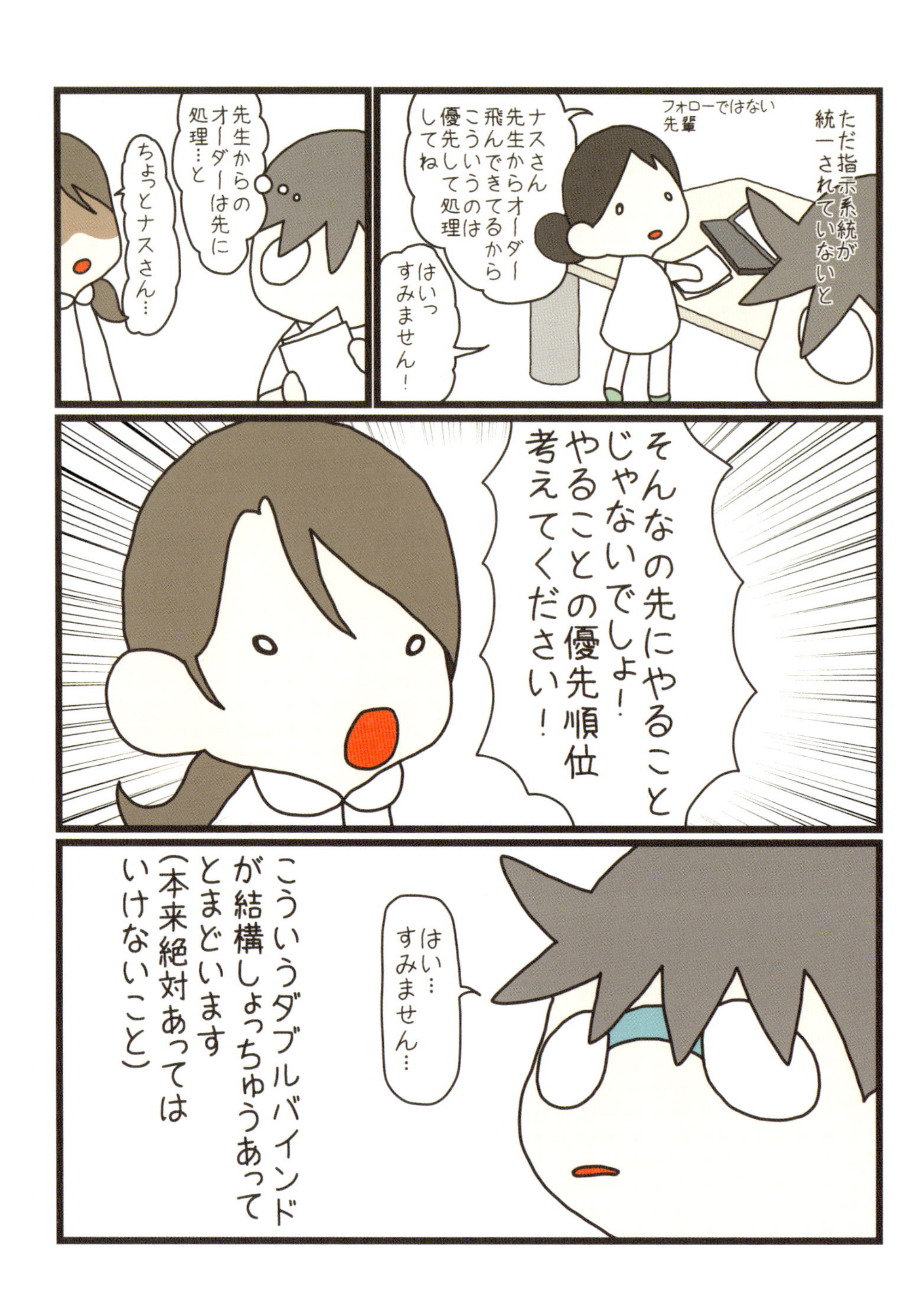
ただ指示系統が統一されていないと
フォローではない先輩
ナスさん先生からオーダー飛んできてるからこういうのは優先して処理してね
はいっすみません！
先生からのオーダーは先に処理…と
ちょっとナスさん…
そんなの先にやることじゃないでしょ！やることとの優先順位考えてください！
はい…すみません…
こういうダブルバインドが結構しょっちゅうあってとまどいます
（本来絶対あってはいけないこと）

あの頃の私②

一番緊張するのが先輩への申し送りでした
○○さん明日STさん待ちでお願いします
日勤
1年目のフォロー
夜勤
□□さん明日の点滴のオーダー入ってないけど、用意しなくていいの？
え？聞いてないの？
あ、先生さっき病棟来てくれて明日は終了でいいそうです
でも記録に何も書いてないけど？
…直接聞いてそう言ってたんですけど…
じゃあ本当になしでいいのね？
しゃ～
…電話してもう一度確認します…
けろ
気持ちとしては蛇ににらまれたかえるです
土下座で許されるならばめりこむまで土下座したい

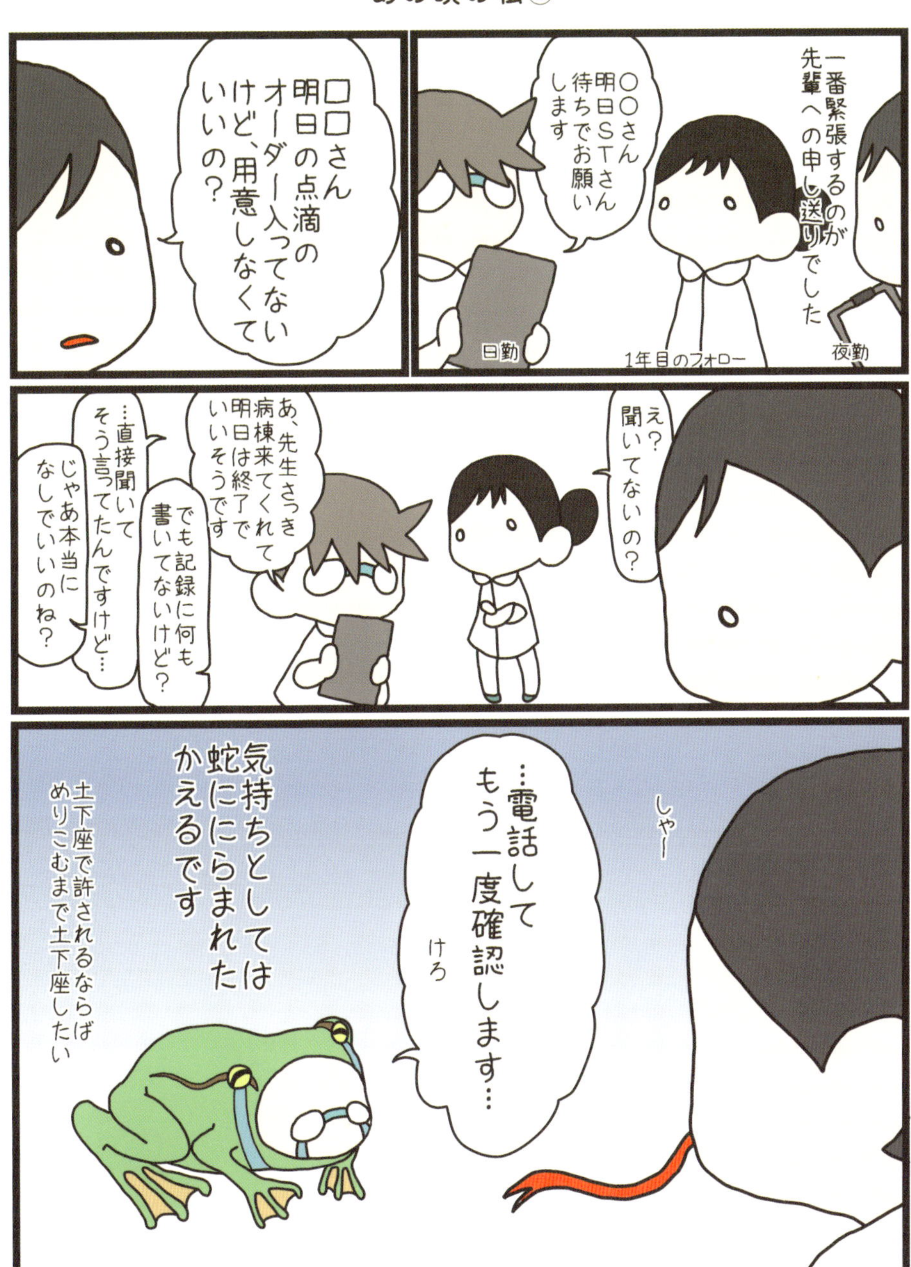

ST：発声や発語、飲み込みのリハビリをしてくれる言語聴覚士

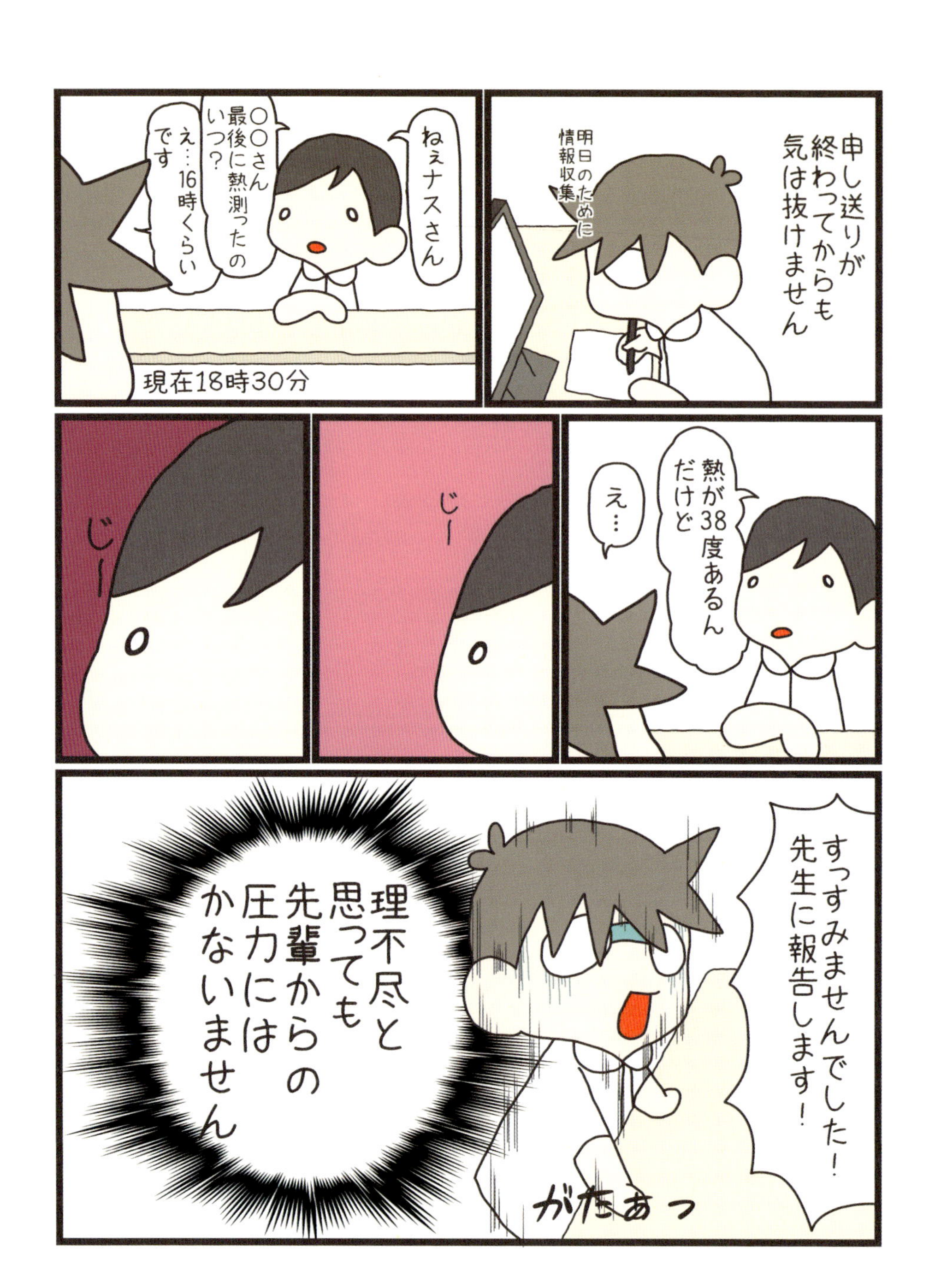
申し送りが終わってからも気は抜けません
明日のために情報収集
ねぇナスさん
○○さん最後に熱測ったのいつ？
え…16時くらいです
現在18時30分
熱が38度あるんだけど
え…
じー
じー
すっすみませんでした！先生に報告します！
がたあっ
理不尽と思っても先輩からの圧力にはかないません

万事この調子なので
もう毎日吐いてました
でも投げかけられる
言葉はこんなもんじゃなかった
すみません
もう吐くもの
ないです…
全然できてないじゃん
今まで何やってたの？
そんなでこれから
やっていけるの？
みんなダメって
言ってるよ
看護師向いて
ないんじゃない？
色々な言葉に心
折れそうになったけど、
どんな言葉よりつらい
言葉があった
これどうするの？
すみません確認します
この人の
サマリーは？
すみません
これから入力します
…もういいです
はぁ…

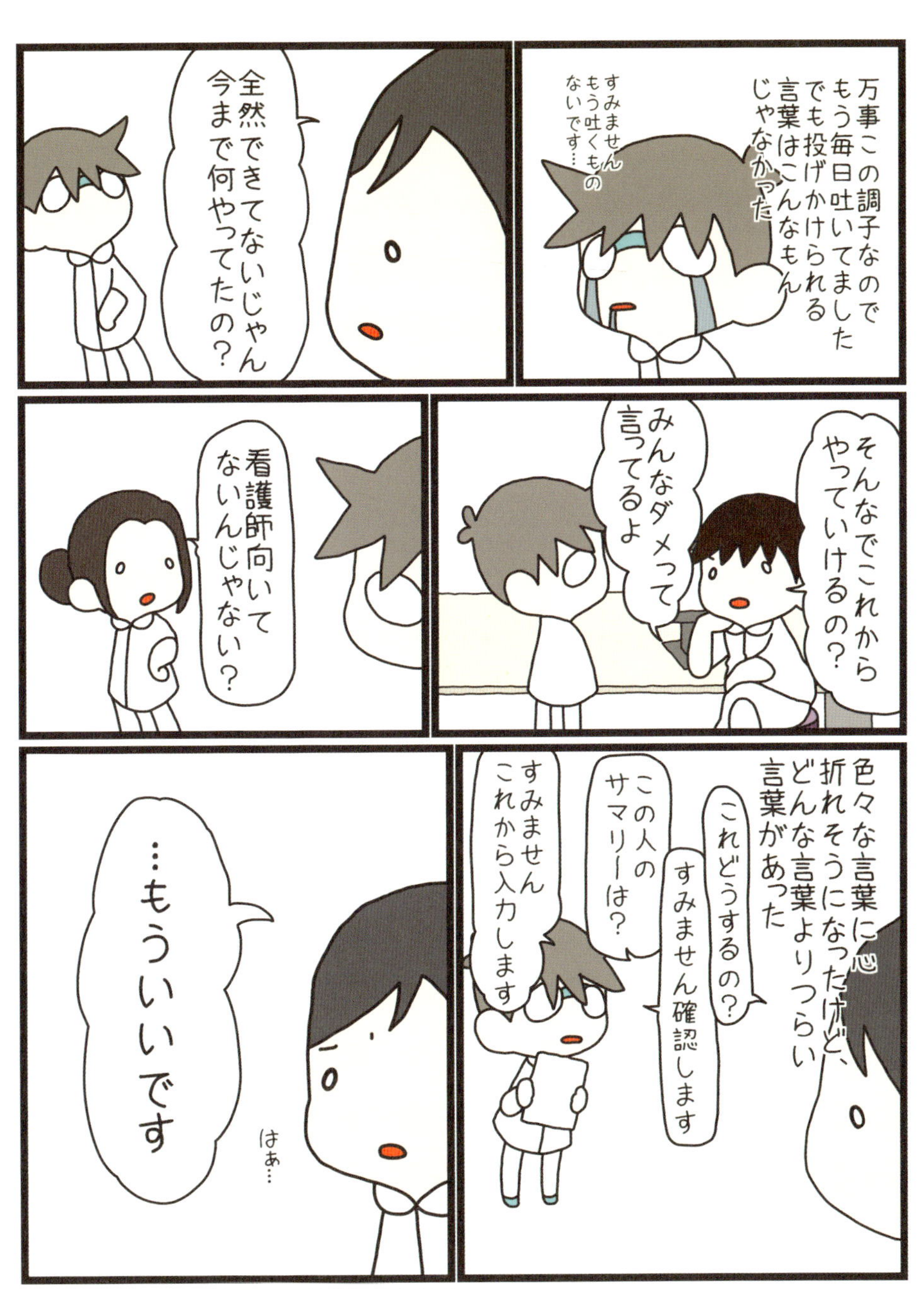

サマリー：看護要約。入院時の経過などを端的にまとめたもの

あの…
あの…

「見捨てられること」が一番怖かった
じょぱっ

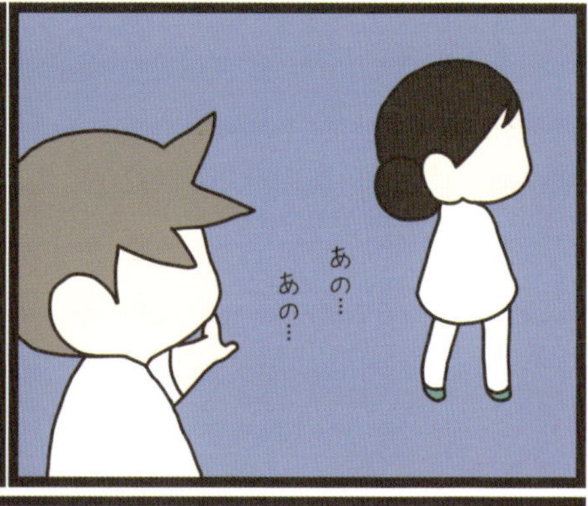

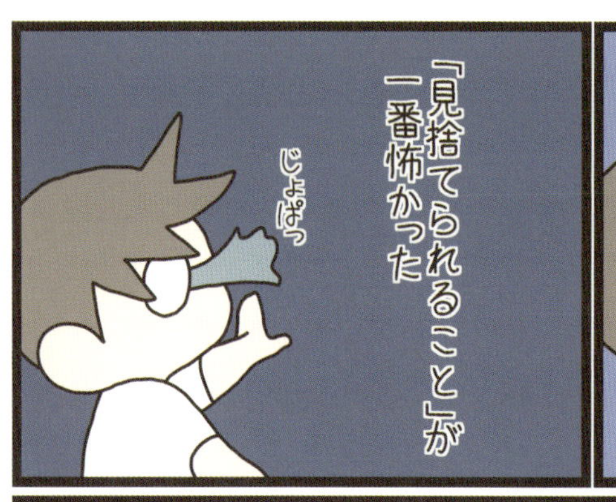

今では新人さんにはかなりソフトに対応するようになっていますが、やはり看護師の先輩は厳しいと思います

命を預かる現場で「怖さを知らない」は新人さんにとって命とりになるのです

厳しいことを言うのは実は言う方もかなり体力を使います

嫌いたいなら嫌いなさい

だから私は言われることより言われないことの方が怖かったのです

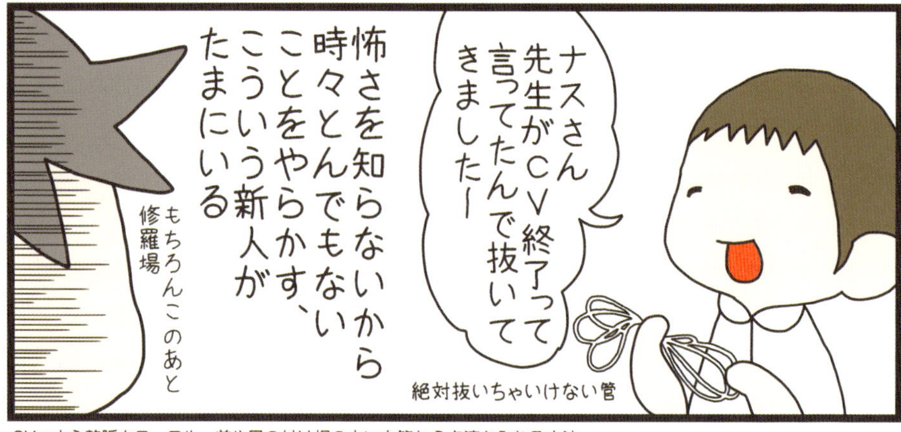
ナスさん先生がCV終了って言ってたんで抜いてきましたー
絶対抜いちゃいけない管
怖さを知らないから時々とんでもないことをやらかす、こういう新人がたまにいる
もちろんこのあと修羅場

CV：中心静脈カテーテル。首や足の付け根の太い血管から点滴を入れる方法

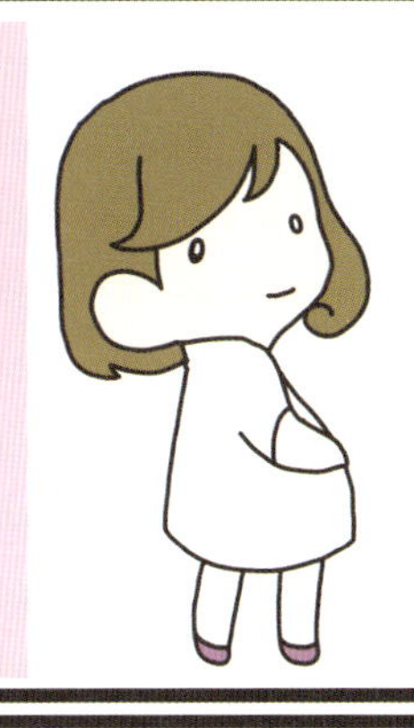

それから女性特有の
スタッフの回転が早い、
というのも理由のひとつ
です

女性の職場なので、
結婚、妊娠等の理由で
離職するスタッフが毎年
それなりの数いて、
とにかく早く成長して
戦力になってもらわな
ければいけないのです

一度指導者に
なってみれば
なすざぁ～ん…
私全然できません…
下からは追われ

ちょっと
あの子まだ使えるように
ならないの？
上からは突かれ

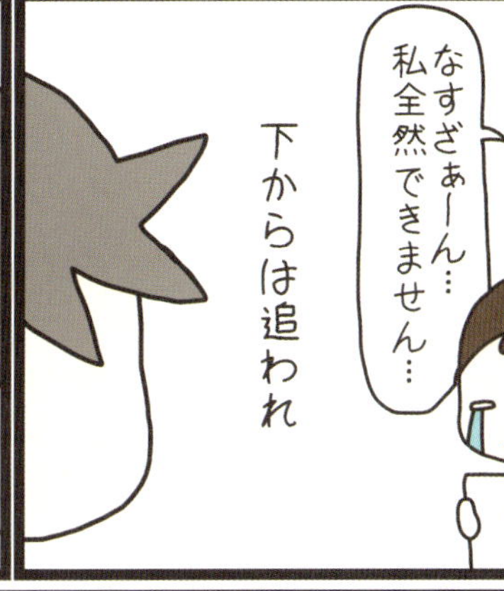

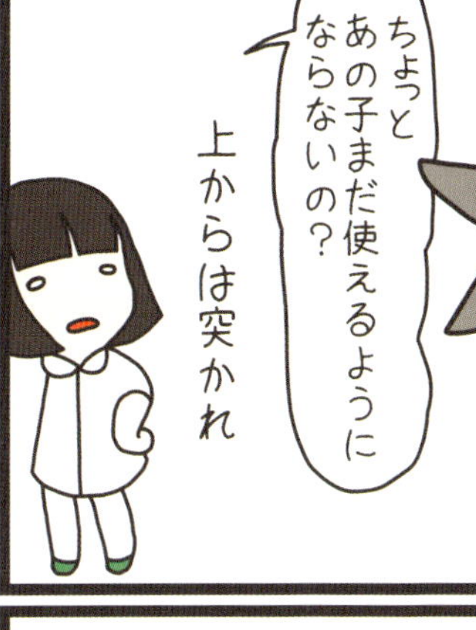

次の子きたよー！

え？
もう四月！？

看護師1年目というのは
免許を持っているだけで
まだ看護師に
「成って」いないのです

指導者は限られた時間の
中でこの世界に入ってきた
人間を「看護師にする」
ために必死なのです

どんなにつらくても続けていくうちに気づけることもありました
すみません、○○さん少し様子がいつもと違う気がして…
イレウスかもしれないねすぐ先生に連絡して
ルート新しいのとって！たぶん検査するから検査一式用意して！
結局状態が急変して就職して初めての急変対応、緊急手術の用意となりました
ナスさんは初めてだらけで全て先輩に指示を出してもらって対応しました
ぐだぁ
あー…疲れた…緊張した

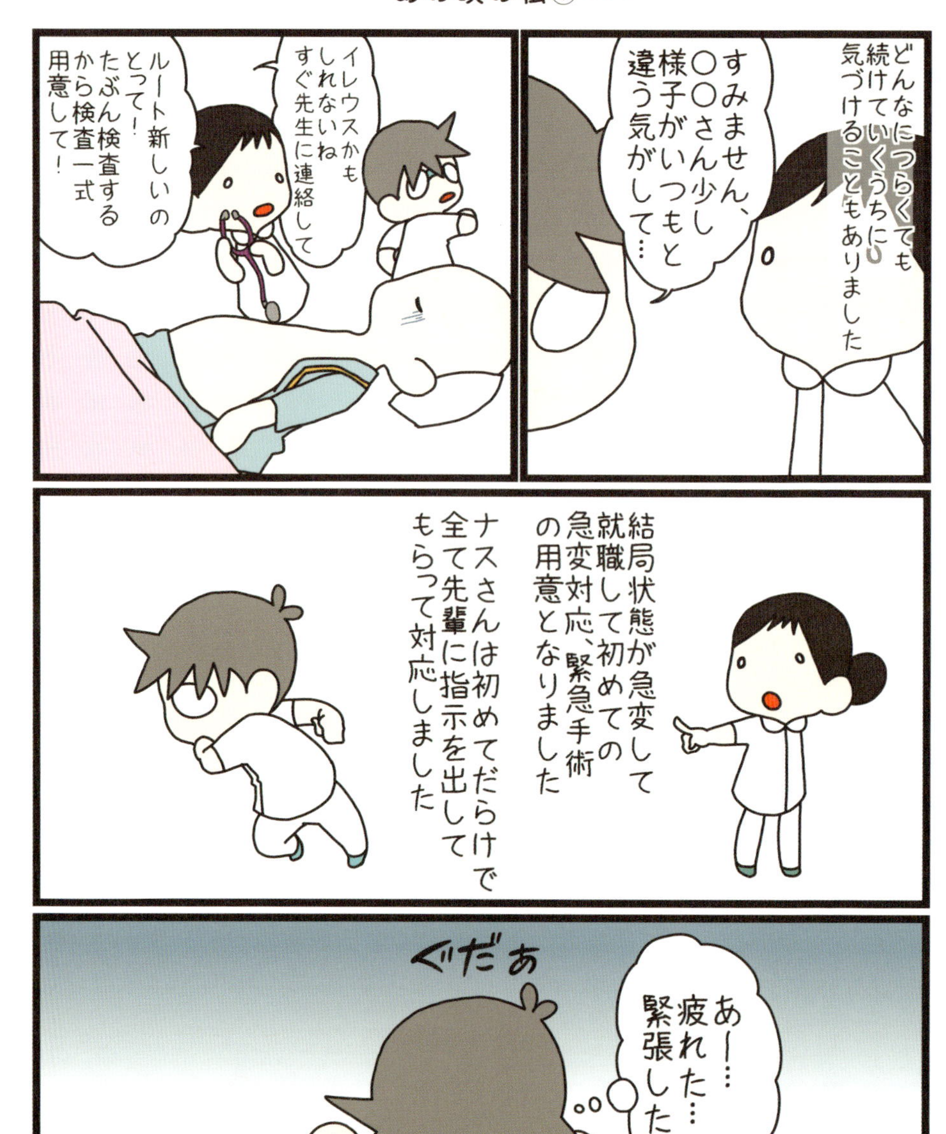

イレウス：腸閉塞。なんらかの原因で腸が詰まること

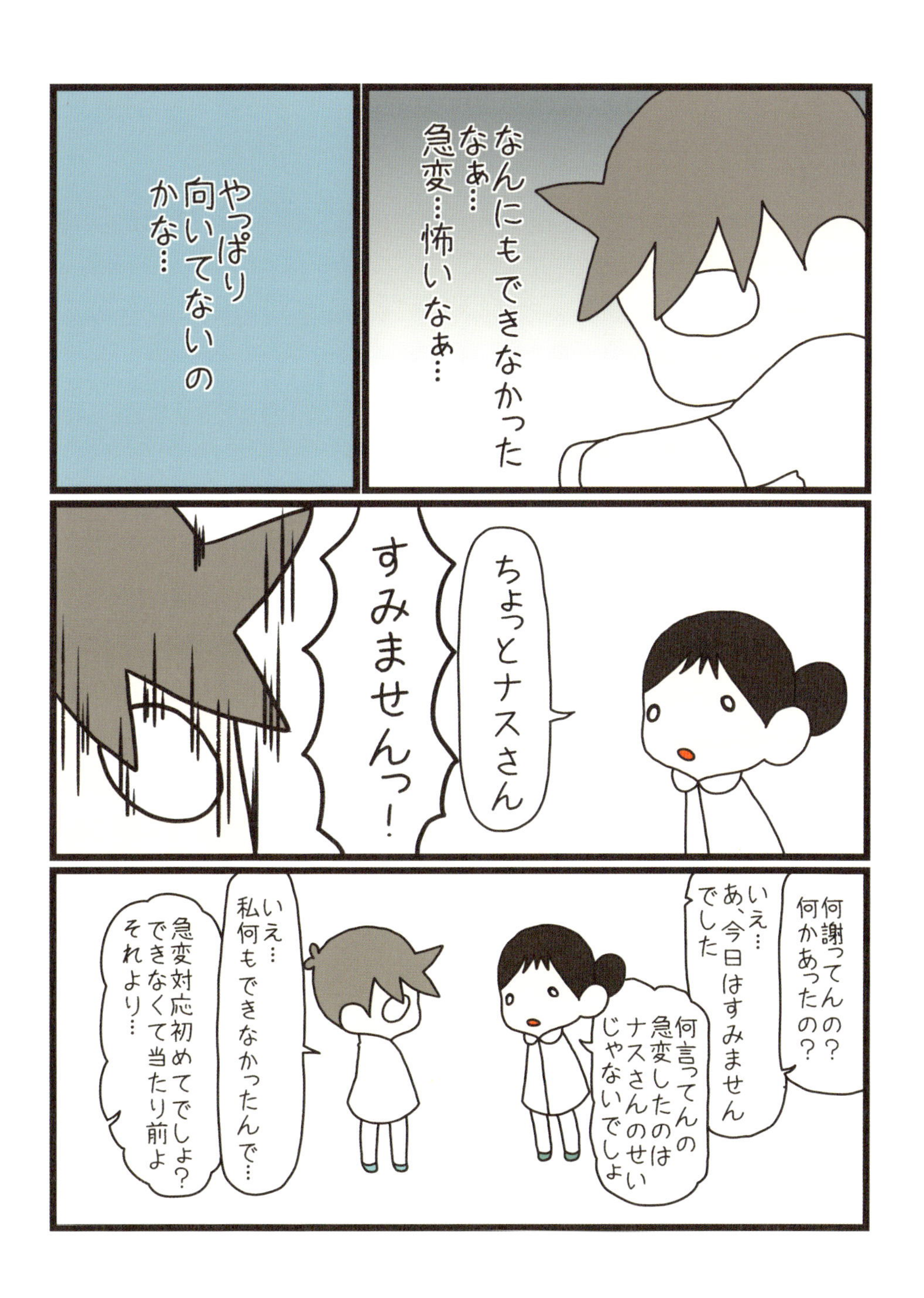
なんにもできなかった
なぁ…
急変…怖いなぁ…
やっぱり
向いてないの
かな…
ちょっとナスさん
すみませんっ！
何謝ってんの？
何かあったの？
いえ…
あ、今日はすみません
でした
何言ってんの
急変したのは
ナスさんのせい
じゃないでしょ
いえ…
私何もできなかったんで…
急変対応初めてでしょ？
できなくて当たり前よ
それより…

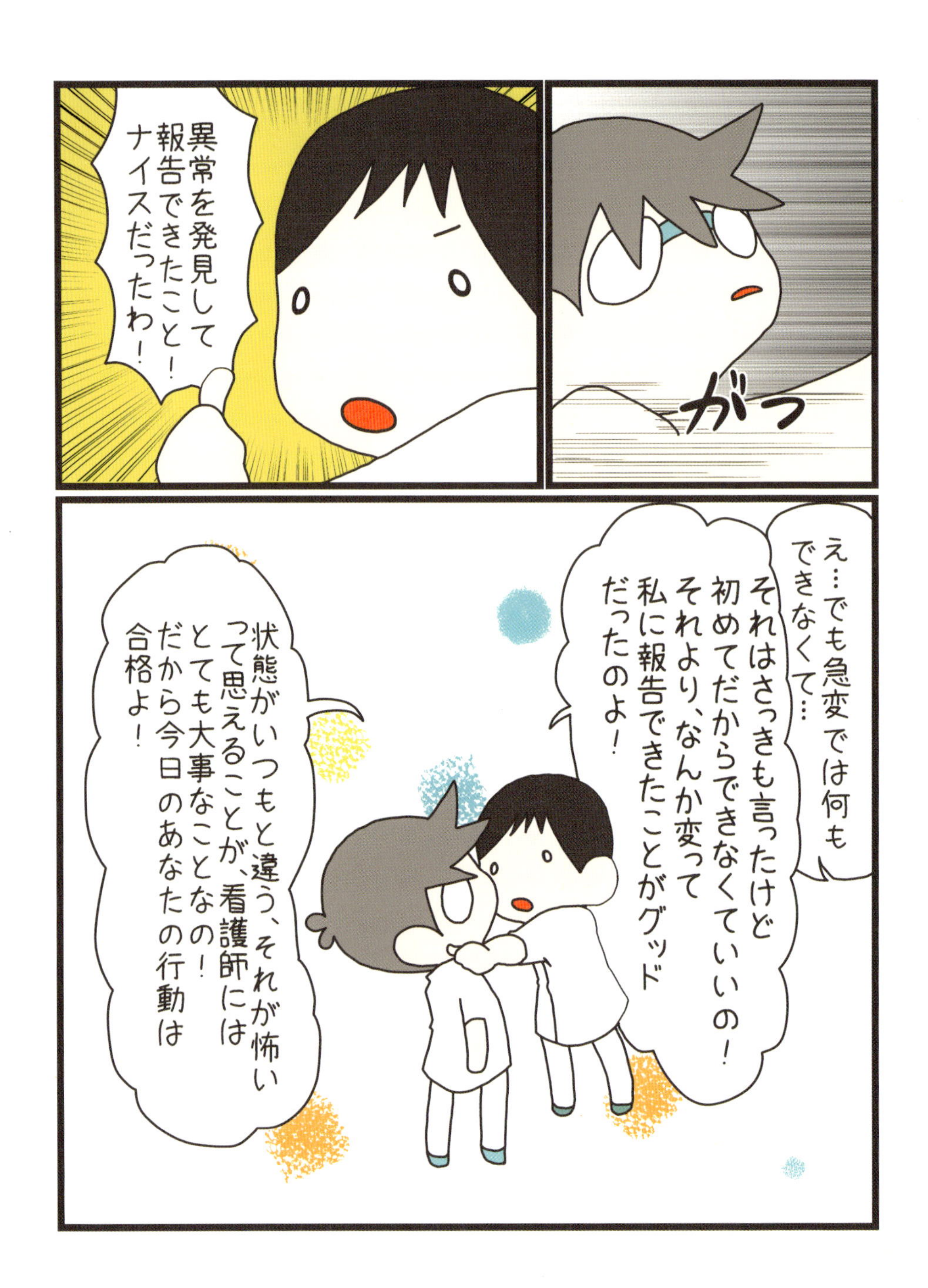

異常を発見して報告できたこと！ナイスだったわ！
がっ
え…でも急変では何もできなくて…
それはさっきも言ったけど初めてだからできなくていいの！それより、なんか変って私に報告できたことがグッドだったのよ！
状態がいつもと違う、それが怖いって思えることが、看護師にはとても大事なことなの！だから今日のあなたの行動は合格よ！

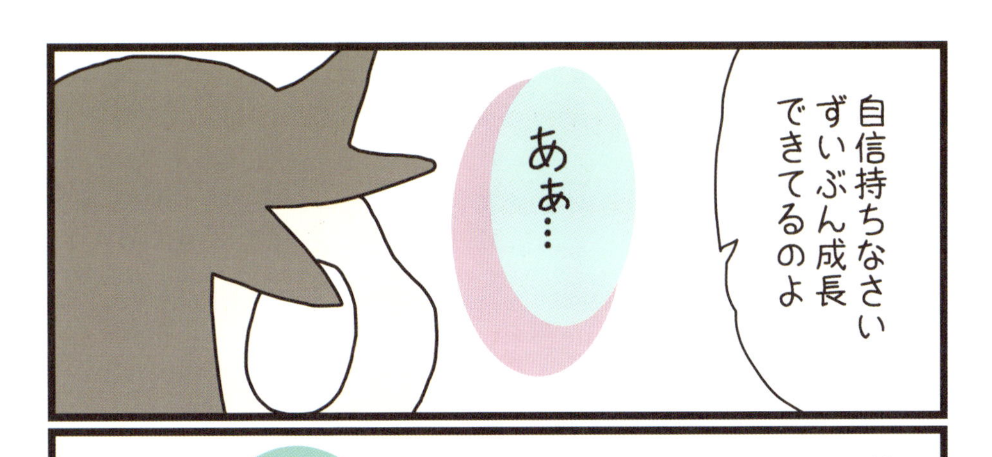
自信持ちなさい
ずいぶん成長
できてるのよ
ああ…

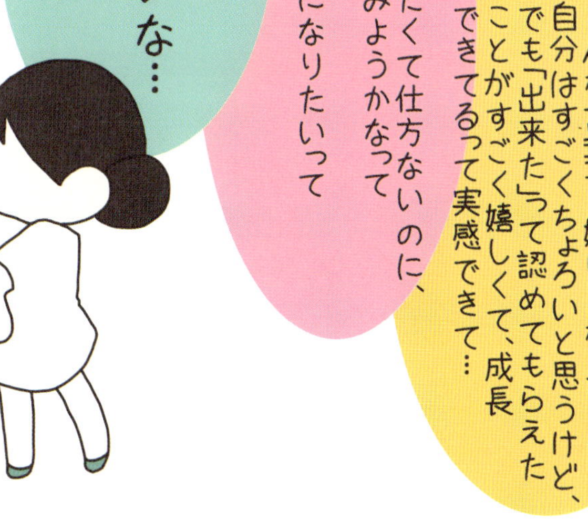
普段きついことばかり言われる
けど、それだけこの人は
私のことを見ててくれてる
んだなぁ…
こんな言葉で、嬉しくなっちゃう
自分はすごくちょろいと思うけど、
でも「出来た」って認めてもらえた
ことがすごく嬉しくて、成長
できてるって実感できて…
辞めたくて辞めたくて仕方ないのに、
まだ少し続けてみようかなって
気持ちになる
ああいう看護師になりたいって
思ってしまう
やっぱすごいな…
先輩

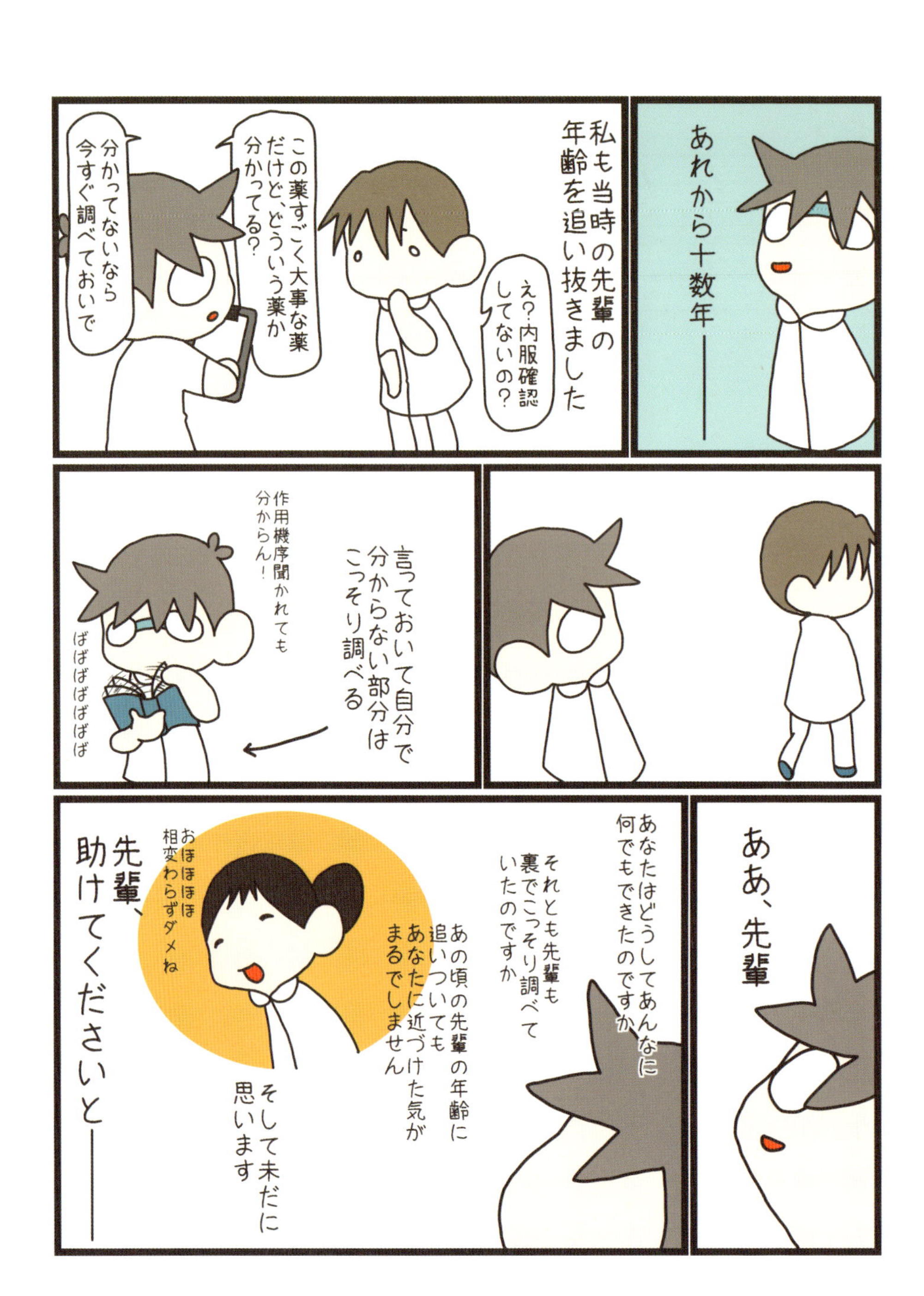

あれから十数年――
私も当時の先輩の年齢を追い抜きました
え？内服確認してないの？
この薬すごく大事な薬だけど、どういう薬か分かってる？
分かってないなら今すぐ調べておいで
言っておいて自分で分からない部分はこっそり調べる
作用機序聞かれても分からん！
ばばばばばばば
ああ、先輩
あなたはどうしてあんなに何でもできたのですか
それとも先輩も裏でこっそり調べていたのですか
あの頃の先輩の年齢に追いついても
あなたに近づけた気がまるでしません
そして未だに思います
おほほほほ
相変わらずダメね
先輩、助けてくださいと――

全員知ってる

おーナス氏
久しぶり
お疲れ様でーす
仲の良い
同年代の
ドクター

先生最近どうよ?
んー…
まぁぼちぼち
彼女と別れたのに?
あ、いいとこに来たわ
これサインして
あ、俺これ
サインしてなかった?
あと○○さん
明日の点滴オーダー
入れてね
了解ー

…

なんで知ってんだよ…
ナースの横の繋がり
なめてんの?
一人知ってることは
全員知ってると思え

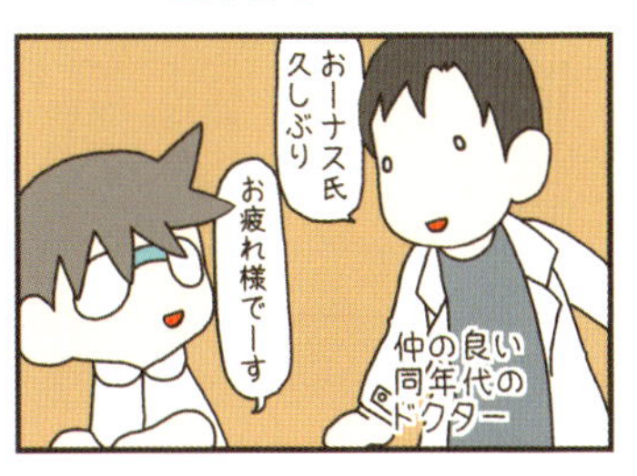

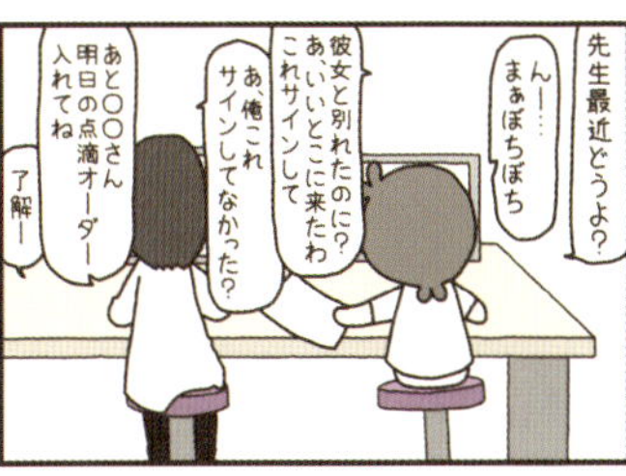

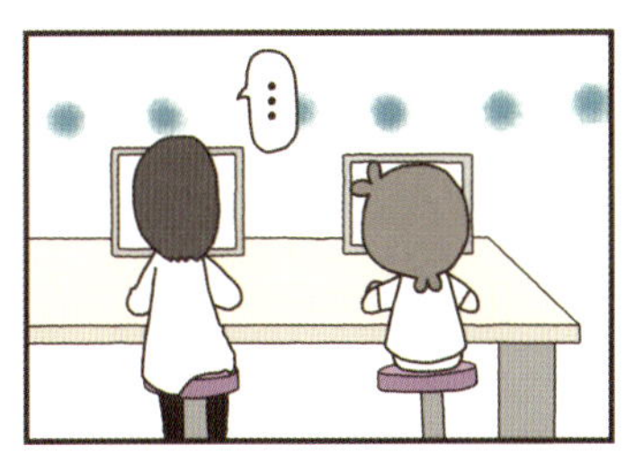

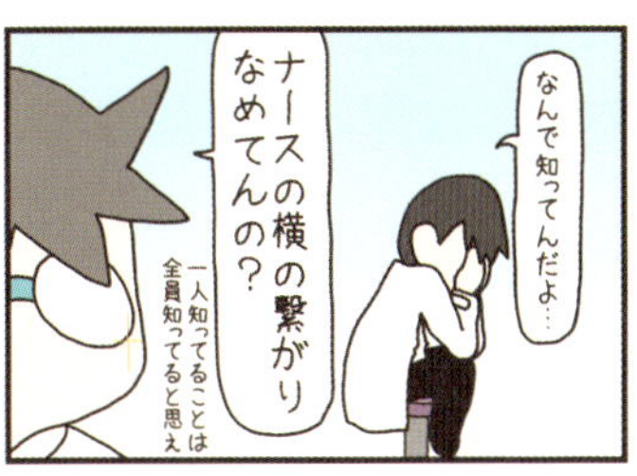

さすがナース!

伝説の新人

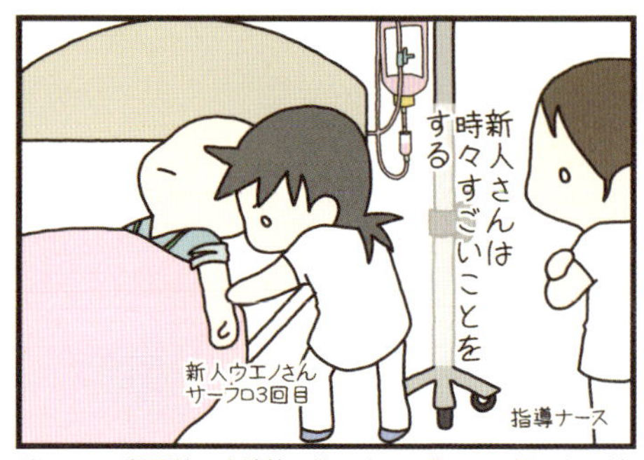

新人さんは時々すごいことをする
新人ウエノさん サーフロ3回目
指導ナース

サーフロ：留置針。点滴等に使用する、動いても漏れない針

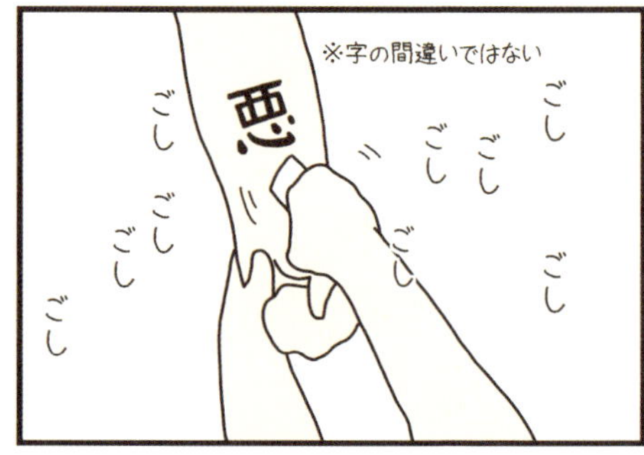

※字の間違いではない
ごし ごし ごし ごし ごし ごし ごし ごし

ごしごし ごしごし ごし ごし ごし ごし ごし ごし ごし ごし ごし ごし

ウエノさん それ多分イレズミだから消えないわ
ええっ!?
伝説になった
自分でやったイレズミだそうです
字も間違っているので落書きだと思ったらしい…

いつでも脱げるんです

長時間労働によるむくみに抵抗するため日常的にはき続ける弾性ストッキングの効果と
マッサージに通うためムダ毛一本ない膝下

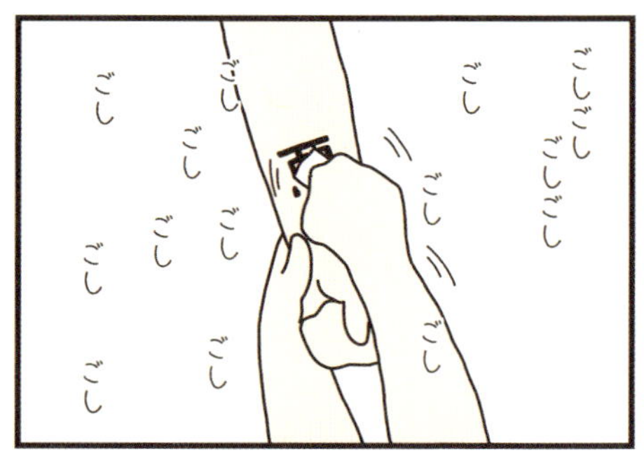

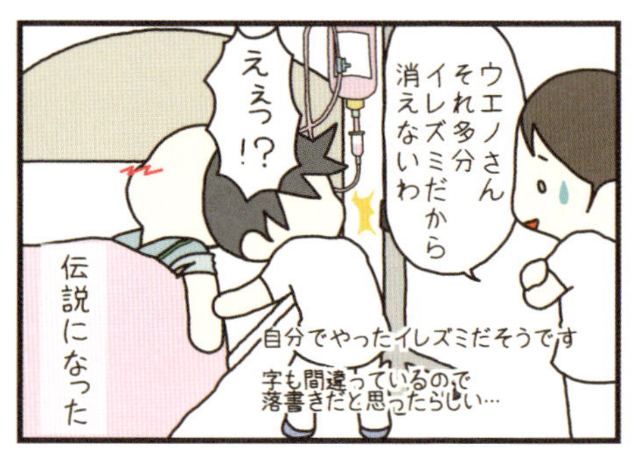

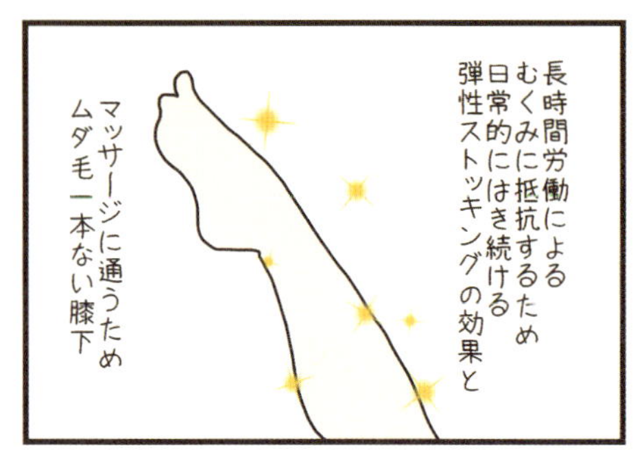

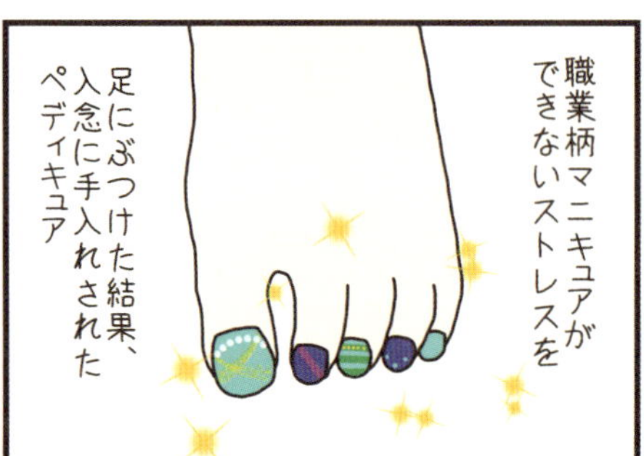

職業柄マニキュアができないストレスを
足にぶつけた結果、入念に手入れされたペディキュア

つまりナースは
くわっ
いつでも靴下が脱げる!

ただし勤務後は一日疲れた足の匂いがアレなので
ファ●リーズが欠かせません
突然脱ぐ機会でもあったんですか
足とか靴に直接シューっとね

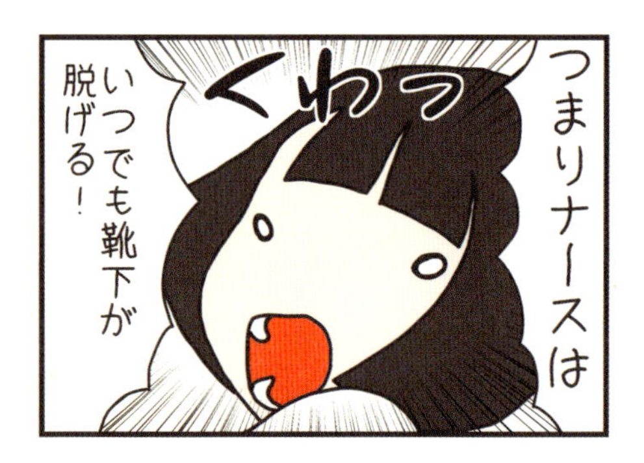

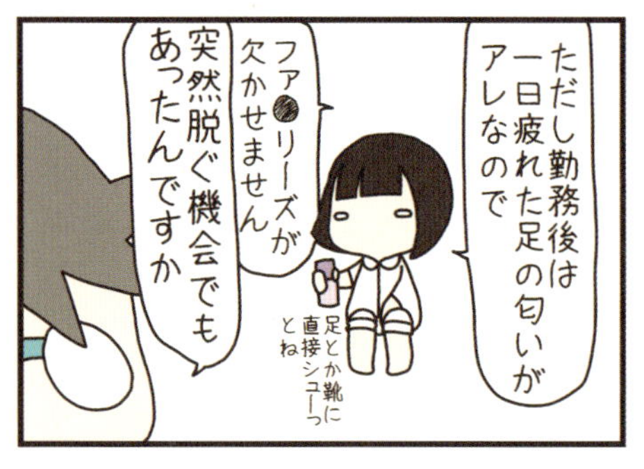

鉄板のネタ

ナースはお酒に強い人が多い、と思う
いよっしゃー
エンジンかかってきたわー
おにいさーん
芋焼酎ねー

んでさー
次いつものとこでいい？

おっと
よろっ

転倒？
転倒ね？
私計画立てます！
ハイリスクですね！
鉄板ネタです
大丈夫だもん…

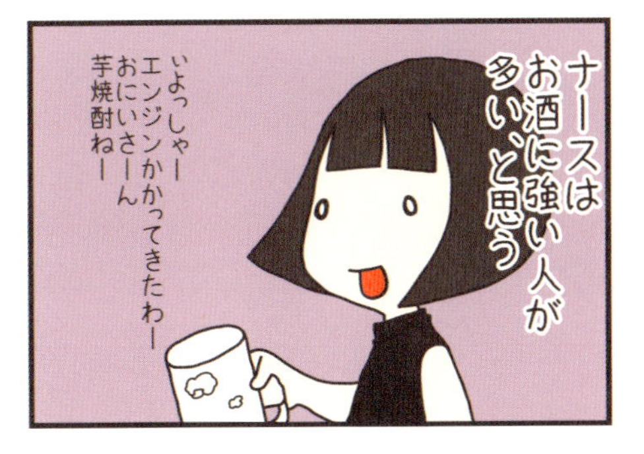

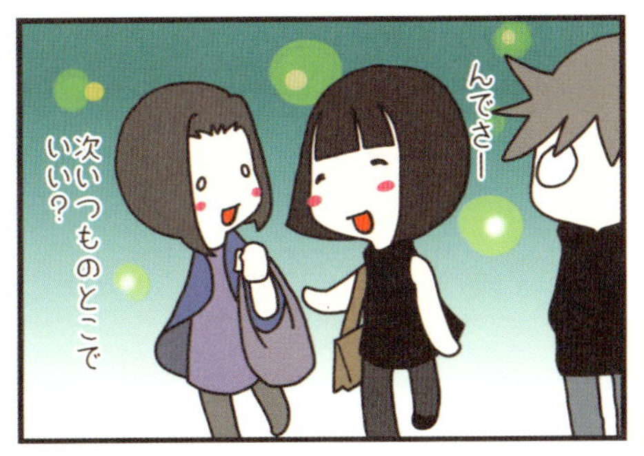

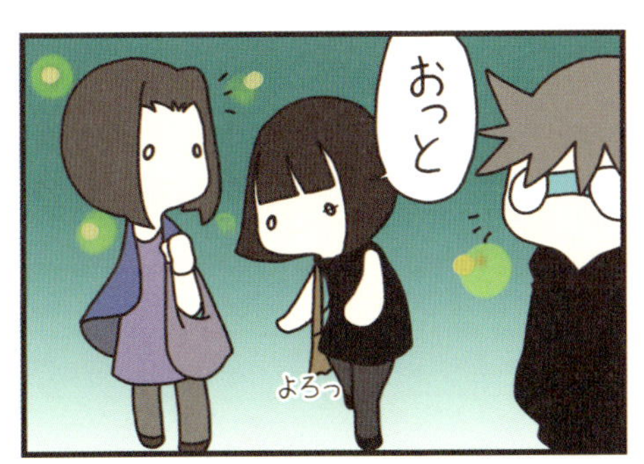

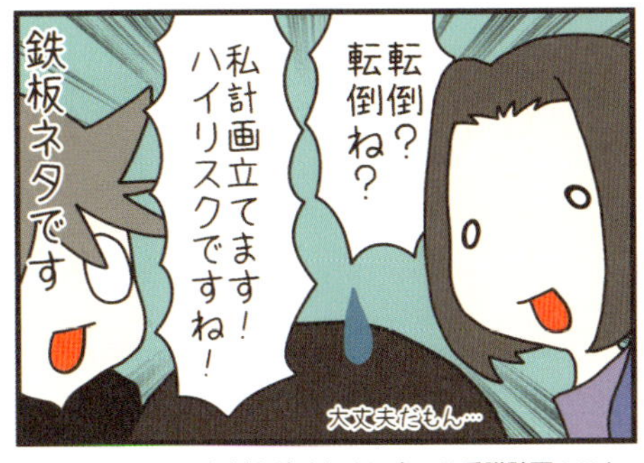

計画：患者さんの転倒を防ぐために立てる看護計画のこと。
61頁のマンガでも触れています

患者さんからの紹介

ワカさんは美人だし
気がつくし
いい子だねー
いい人はいるだかね？
いえいえー
残念ながら
全然予定ないんですよー
Dさん
70代男性

そりゃあいい子だよー
うちの子と会ってみるかね

待って待ってDさんの息子さんて今
いくつ？いっくら若くてもDさん
歳ってことは50歳はいってるん
はいい人だけど既往に糖尿病
確か施設に入って今退院先検
、入院後確か結構なせん妄に
ったんじゃなかった？
待てよ、息子さんてあんまり
ことないっていうか全然見
ないけどあぁもう洗濯物
ってるけどいつ来るんだ
っていうか今日電話しよう

ありがとー
でも今は治療を優先して考えてくださいね
ばい菌をやっつける点滴かけますよー
患者さんにお見合いをすすめられることがたまにある

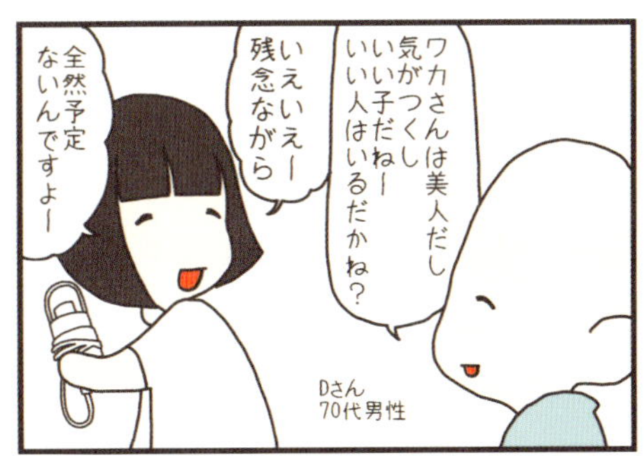

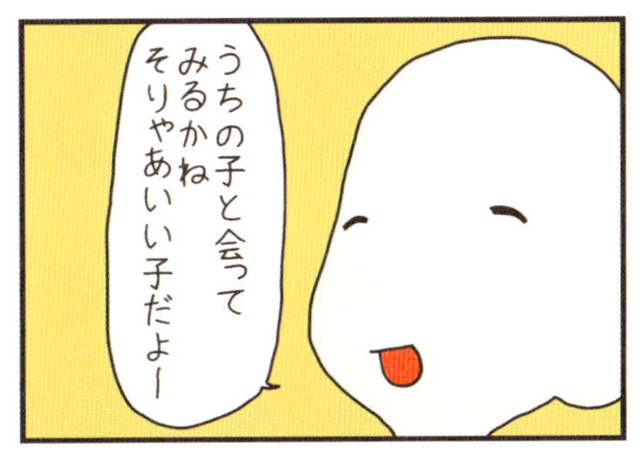

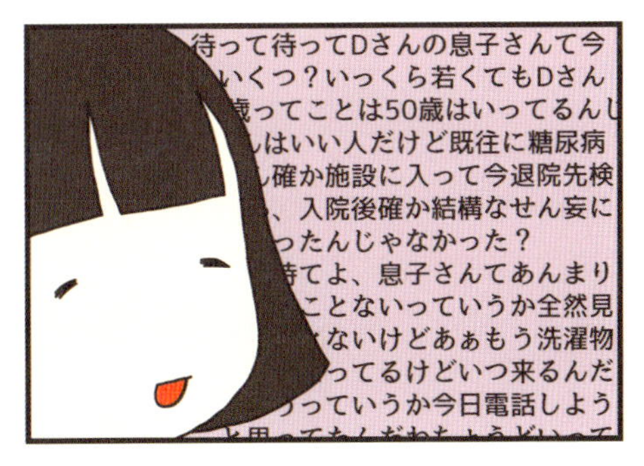

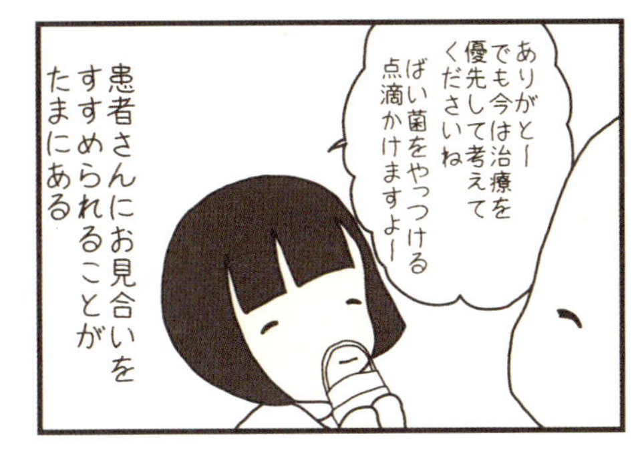

意外な犯人

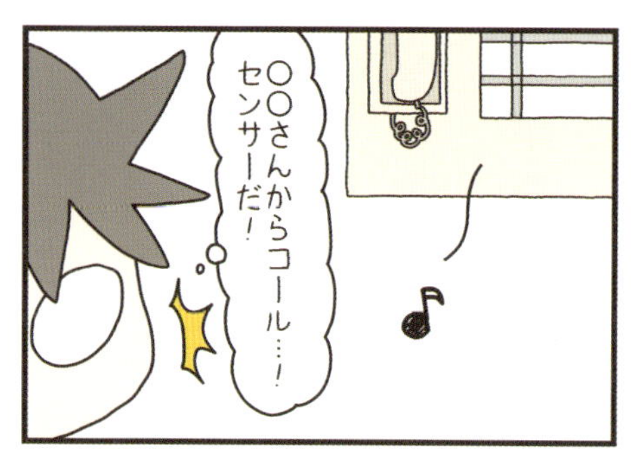
○○さんからコール…！
センサーだ！

○○さんは動きが早い…
故に歩き出しなら
一度のコールで
止まるはず…
やばい…！
止めてもコールが
鳴りやまないということは
転んで座りこんでいる
可能性が…！

○○さん
大丈夫…
お腹ももうすっかり
良さそうだね－
ご家族とお話して
来週くらいには退院かな－

あ、ナスさn…
なんだかすごい顔!?
ぎりぃ…
医者がセンサーマットを
踏む

センサーマット：踏むとナースコールがなるマット

いつものクセ

院内の電話では
はい、○病棟看護師
ナスです
と、自分の所属、職種、名前を
明らかにしましょう

カラオケ久しぶり
ですねー
アイちゃん何？
あ、すみません！
とりあえず
カシスオレンジで
デンモク
まわしますよー
生の人！
はい！
はい！
生2つぅ！

はい、フロントです
あ、すみません
○病棟看護師
ナスですが
はい？
はっ

ウソみたいです－！
…すみません…
やり直させてください…
はい!?
すみません
職業バラすの
やめてもらって
いいですか－？
生は？
気を付けましょう

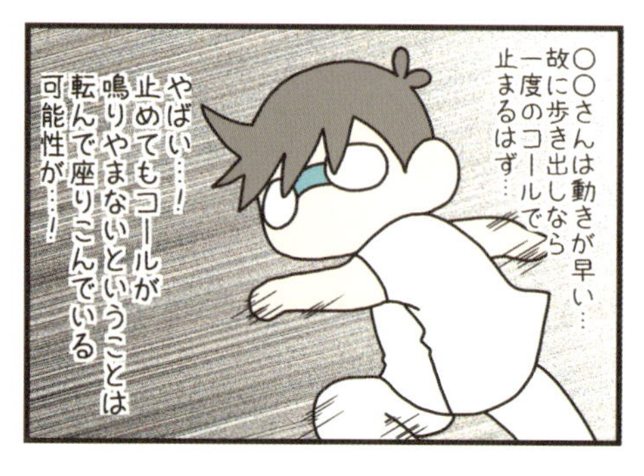

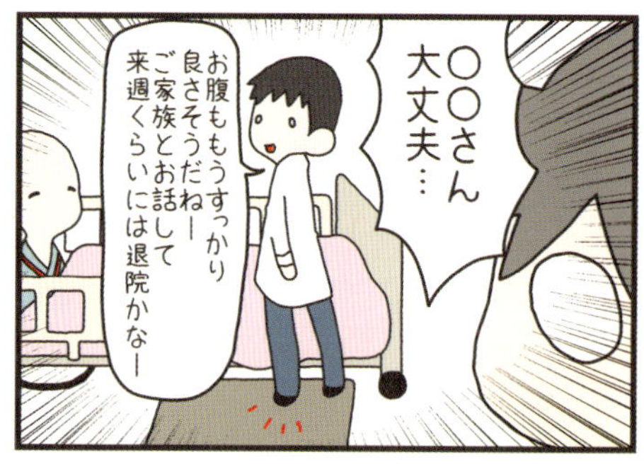

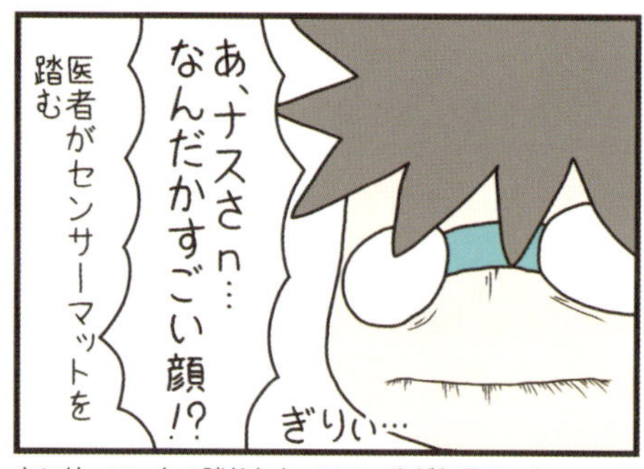

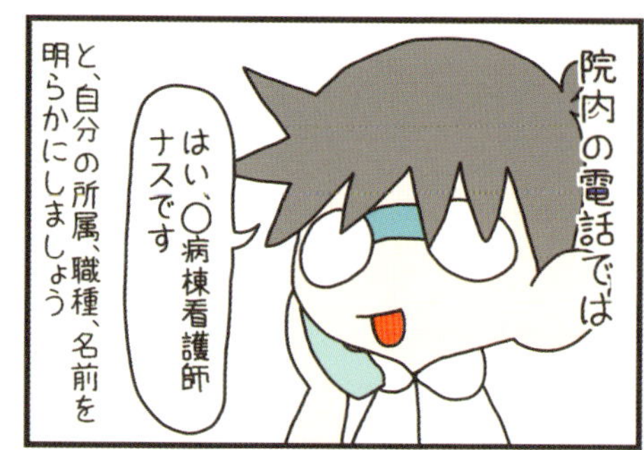

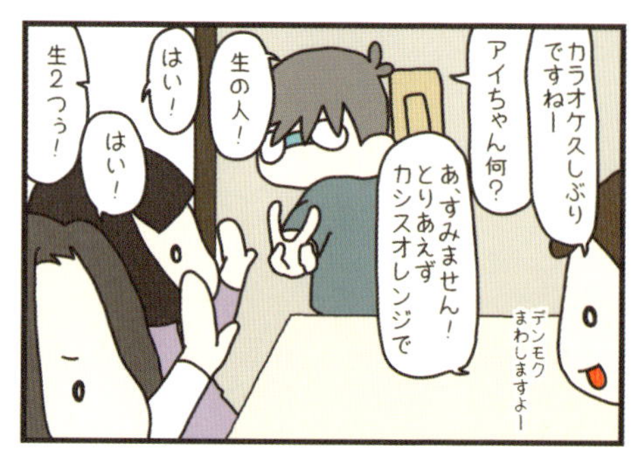

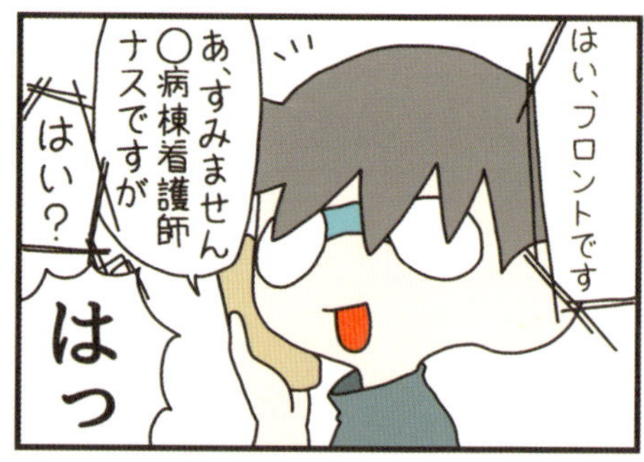

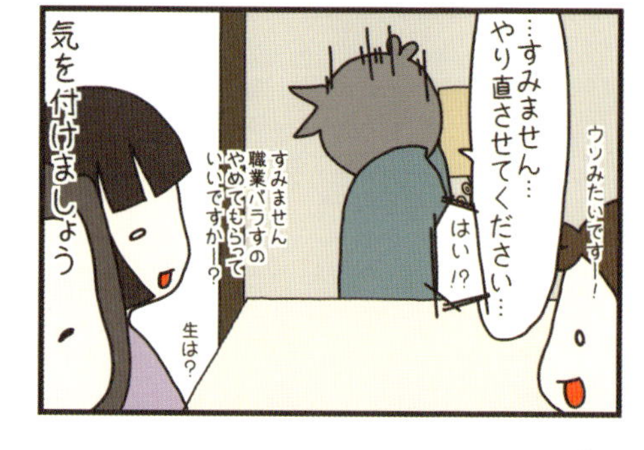

どっちが怖い？

あの部屋こわいんですよぉ！絶対何かいますって！
そんなこと言ったってあんた…

部屋入ってすぐのとこに鏡があるし
分かっててもびっくりしちゃうんですよぉ！
じゃあさ…

死んでる人が立ってるのと
生きてる人が倒れてるの、どっちがこわい？

あっ…
分かったらもう一度ラウンド行ってこいこんにゃろ

ラウンド：夜間に急変などがないか、部屋を回ること

天使は仕事

「看護師」は職業なので
仕事中は天使であろうと努めてもプライベートはまた別

…おかえりー 何、帰ってたの？
ごほ ごほ
うん、3日くらい前から具合悪いなーとは思ってたんだけど今日になって熱あったから早退させてもらった 病院行った方がいいかな？

…食べられる？
え？うん 食欲は全然あるから昼もうどんで…
重症感なし…と
3日前から具合悪いならただの風邪でしょ 病院行っても感冒薬くれるだけよ？ 病院行って治る訳じゃないからね？ 明日になって熱下がらなければ病院行ってもいいんじゃない？

何か欲しいものあったら買ってきてあげるから、汗かくまで寝てればいいわよ 水分だけしっかり摂ってね
あ、今日から寝室別ね 3日勤中だから絶対うつさないでね
はーつかれた つかれた
身内には必要以上に厳しいようです
この程度ですみませんでした…

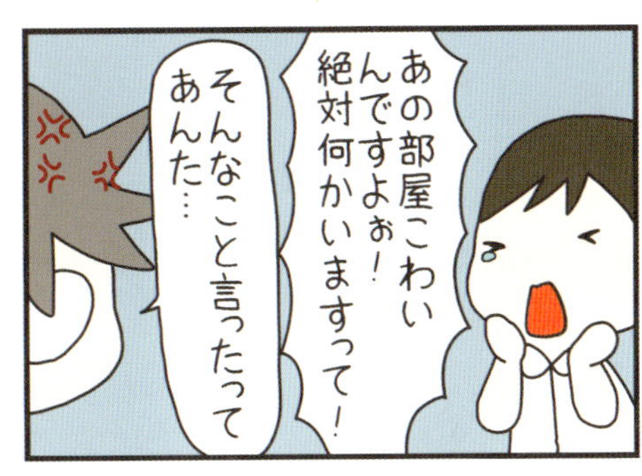

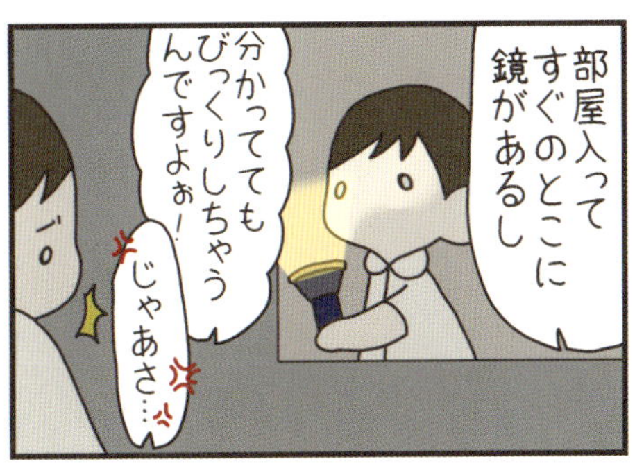

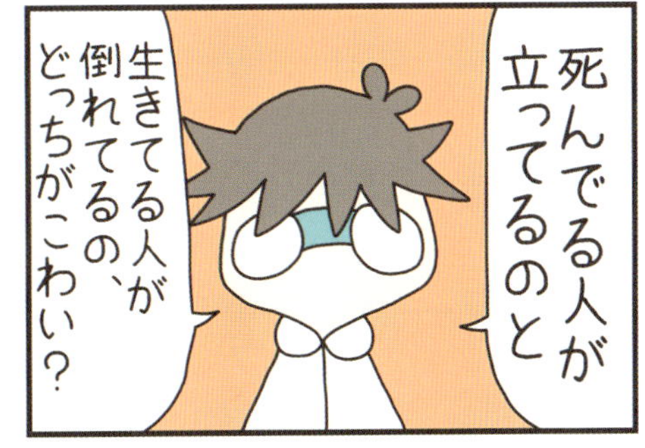

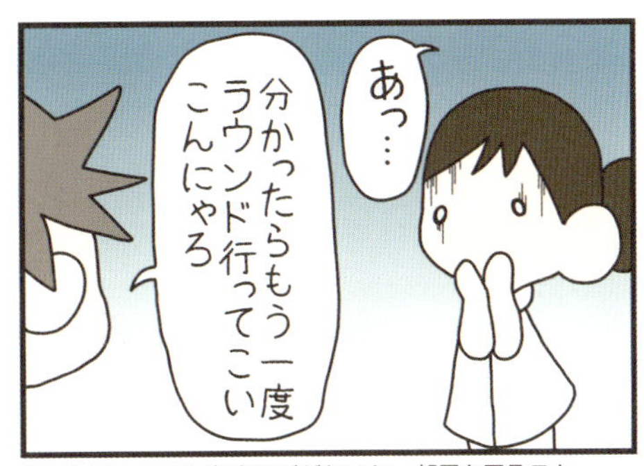

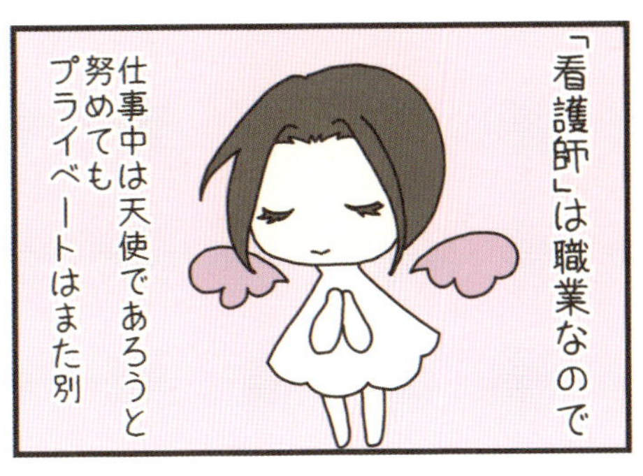

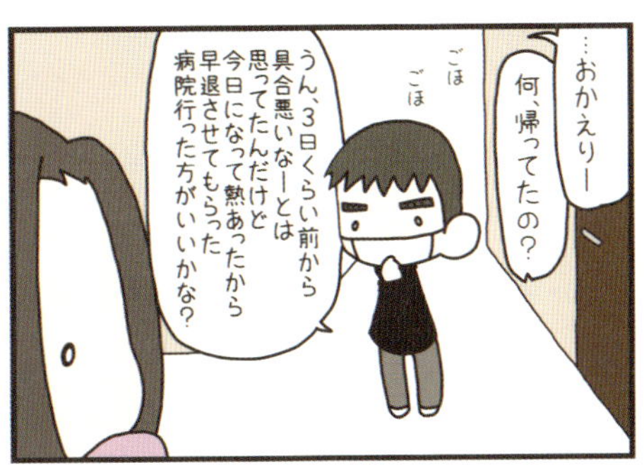

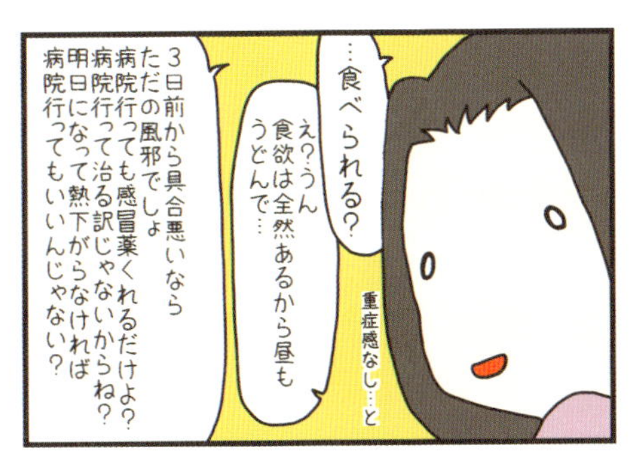

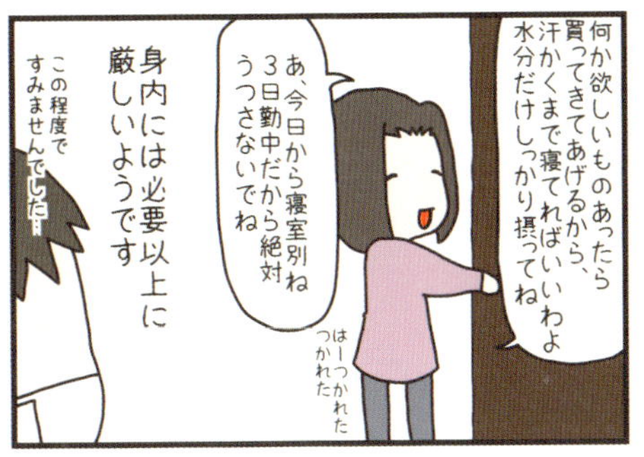

あの音

夜勤明け
コンビニで

シャワーで

眠りに落ちる寸前の
布団の中で

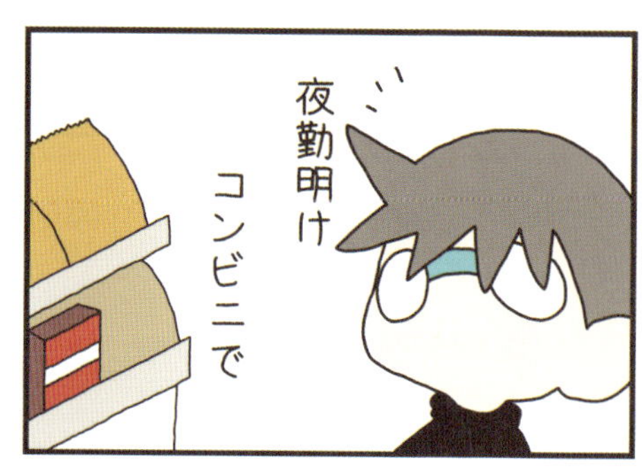

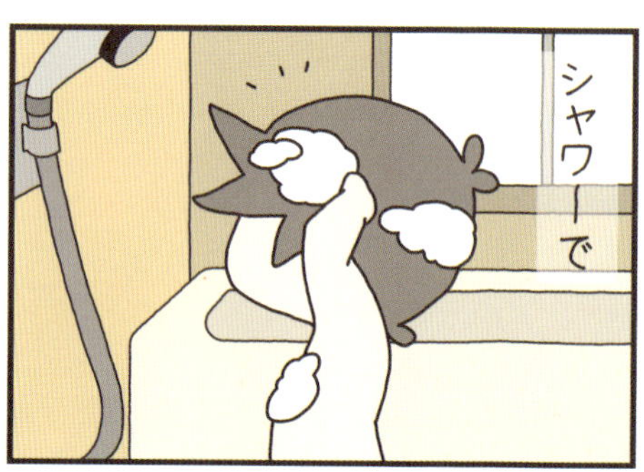

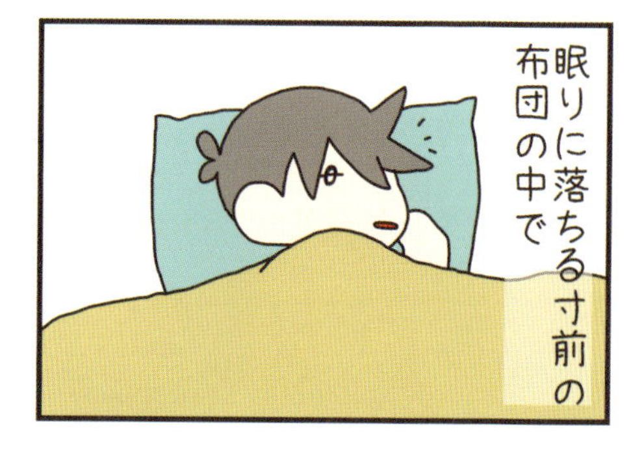

聞こえてくる

ナースコール
点滴ポンプ
呼吸器、モニターの
アラームの音

あぁー…
もうー…

あの匂い

寝たきりの患者さんの
移乗にはナースが集まる

入院来ましたー
手ぇ貸してー

はーい

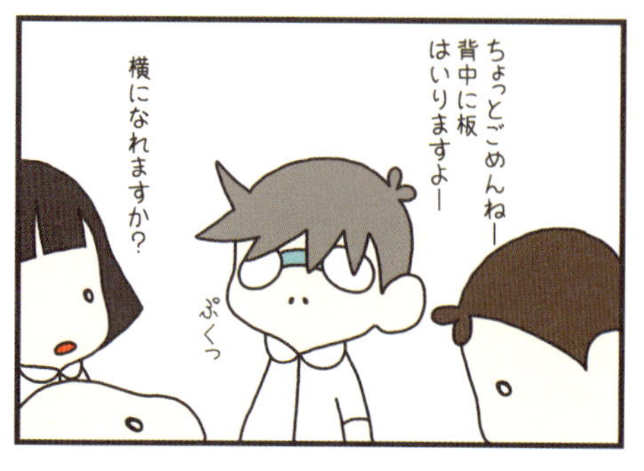

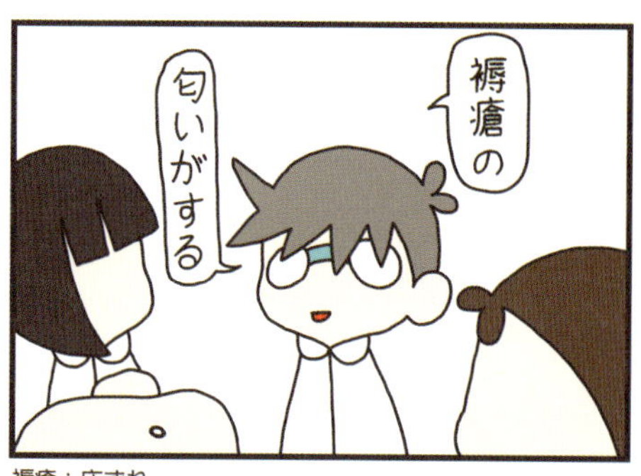

ちょっとごめんねー
背中に板
はいりますよー
横になれますか？
ぷくっ

褥瘡の
匂いがする

褥瘡：床ずれ

え？そんな情報
なかったよ？
ちょっとお尻見せて
もらいますねー
うぉっ
…ポケットになってる
かなー？
あぁああ
WOC呼びますね！
匂いで分かる
あの匂い

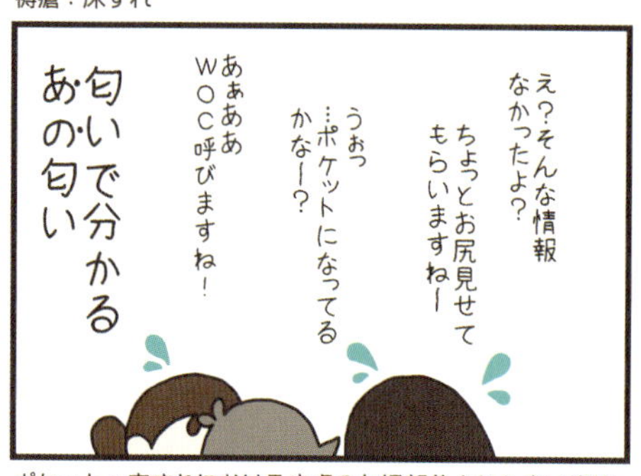

ポケット：床ずれにおける皮膚の欠損部分よりも広い瘡腔
WOC：皮膚排泄認定看護師

音には敏感

ナースは音に敏感
どーん

今の音どこ?
3号大丈夫です!
何今の音!

きゃあああああああ

トイレ行こうと思ったら滑っちゃったー
先生 今〇〇さんが転倒して…
どきどき
うん…大丈夫…? 痛みとかしびれとかない…?
てへ☆
こういうことがたまにあるので

便だってかげる

ナスさんワカさんちょっといいですか?

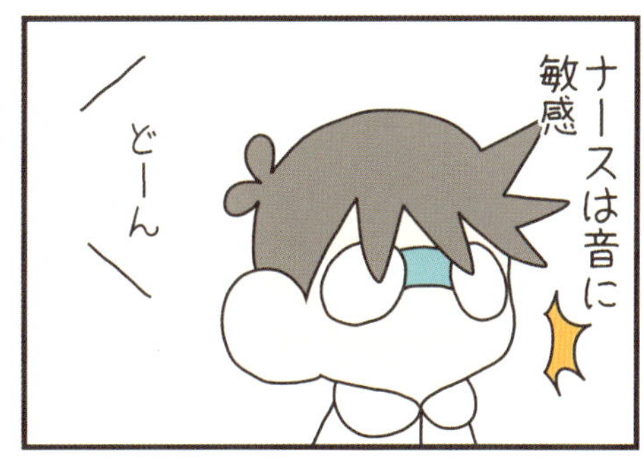

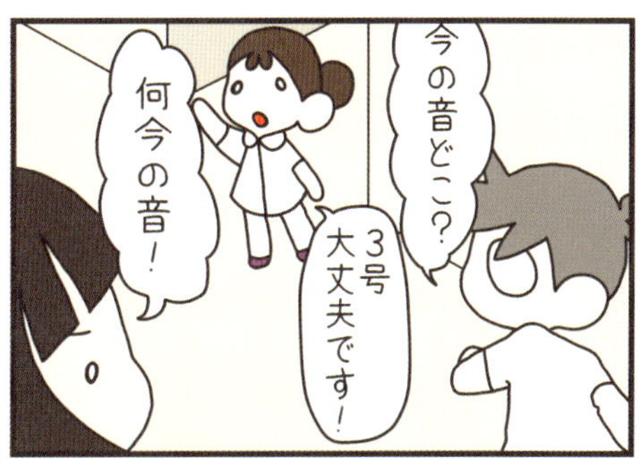

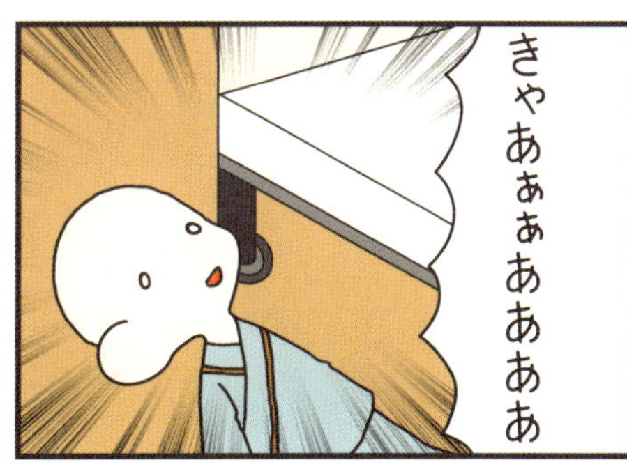

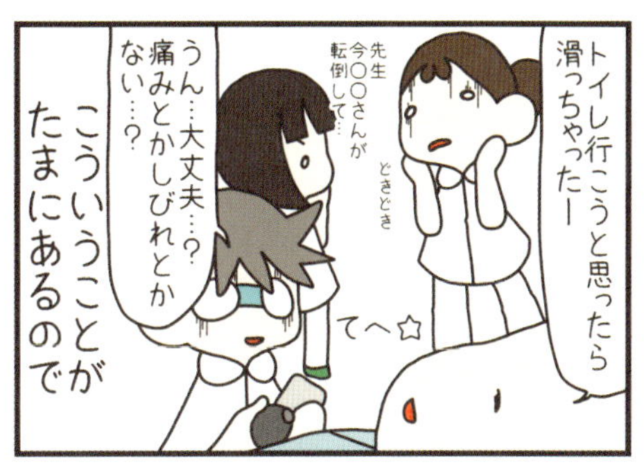

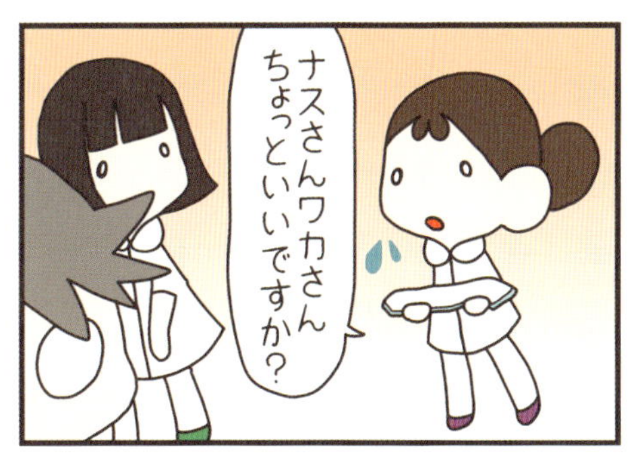

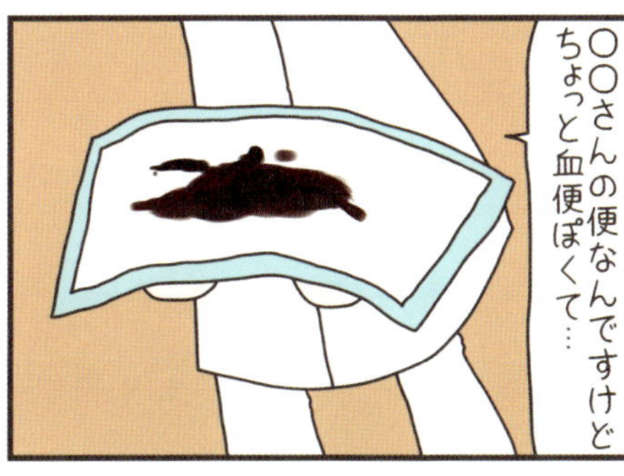
〇〇さんの便なんですけどちょっと血便ぽくて…

くんくん
くんくん

あー… 血っぽい匂いするね
今までなかったっけ?
お食事始まって二日目で…やっぱり血便ですよね
便の匂いもかげる

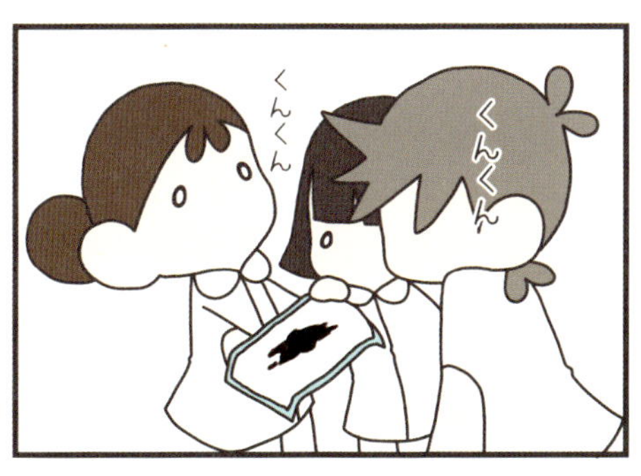

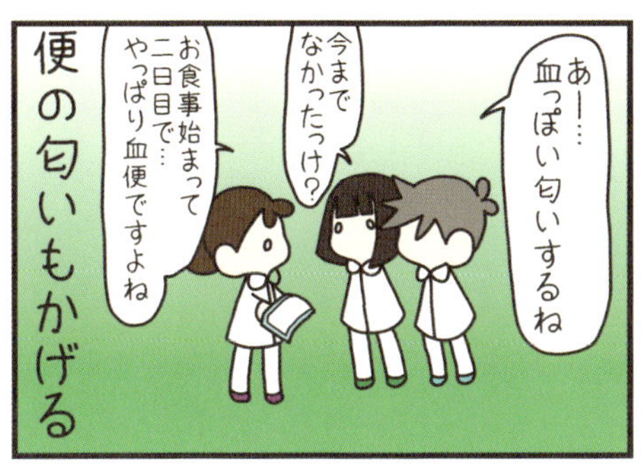

お盆に親戚が集まれば①

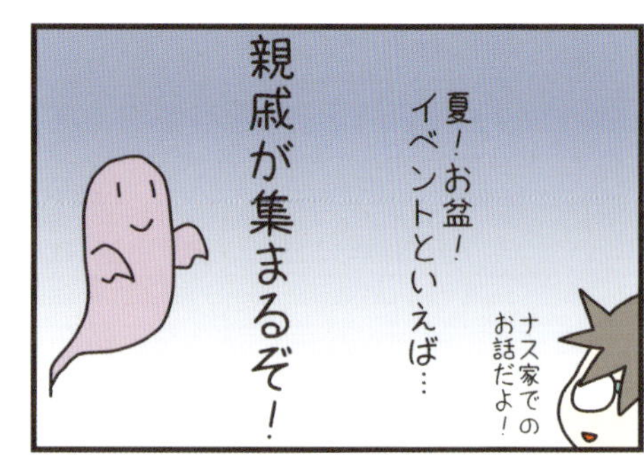
夏！お盆！
イベントといえば…
親戚が集まるぞ！
ナス家でのお話だよ！

おー来たか
キッズ達
やーい
ひきこもり！
夜勤明けで
今起きたの
おい！
バリヤーだぞ！
親戚の
子供達

またあんたは！
こんな時間まで
寝て！
親戚の
おばさん

看護師さんが大変ってのは
分かってるけど、一応女の子なんだから
なんでも母親任せにしないで
普段からもっとちゃんと…
えっちゃん
その子夜勤明けなのよー
ほどほどにしてやってー
いいえ！
今日は言わせて
もらいます！
ナス母
あはははは一
しょうがないね
わかってます
すんません…
ああぁあああ
こういう先輩
いるぅう
夜勤明けの姿を見られると
親戚に怒られるイベントが
たまにある

お盆に親戚が集まれば②

親戚が集まると
宴会が始まってで
しまう訳で
やい！
おめぇ様は
まだ看護師
やってるだか
まぁ
なんとか…
はーえらいねぇ！
まだ○○病院か
はい…
ほぉ！
一番忙しい
病院じゃねぇか
親戚の
おじ様方

やーおじさん
最近血圧が
高くて…
ばっ

病院に
行ってください

えらい
冷てぇじゃねぇか！
いくら症状話しても
私診断は
できませんし
私に言えるのは
それくらいですよ
ったーん！
健康相談
始まっちゃう

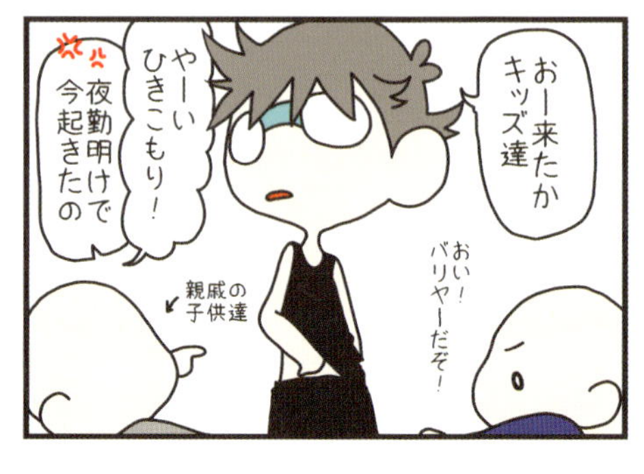

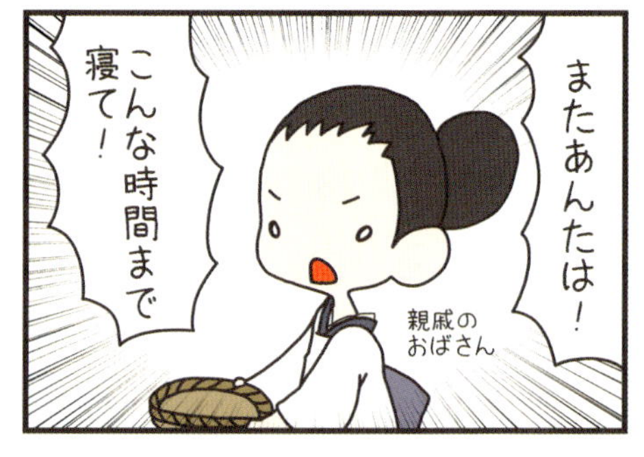

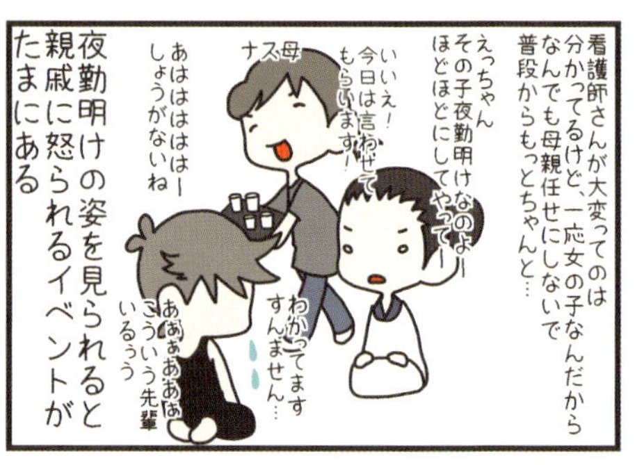

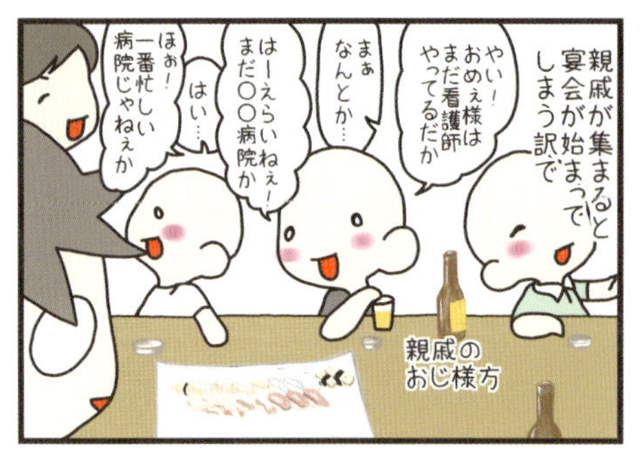

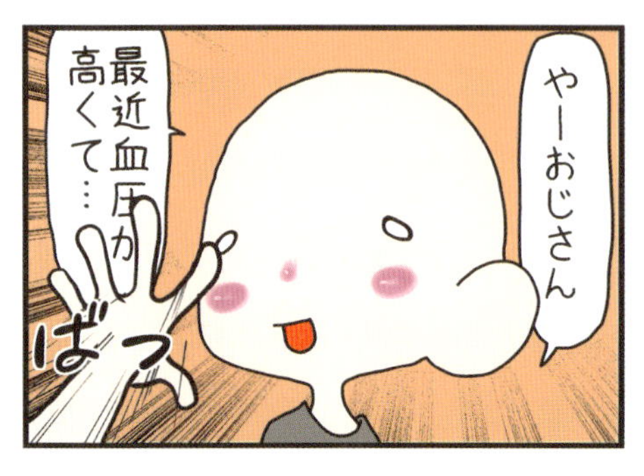

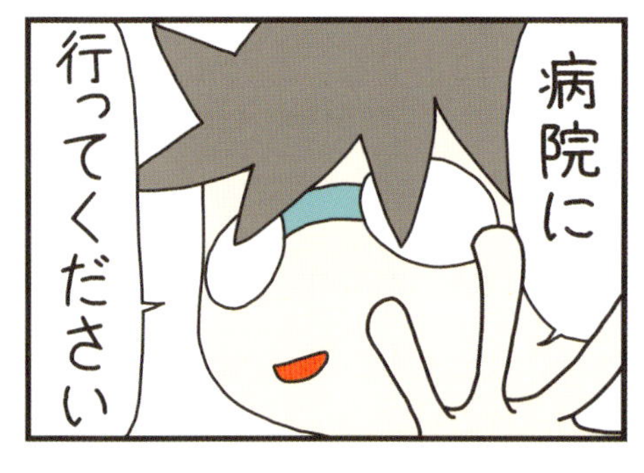

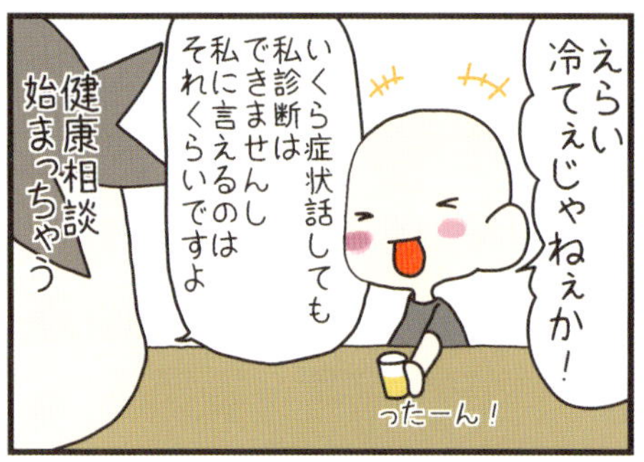

お盆に親戚が集まれば③

親戚付き合いねぇ
結構大変よぉ?

忘れもしない
初めて旦那のご両親にお会いした時ね

ヤマツジさんは看護師さんか!
はっはっはっはっ
俺たちもこれで老後は安心だな、母さん!

ぷちぃ…
ヤマツジさんの旦那(当時彼氏)一般会社員

ごおっ
ひっ…

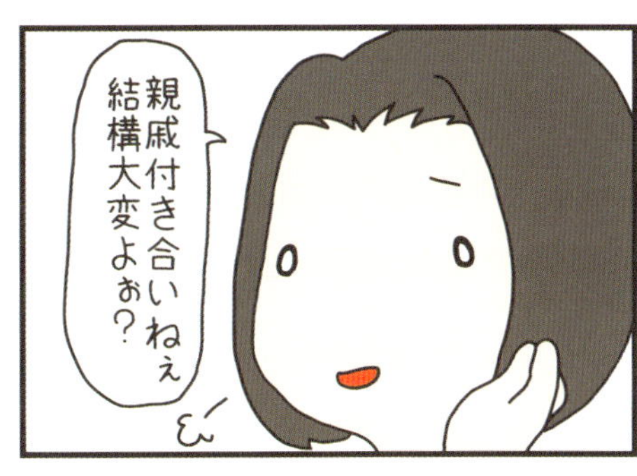

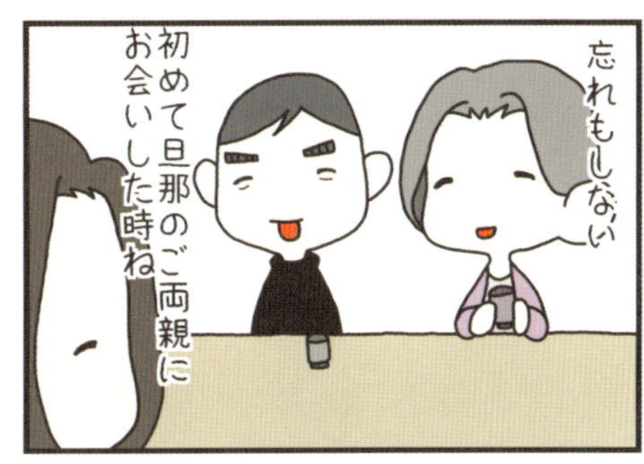

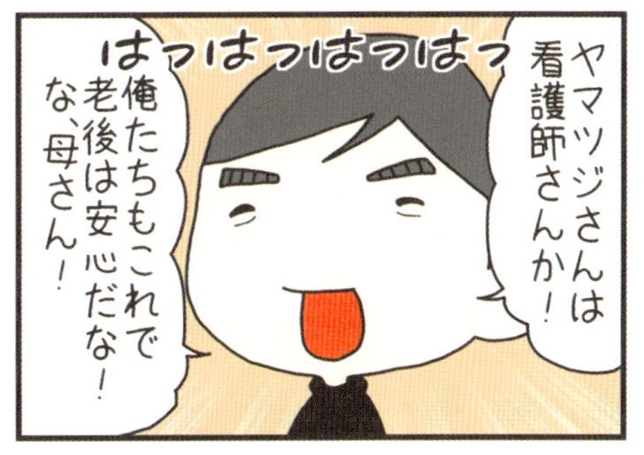

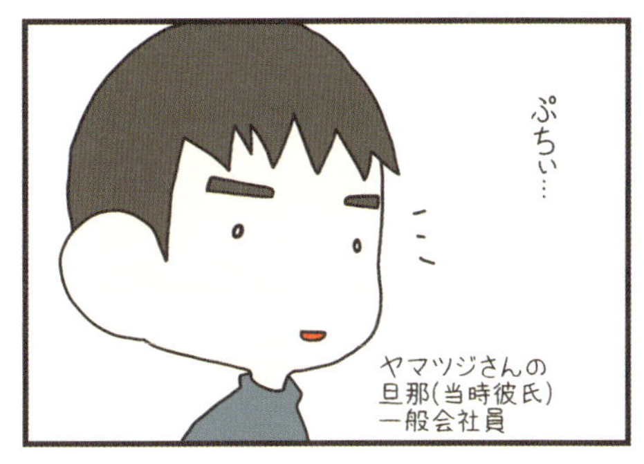

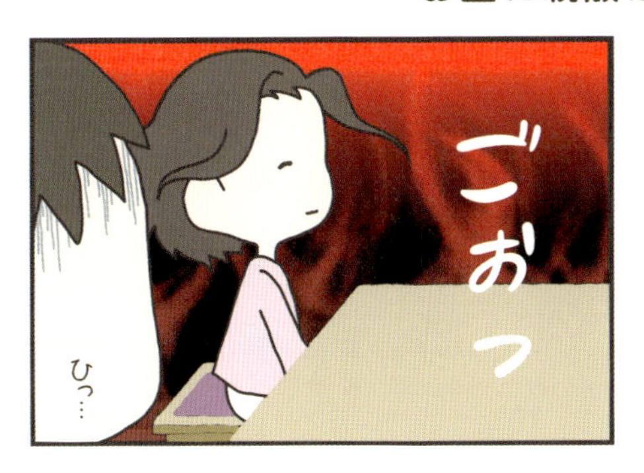

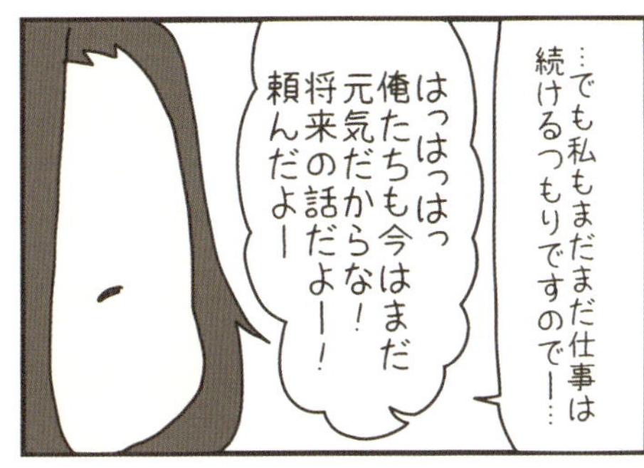
…でも私もまだまだ仕事は続けるつもりですので――…
はっはっはっ 俺たちも今はまだ元気だからな! 将来の話だよー! 頼んだよー

子供も欲しいですし将来どうなるかなんて分かりませんわよねぇ…
ねぇ? あ・な・た
黙ってねぇでうんとかすんとか何か言えやごるぁ

あんた達の介護をするために看護師になった訳じゃないわよ 看護師だから介護してくれて当然なんておかしいでしょう ほんとに老後安心したいなら死ぬ気で貯金して、最高の施設に入ればよろしい
あーあの後もめたもめた
色々あるみたいです

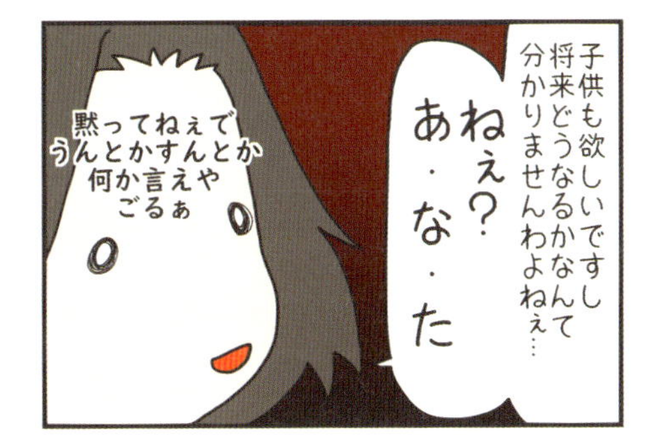

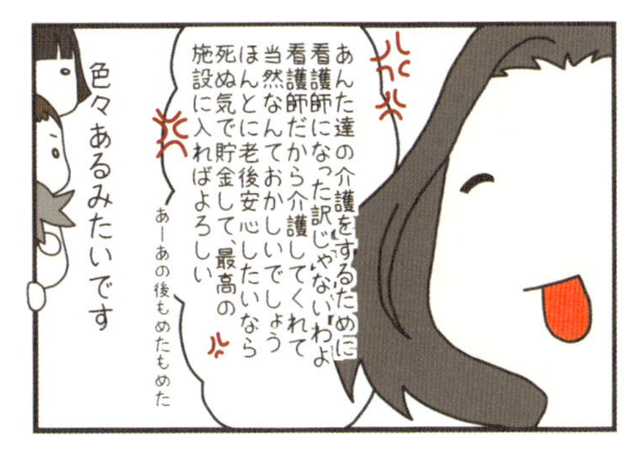

検温はスポーツ

検温

血圧、体温等を測定し患者さんの全身を観察するために、各勤務内で最低一度は全ての受け持ち患者さんを回る業務
受け持ち患者さんを全て回るため、それなりに時間のかかる業務でもあります

体温
血圧
酸素飽和度
呼吸状態
脈拍
皮膚状態
肺音　腸音
表情　話し方

とにかく全てを観察

どひー
先輩検温終わったんですか?
うん
どうやったらそんなに早く帰ってこれるんですか?
新人の頃

検温はスポーツよ
10人持ってるとして一人に10分かかったら100分よ?最初の人を1時間以上ほっとく気?

家に帰って反復横跳びをしました
はい熱オッケー
はいガーゼ替えるー
違う、そうじゃない

ささやかな喜び

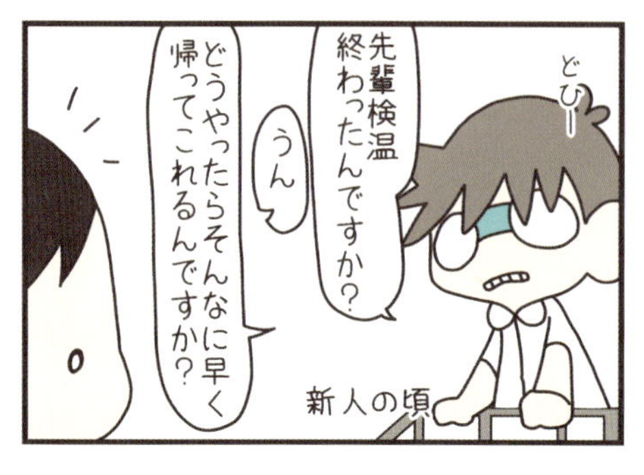

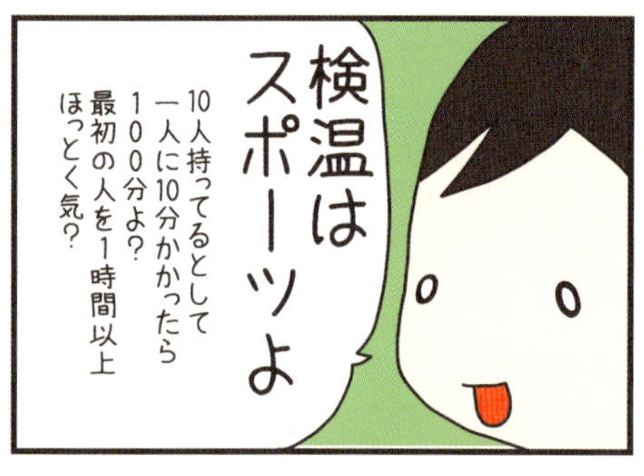

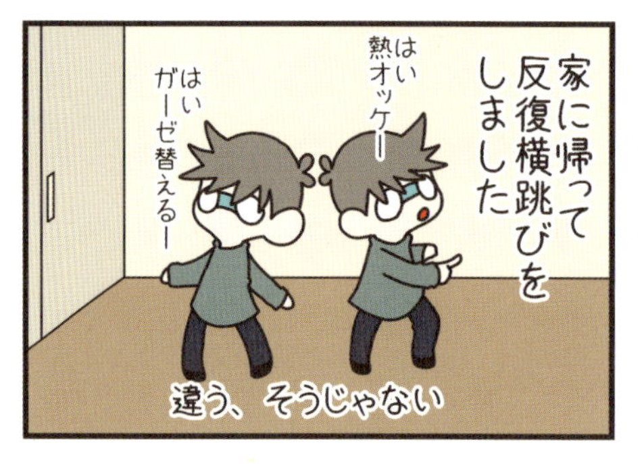

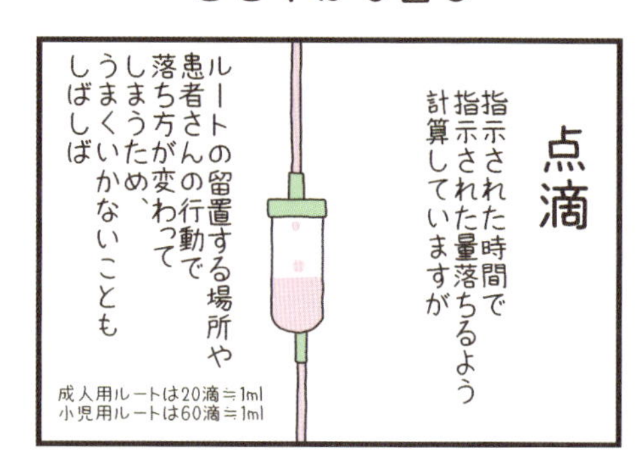
点滴
指示された時間で指示された量落ちるよう計算していますが
ルートの留置する場所や患者さんの行動で落ち方が変わってしまうため、うまくいかないこともしばしば
成人用ルートは20滴≒1ml
小児用ルートは60滴≒1ml

点滴交換しますねー
はーい

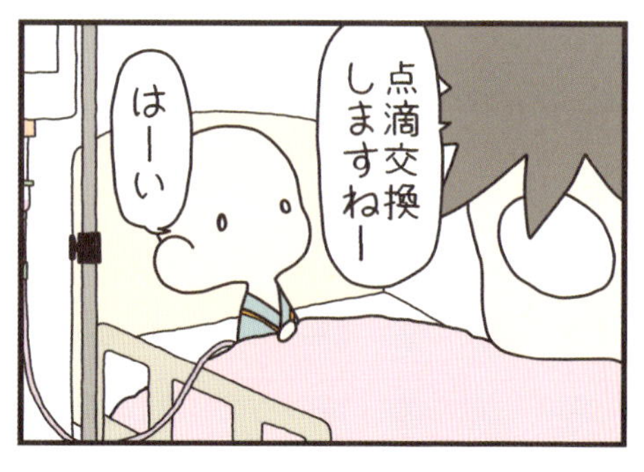

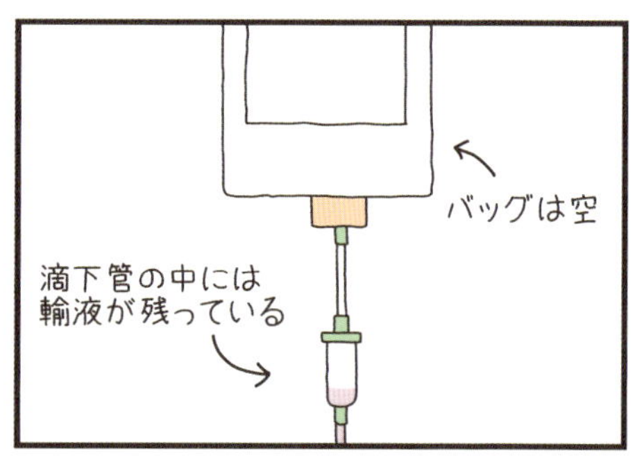
バッグは空
滴下管の中には輸液が残っている

うそ…私の点滴管理カンペキ…?
素直にうれしい

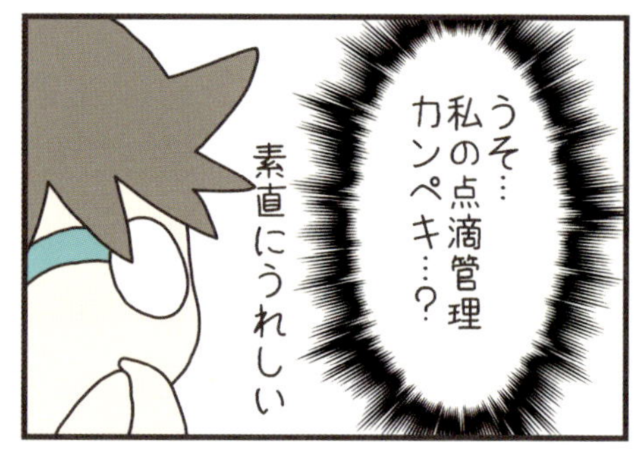

ちゃんと聞いて

浣腸
肛門から薬液を入れて排便を促す処置です
施行するためにはもちろん決められた体位があります
左側臥位
膝は抱えるように軽く曲げる
直腸穿孔に注意！

40代男性
先生からの指示で浣腸をしますね
横になって下着をおろしてください
あっはい！

はい！
あの
聞いて

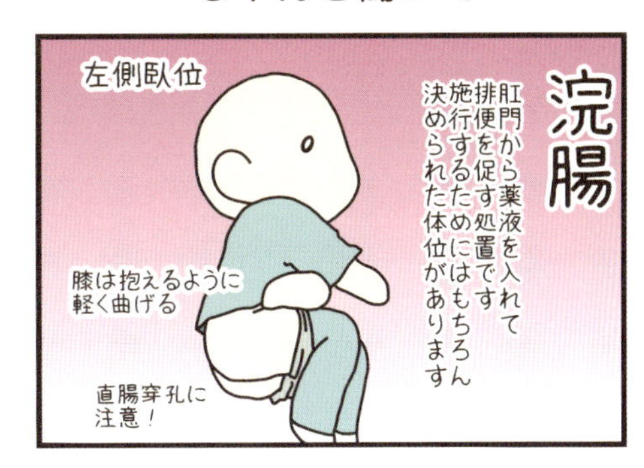

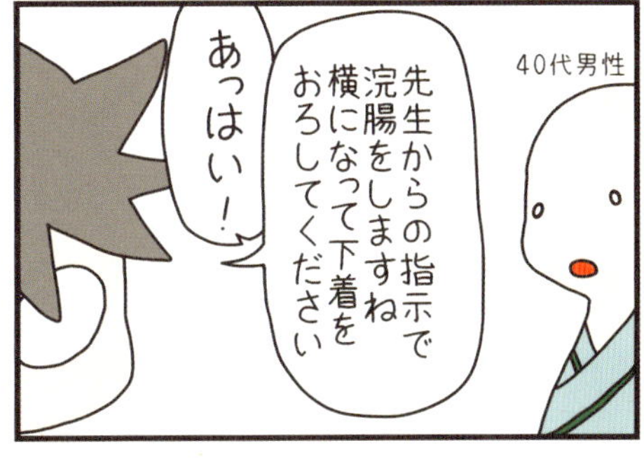

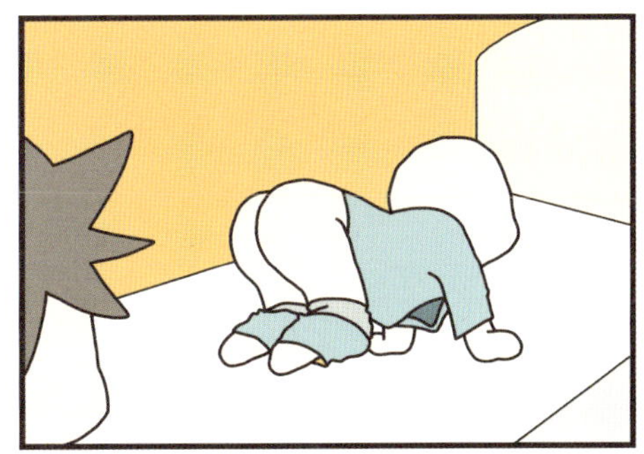

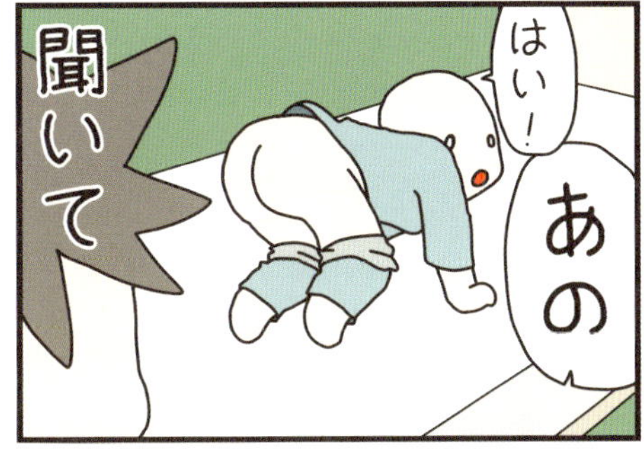

いけると思ったのに

留置針
点滴などに使われる留置用の針
柔らかいパイプ部分
金属の針
針で刺して、血管内に多少曲がっても大丈夫な柔らかい針を置いてくるものです

○○さん今日点滴の針を刺しますねー
はーい
よし！よく出てる！一発でいける！

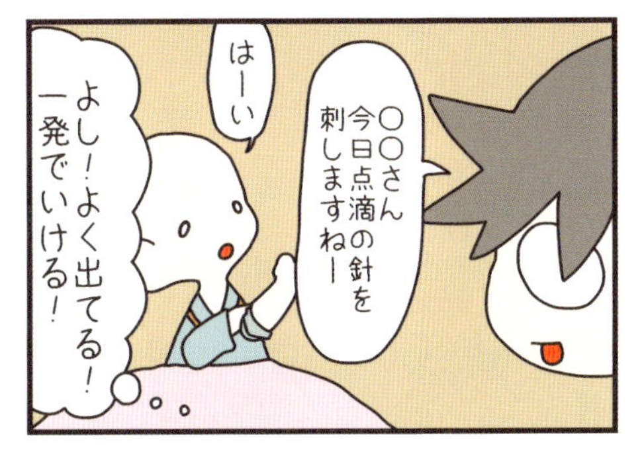

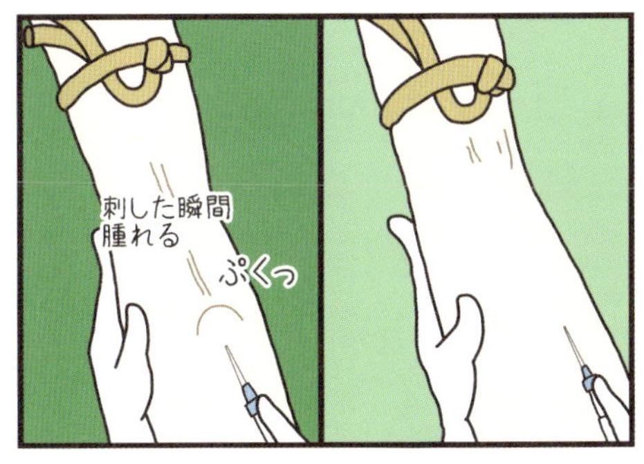
刺した瞬間腫れる
ぷくっ

絶対いけると思った血管を失敗した時の屈辱感

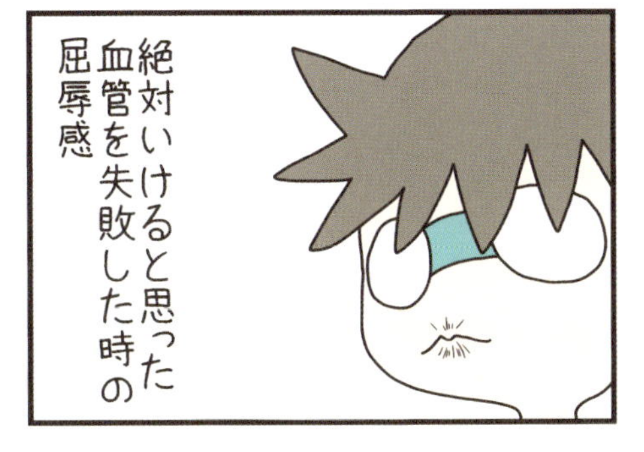

心の拠りどころ

う〜
生理になっちゃったー
大丈夫ですか？

大丈夫なんだけど
今日持ってないの
誰かロキソニン持ってない？

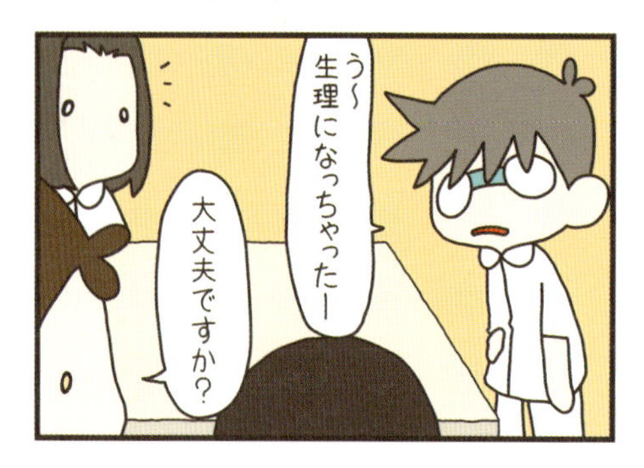

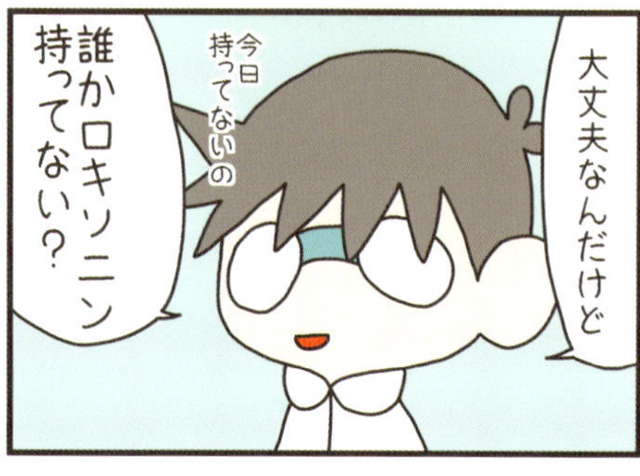

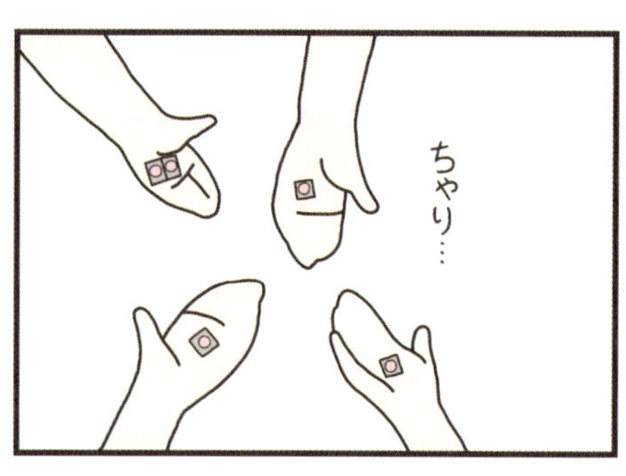

ちゃり…

いや…あの…一錠でいいんですけど…
ありがとう…
ほれ
ナースの心の拠りどころロキソプロフェンナトリウム

時々あるイベント

ナス！サエコちゃんがアルブミンの箱ごとラベルを捨てちゃったんだって！
なんと！

うおぉぉおおぉぉおおお
さがせーー！

そっちはナスに任せて！
はい！
ゴミの集積場見てきて！
はい！

ありましたーー！ありがとうございます！
時々ある看護師がごみ箱を漁るイベント
さー後片付けよ
わかるわかるよー
私もよくやった…

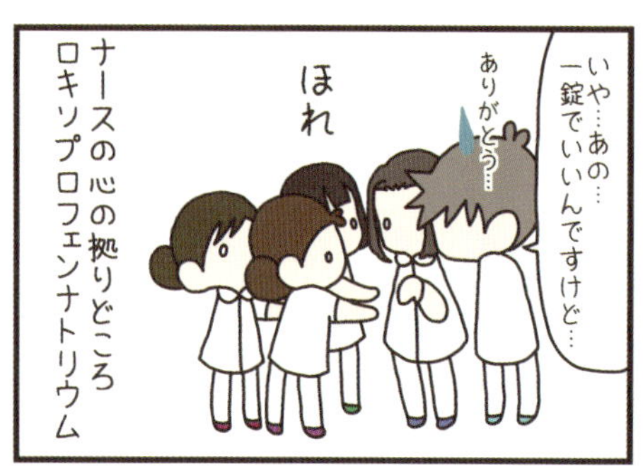

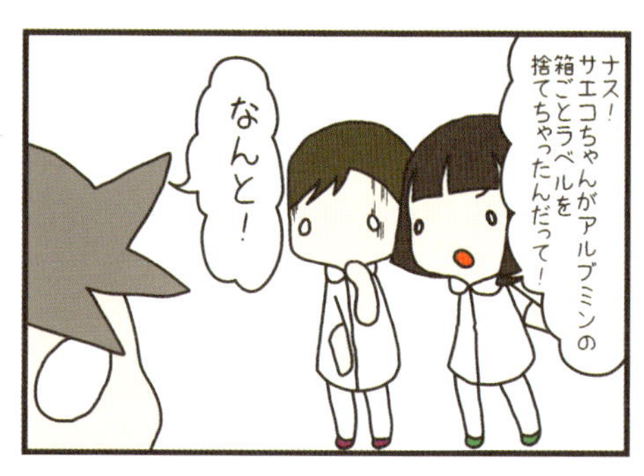

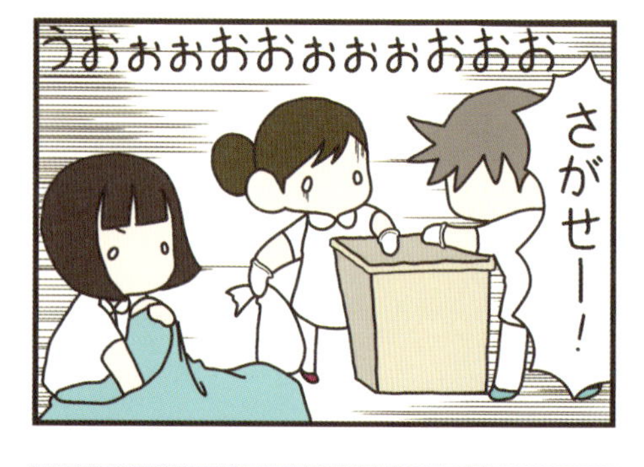

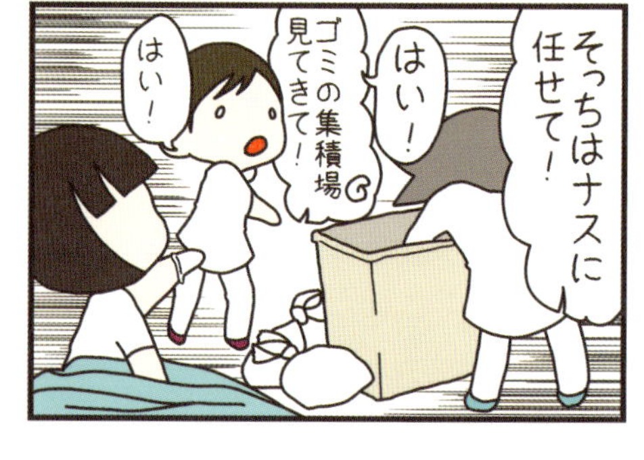

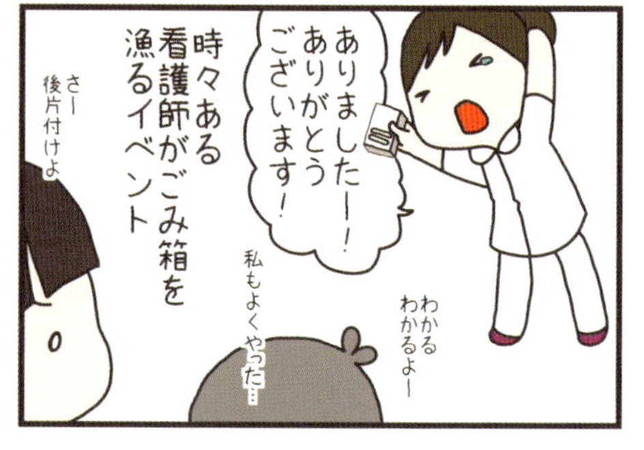

たぶん職業病

一般に言う「清潔・不潔」とは違い、医療で使う「清潔・不潔」は
直接処置をする人＝清潔
介助する人＝不潔
清潔
袋の外側＝不潔
超厳密に決まっているのではっきり言って超面倒

休憩室
あの先生の話聞きました？
あれダメっしょー ほんとあの人ああなのね

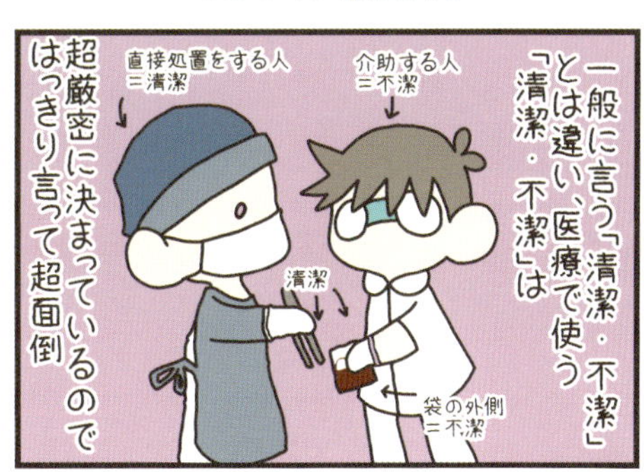

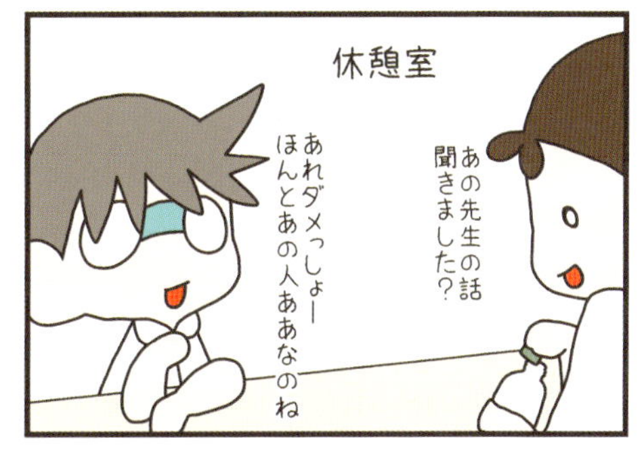

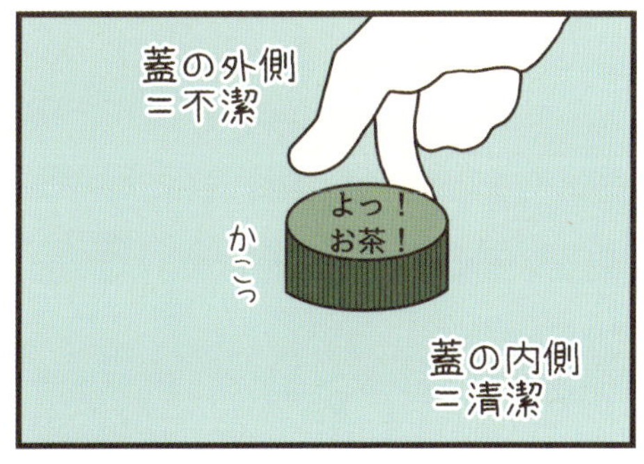
蓋の外側＝不潔
よっ！お茶！
かこっ
蓋の内側＝清潔

あっ 不潔…
潔癖症ではないが職業柄気になる

おそらく職業病

あわわわわ
き、キーゼルバッハ！キーゼルバッハ！
自宅で鼻血が出た

きゅっ…

自宅で血液ごみってごみ箱に捨てていいの…？
※病院での血液は感染ごみ
おそらく職業病

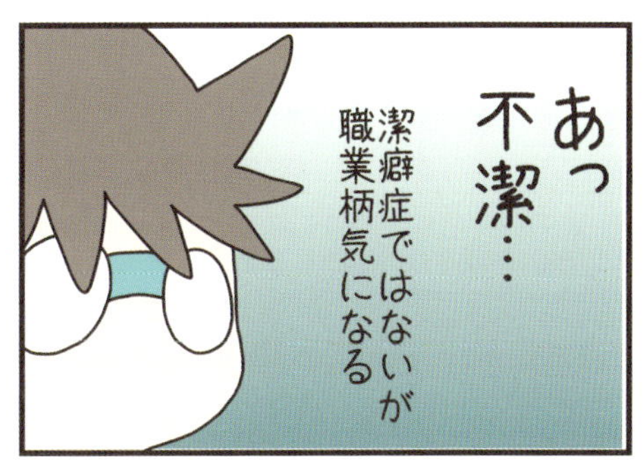

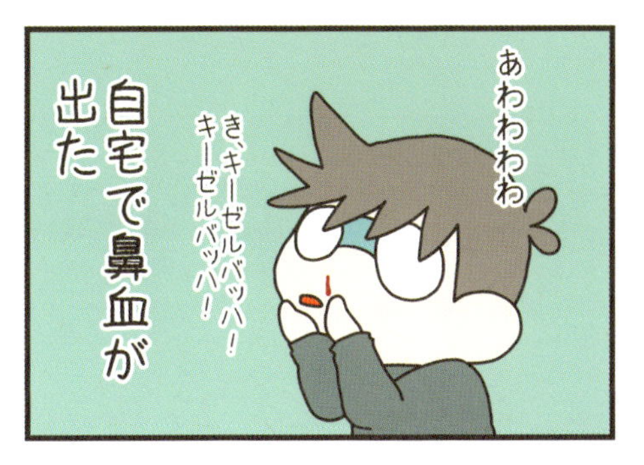

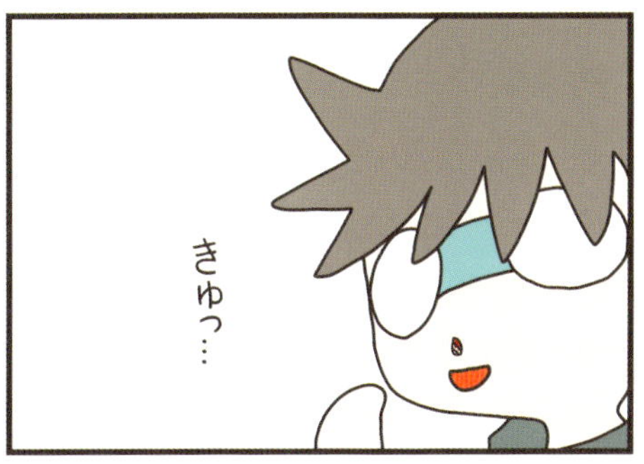

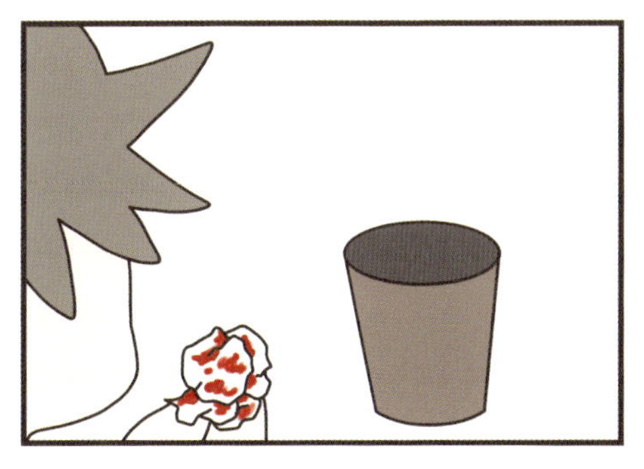

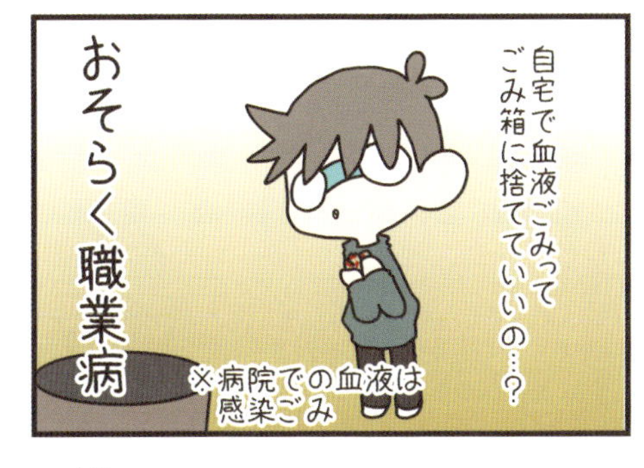

今…どかされた？

ナースというものは見事な程てきぱきと目まぐるしく動いていています

こっち終わったし…
次は…

よいしょ

あれ…？私今、どかされた…？
ごめん手ぇかして
たまにどかされる

超うけるナース

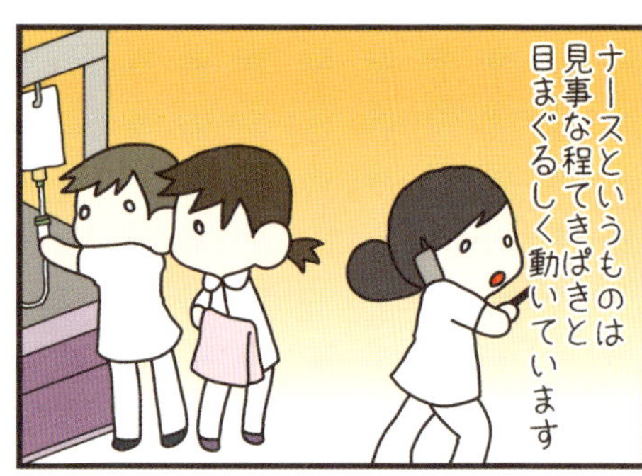

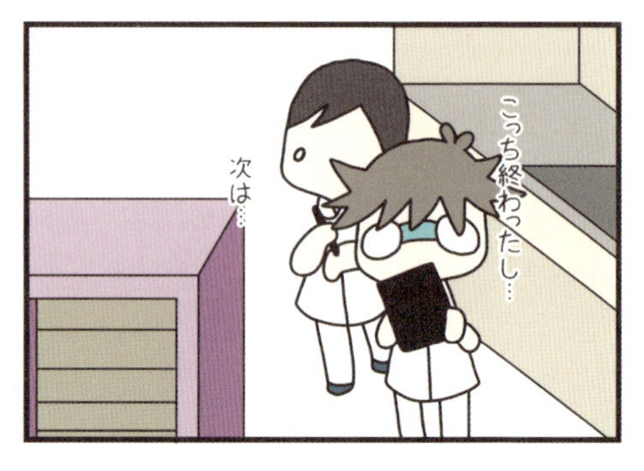

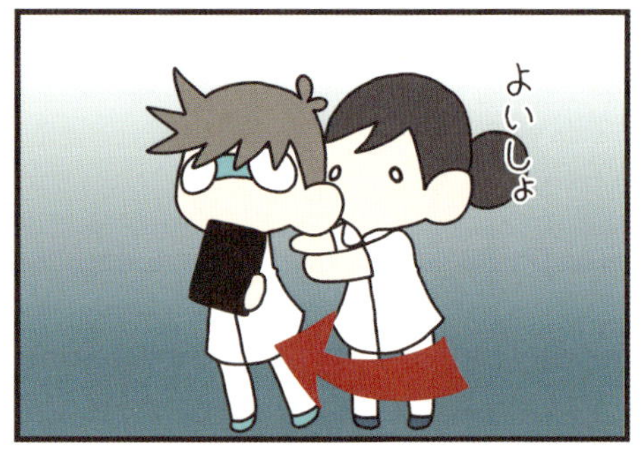

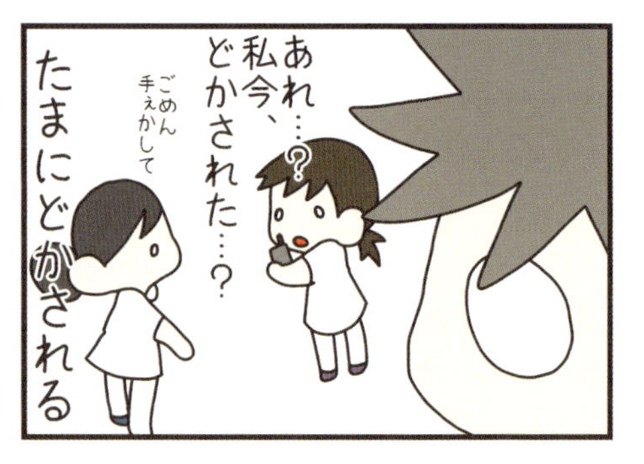

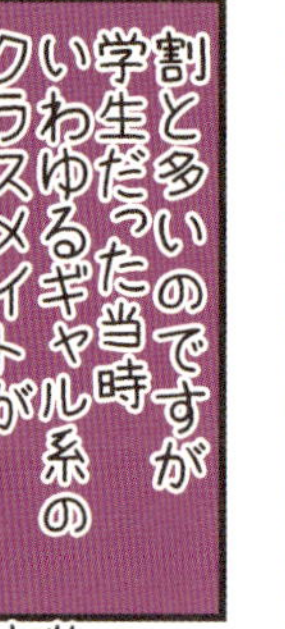
割と多いのですが学生だった当時いわゆるギャル系のクラスメイトがいました
もちろん髪は染め直しさせられる
メイクは薄めにするため別人になる
こういうのが流行ってた時代だったんです><
同一人物

てかナスさんのグループ今日入浴介助の実習っしょ？
あ、そうだね
まじ頑張ってー私こないださ入浴介助の実習でじいちゃんが入浴中にうんこしちゃって
超絶寝不足

慌ててうんこ拾ったら爪の間にうんこ超入るの！
まじうけるー

元気かなー
超ご飯食べてもらいたーい♪
なぜか寝不足感を感じさせない
神様の不公平…
すでに資質で負けてる気がする

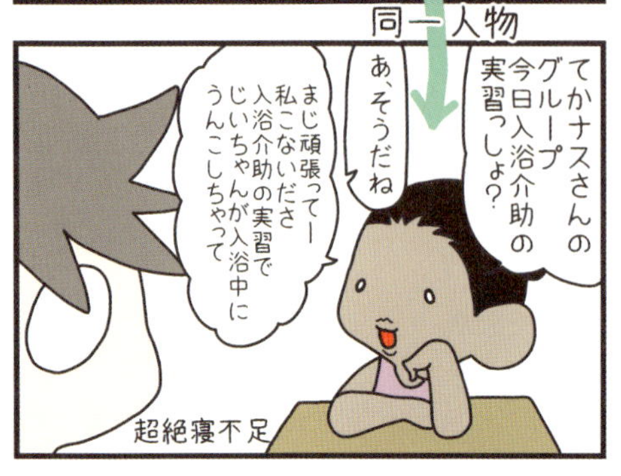

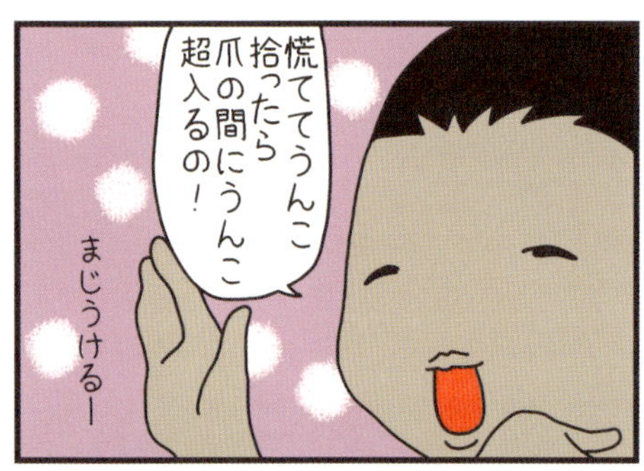

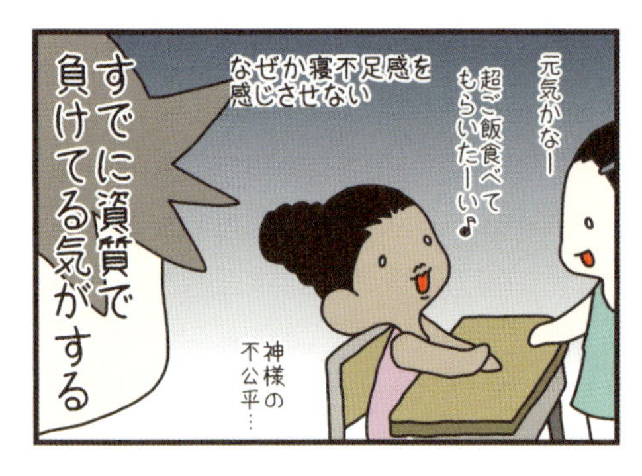

嗚呼、懐かしのナースキャップ

廃止になったとはいえ今も昔も燦然と輝く看護師のアイテムと言えば
ナースキャップ！

不潔になる
ほっとくと この辺に黒い線がついたりする…
危険等の理由でずいぶん前に廃止になってしまいました…
点滴棒にひっかかったりする

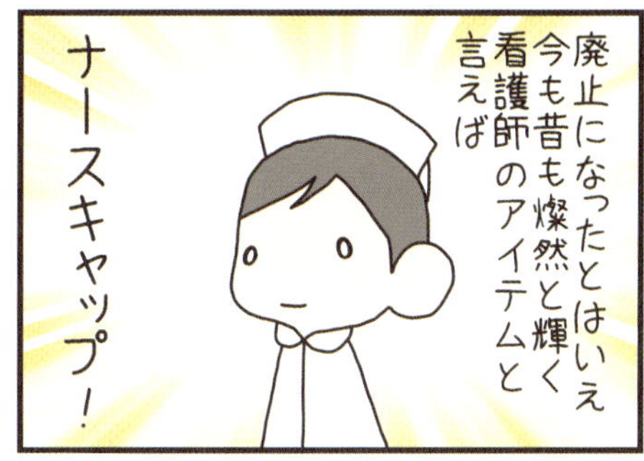

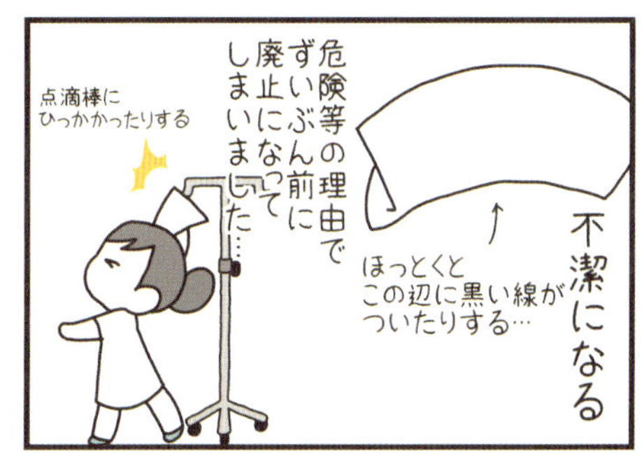

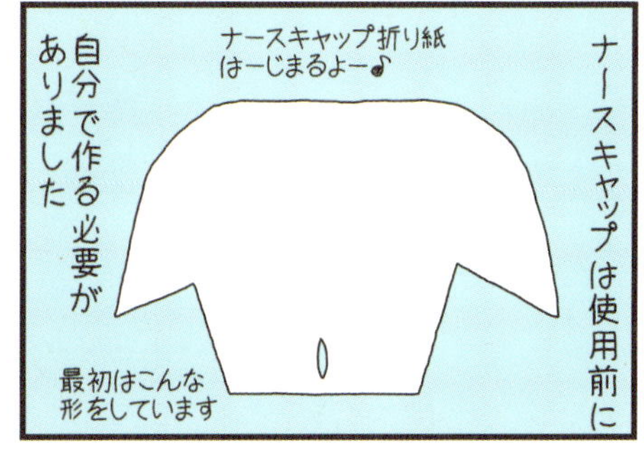
ナースキャップは使用前に
自分で作る必要がありました
ナースキャップ折り紙 はーじまるよー♪
最初はこんな形をしています

真ん中くらいでパタンと折って
ひっくり返して
両サイドを留めて
髪にピン等でとめたら
できあがり！

この折り方やかぶり方にも看護師さんの中で流行があって
この部分を浅めに折って まっすぐめにかぶる
割と年配の看護師さん
大きめに折って 思いきり浅めにかぶる
若い看護師さん
てな感じでした

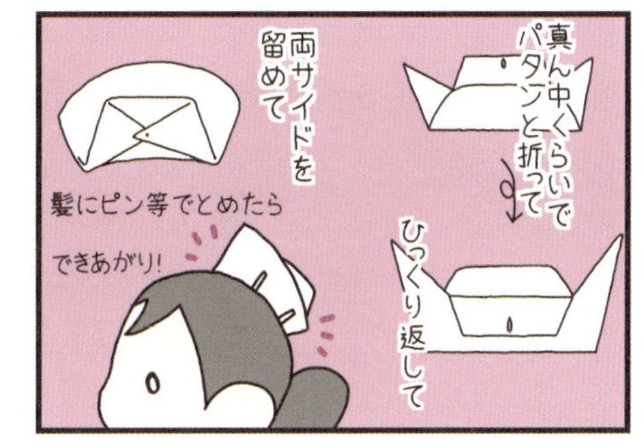

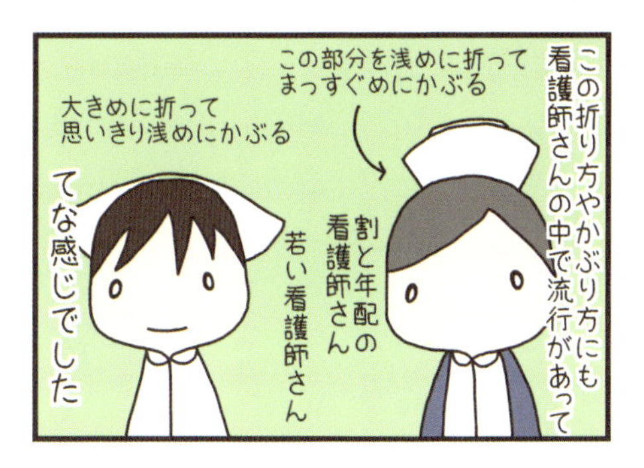

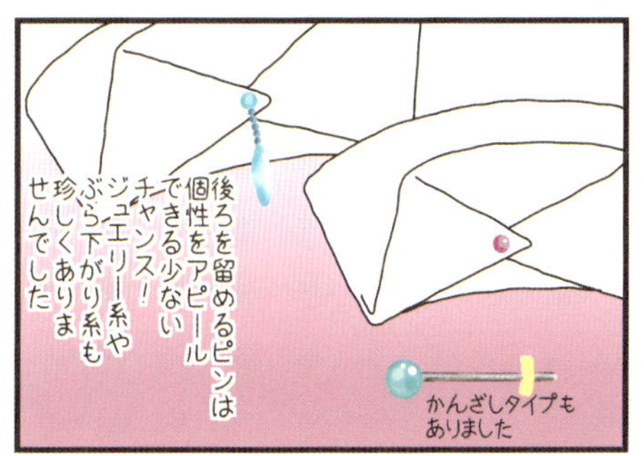
後ろを留めるピンは個性をアピールできる少ないチャンス！
ジュエリー系やぶら下がり系も珍しくありませんでした
かんざしタイプもありました

ともあれナースキャップは学生の憧れ
エプロンだった… 休憩中ははずす
ワンピース＋ストッキングがまだまだ主流
厚底ナースサンダルも流行りました

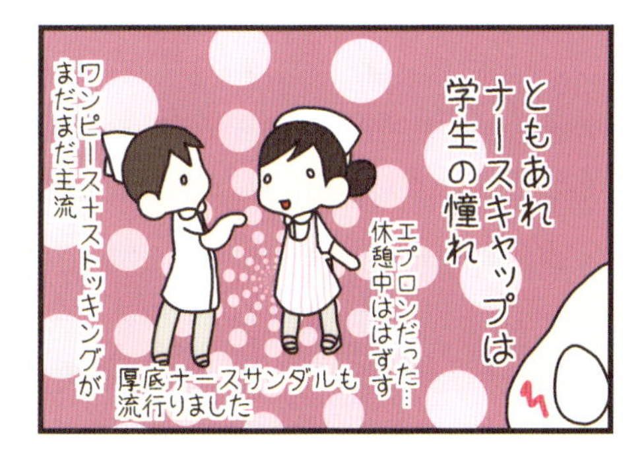

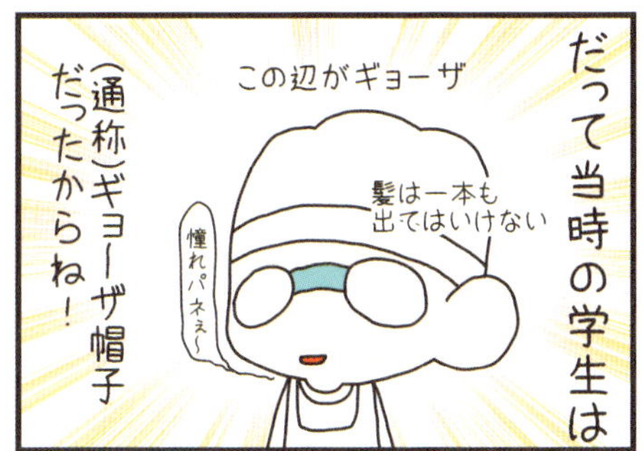
だって当時の学生は
この辺がギョーザ
髪は一本も出てはいけない
憧れパネェ〜
(通称)ギョーザ帽子だったからね！

ナースは力持ち①

40代高血糖の患者さんが床に座っていました
痛いところはないですか？
ない
いつも呼んでくれるじゃないですか
いけると思ったんだよ あーありえねぇ
※心不全も併発しており浮腫がある
※とても大きい

立てますかー？
あームリ
じゃあお手伝いしますね

どーせお前らじゃムリだろ
へっ

はい じゃあお手伝いしますね
だからお前らじゃできねーって

ナースは力持ち②

失礼しまーす
がしっ
がしっ

せー

のお！

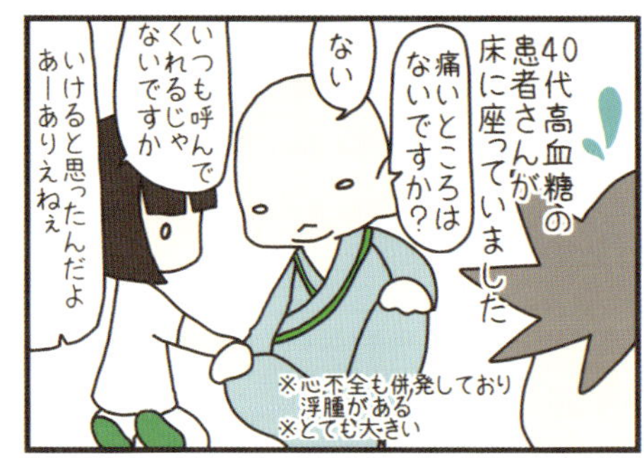

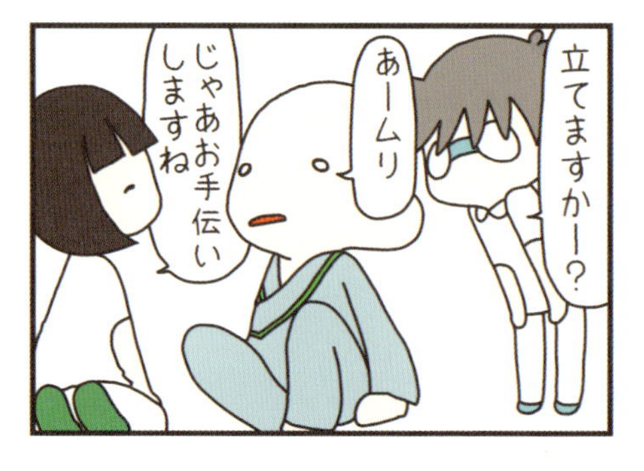

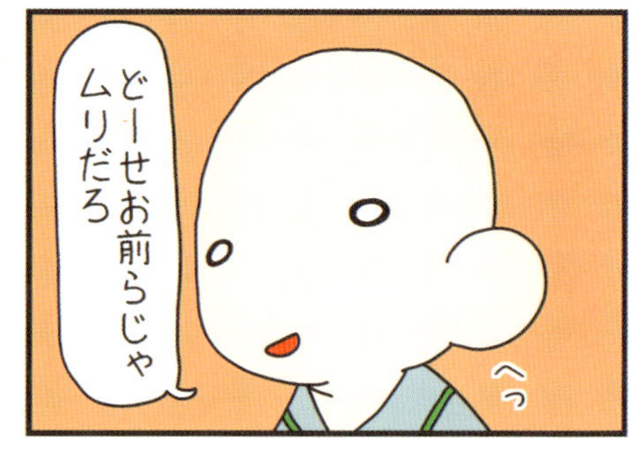

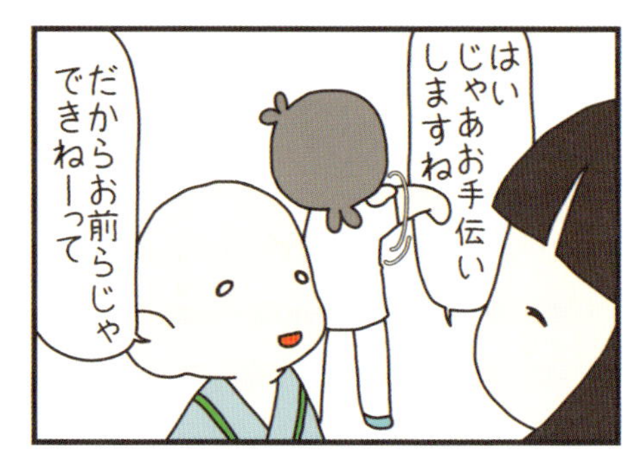

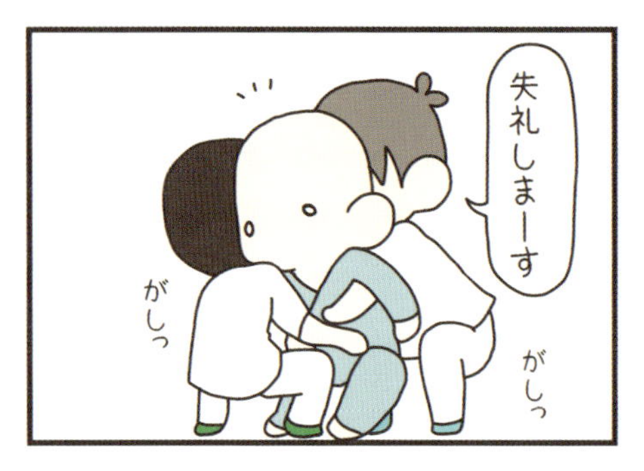

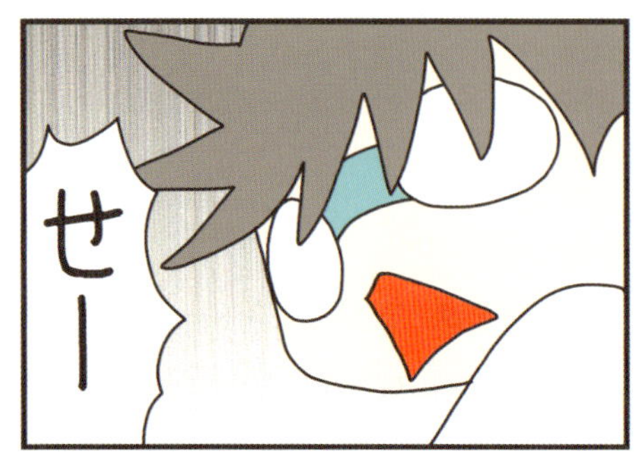

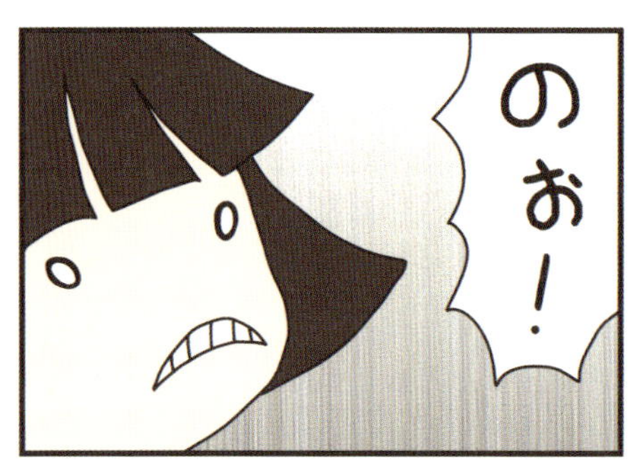

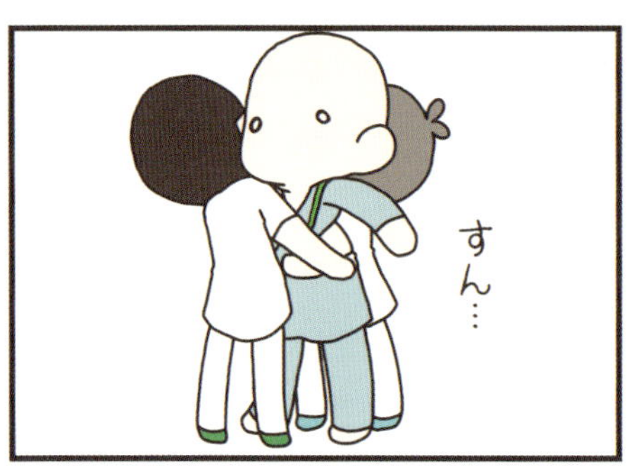
すん…

ナースは力持ち③

とととと…

ふー

私たち、見た目より力あるので安心してくださいね

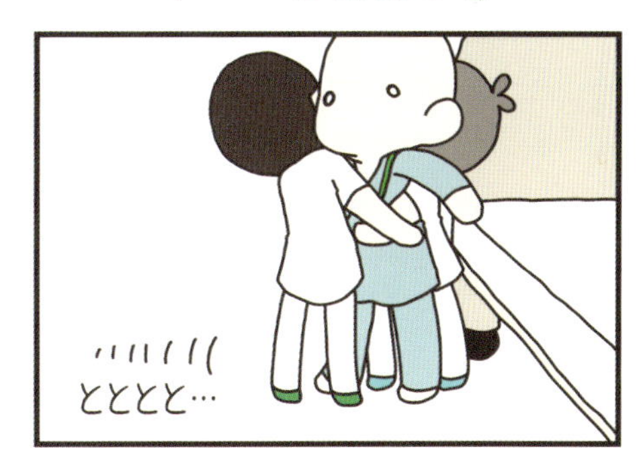

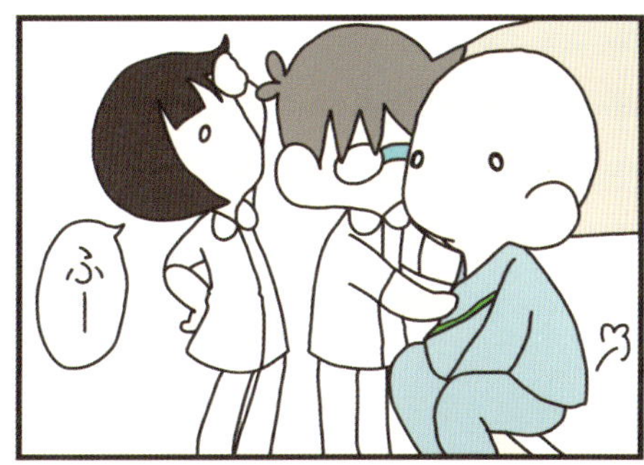

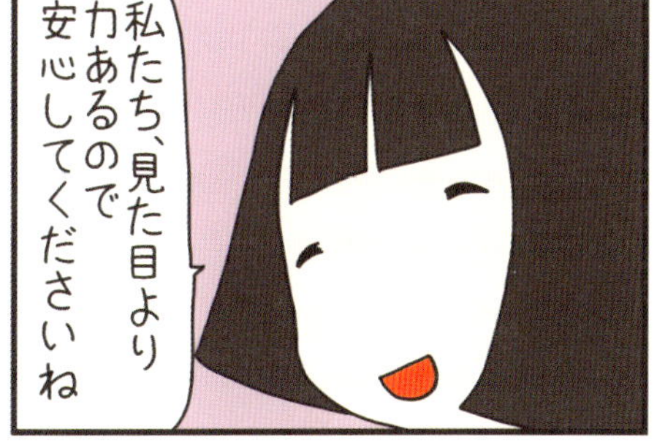

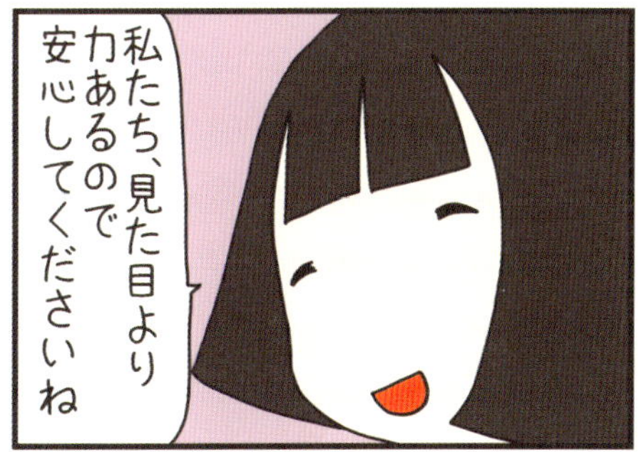

看護師さんスマイル…
ナスここにいて私先生に報告してくるから
ちょっとまだ動かないでくださいねー
患者さんに何もなくてよかったです

先日夜勤明けの朝の検温で具合が悪くなりまして
いやぁなんか検温してたら突然副交感神経優位になっちゃった感じで、冷汗と倦怠感がすごくて多分血圧もすごい下がってまして、トイレにこもってたんですけどちょっと動けなくなる気がしてるので
ねぇそれよりあんた顔が木の色してんだけど
必死に経過とアセスメントを伝える

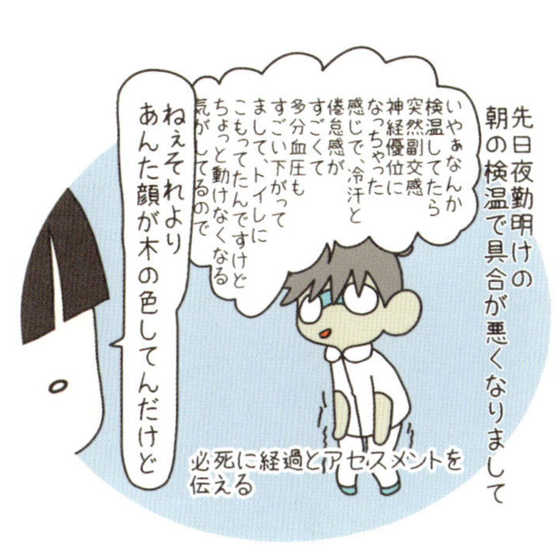

誰のための看護

これはナスさんが2年目を
迎えた頃の話です
ユリカワさんは
70代女性
肺がんの終末期でしたが
身寄りがなく
ADLが低下し
身の回りのことが
できないため、
今後の方針検討と
緩和、看取り目的で
入院していました

最初はなんとか自分で
痰を出すなど
できていたのですが
ごろん
ごろん
肺がん患者特有の
咳の音が聞こえる

入院して間もなく
ご飯が食べられなくなり
元々のるい痩体型と
体力の低下もあり、
自力で痰を出すことはおろか
寝返りをすることも
できなくなってしまいました

るい痩体型：栄養不足によって痩せすぎになった体型

そうなると気管内の吸引をしなければ
痰が出せなくて窒息してしまうのですが、
ユリカワさんはこれを
とても嫌がっていました
ごめんね！
これだけ取ったら
楽になるから！
痩せて抵抗する力もないはずの
ユリカワさんが、
それでも吸引の時は必死で
抵抗していました

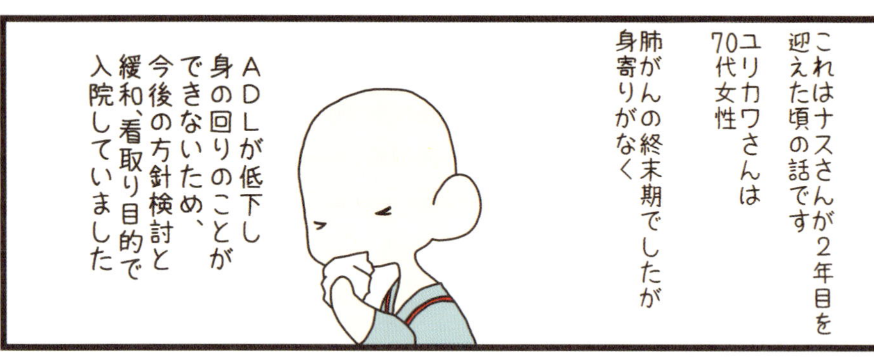

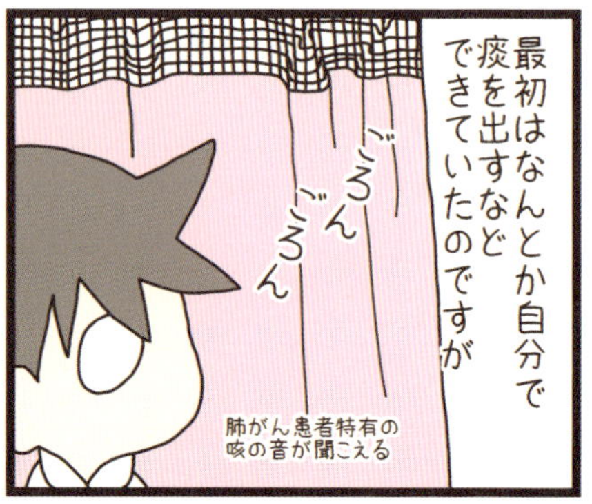

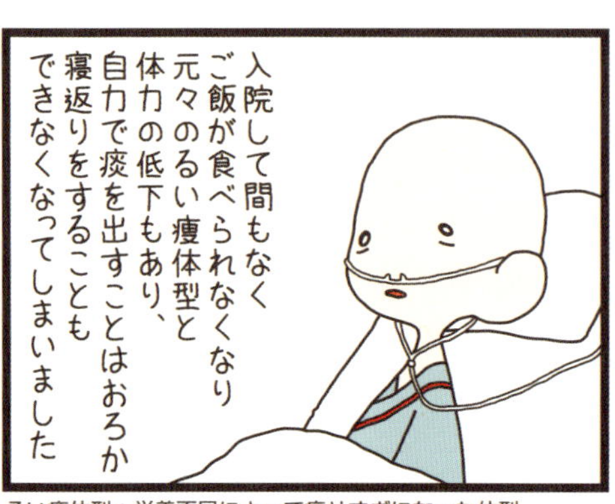

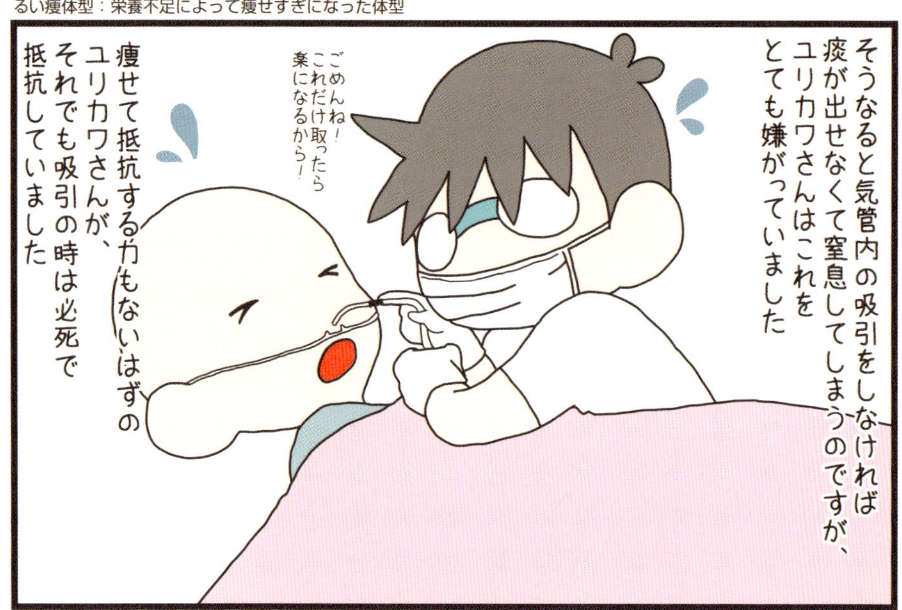

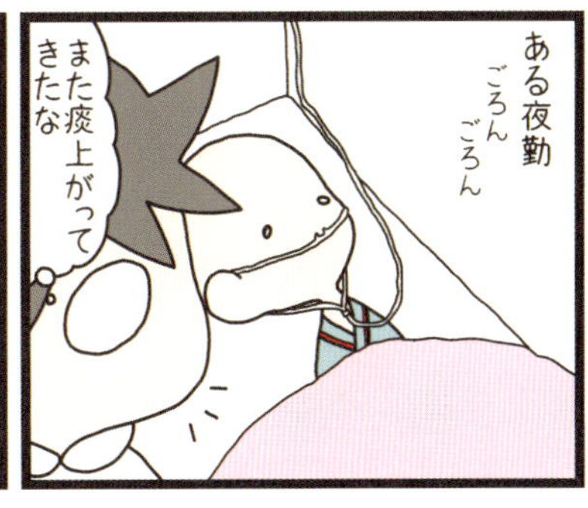
ある夜勤
ごろん
ごろん
また痰上がってきたな

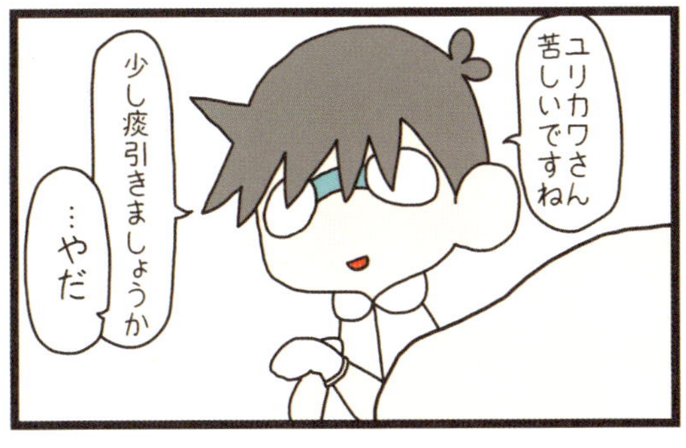
ユリカワさん苦しいですね
少し痰引きましょうか
…やだ

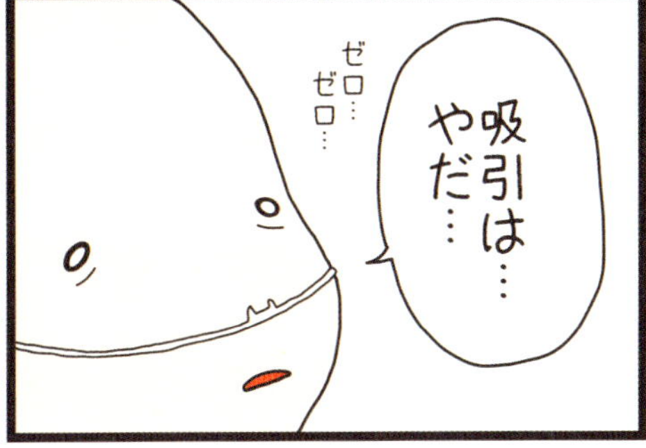
吸引は…やだ…
ゼロ…
ゼロ…

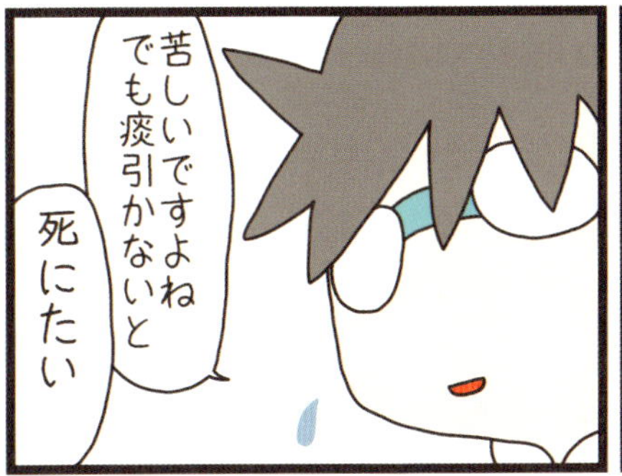
苦しいですよねでも痰引かないと
死にたい

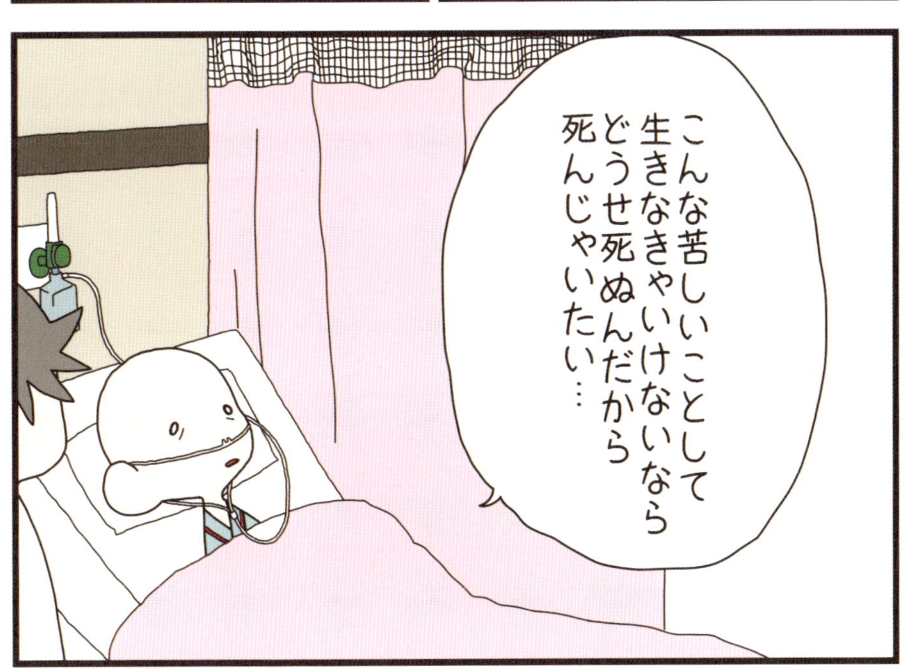
こんな苦しいことして生きなきゃいけないならどうせ死ぬんだから死んじゃいたい…

そりゃ…吸引って
いったって気管に異物
入れてるんだから、
死ぬほど苦しいだろうなぁ…
ターミナルなんだから
苦しい思いさせて、
呼吸を楽にして…
何になるんだろう
呼吸が楽になる名目で
苦痛を与えているのは
私なのかも…

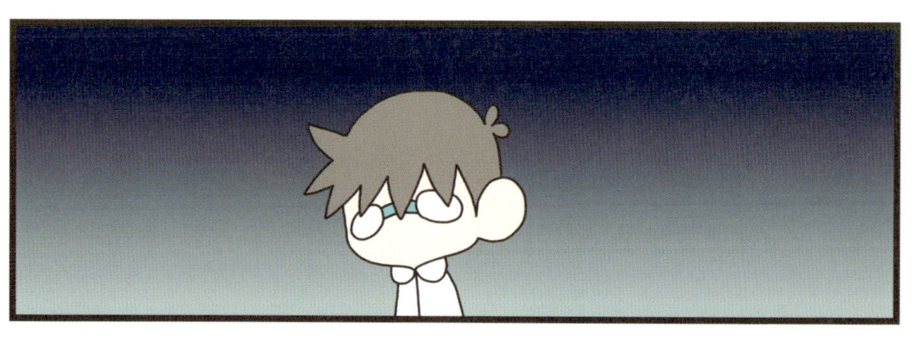

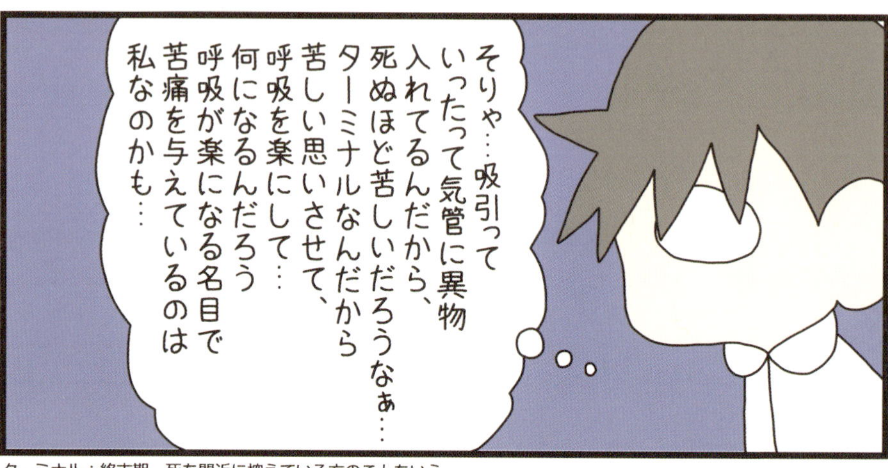

ターミナル：終末期。死を間近に控えている方のことをいう

今ここで
私が吸引しなかったら

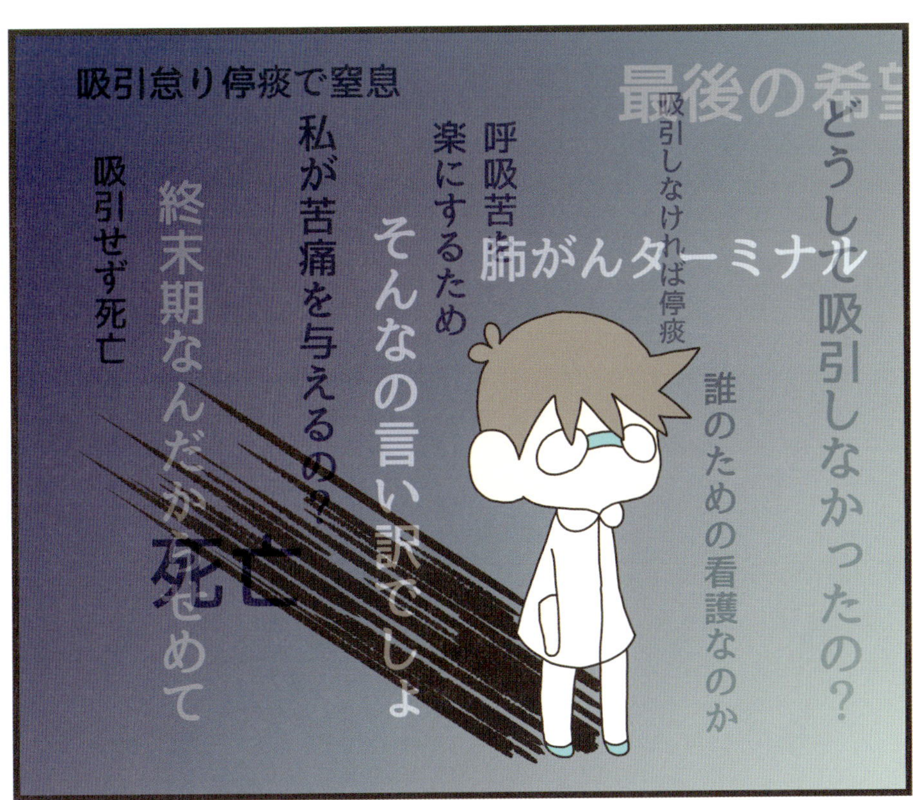
最後の希望
どうして吸引しなかったの?
誰のための看護なのか
吸引しなければ停痰
肺がんターミナル
呼吸苦を
楽にするため
そんなの言い訳でしょ
私が苦痛を与えるの?
終末期なんだか
せめて
死亡
吸引せず死亡
吸引怠り停痰で窒息

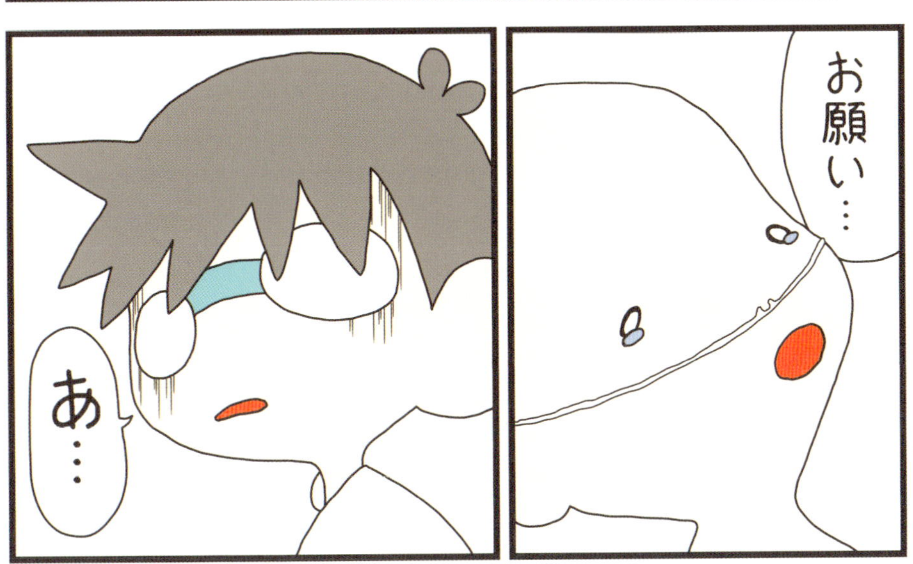
お願い…
あ…

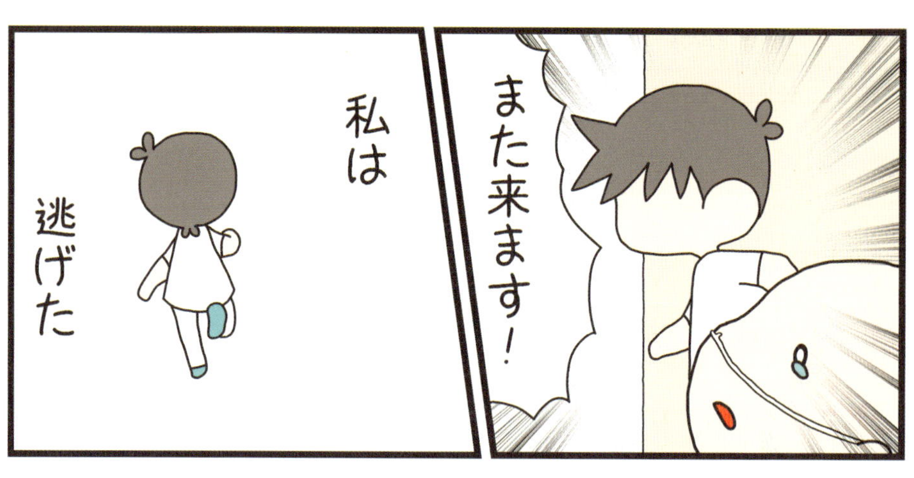
また来ます！
私は
逃げた

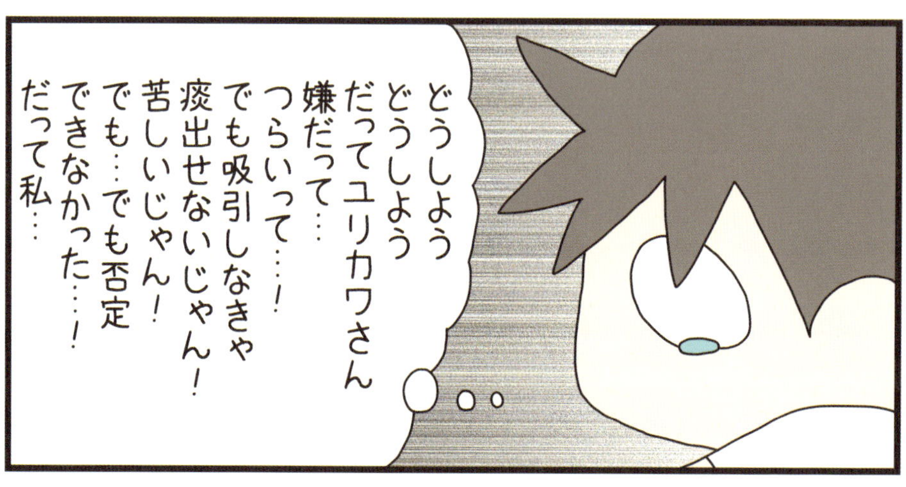
どうしよう
どうしよう
だってユリカワさん
嫌だって…
つらいって…！
でも吸引しなきゃ
痰出せないじゃん！
苦しいじゃん！
でも…でも否定
できなかった…！
だって私…

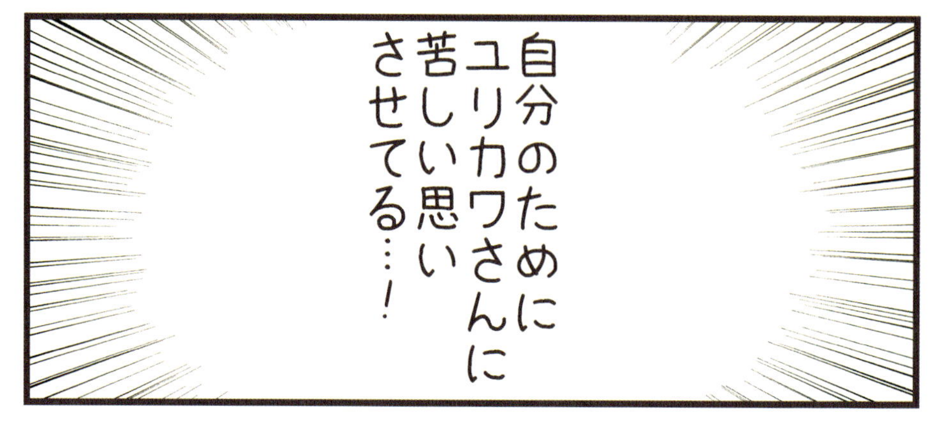
自分のために
ユリカワさんに
苦しい思い
させてる…！

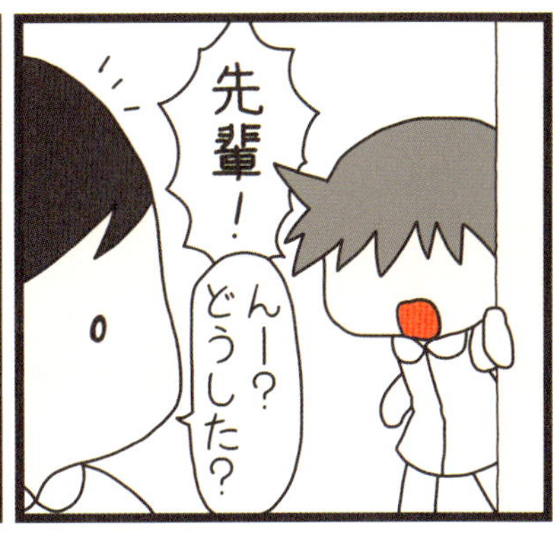
先輩!
んー?どうした?

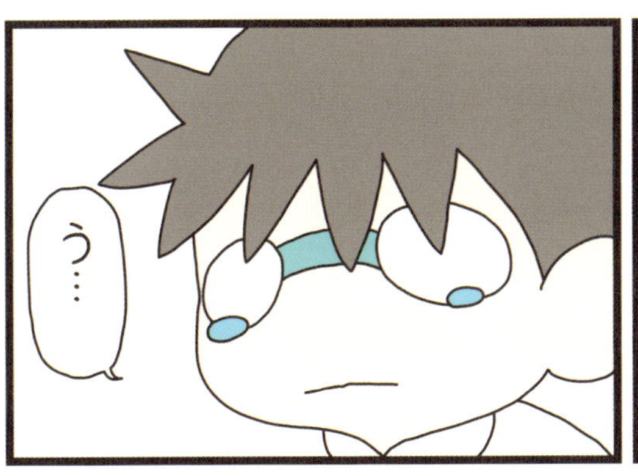
う…

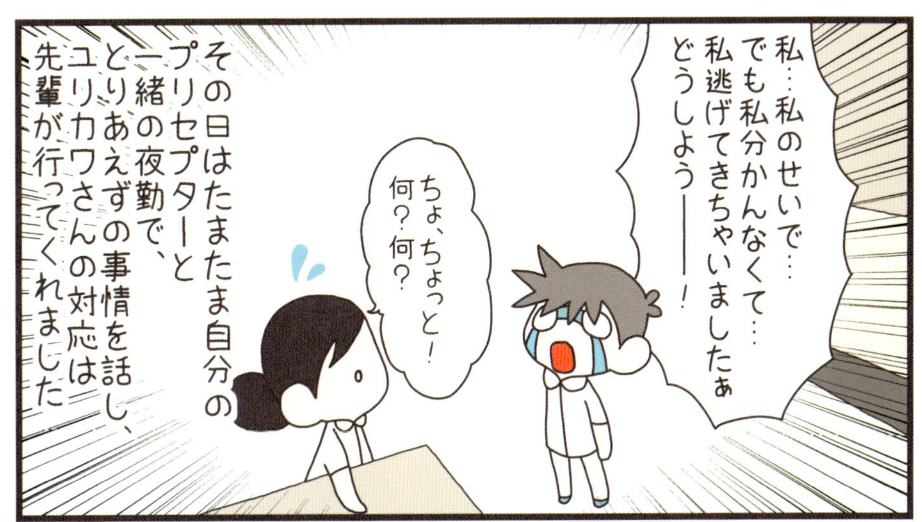
私…私のせいで…
でも私分かんなくて…
私逃げてきちゃいましたぁ
どうしよう――!
ちょ、ちょっと!
何?何?
その日はたまたま自分のプリセプターと一緒の夜勤で、
とりあえずの事情を話し、
ユリカワさんの対応は先輩が行ってくれました

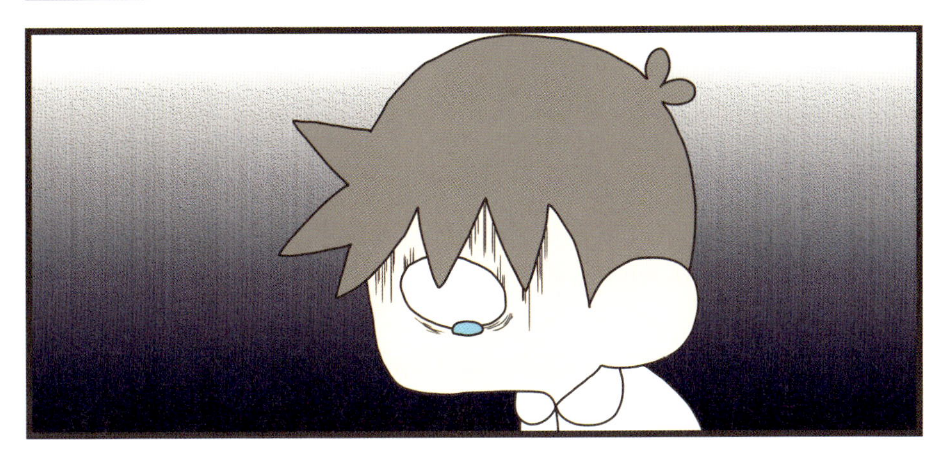

なるほどね
自分のために
やってる看護か…

んー…

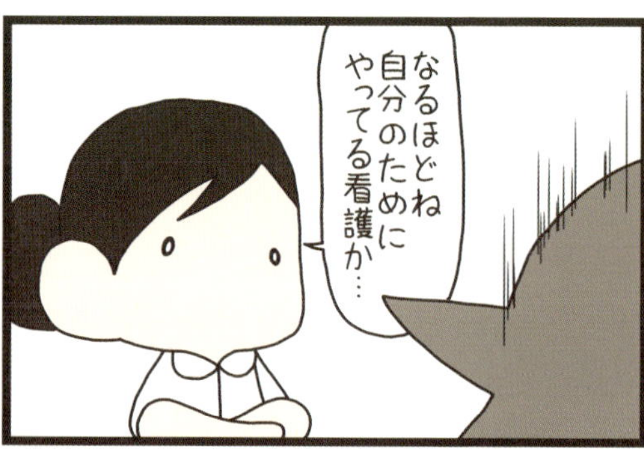

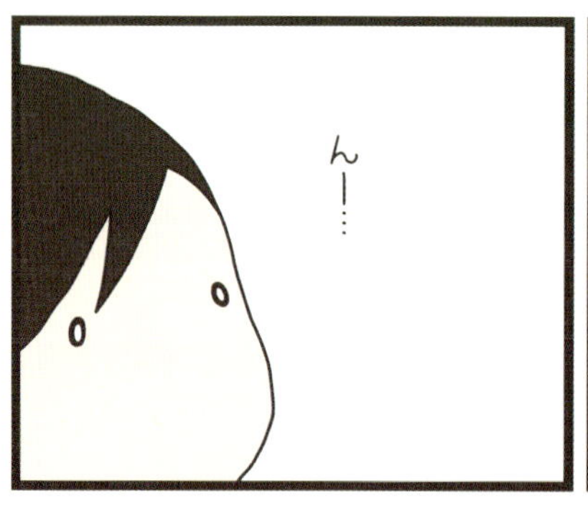

まずあんたはユリカワさんに
感謝するべきね

「ユリカワさんだから
気づけた」

今まで何回吸引した？
覚えてないでしょ
たまたま意識があって
「吸引が嫌」
と訴えることができる
ユリカワさんだから
あんたは気づけた

どの患者さんだってつらかった
はずよ
吸引が必要な人は発語の
ない人も多いんだし
でもあんたは頭で分かって
いても、その感覚に
麻痺してきていたんじゃない？

本当だ

処置に慣れて
ごめんね
ちょっと痰引きますねー
なんて…
本当にごめんなんて思ってた？
あの人たちも言えないだけで
きっと嫌だと思っていたのに…

私は
最低だ
だけど
どんな医療者も
きっとあんたのことを
責められない

へ？

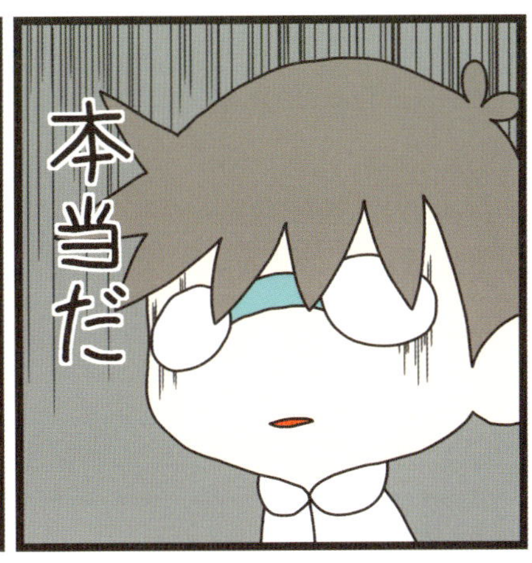

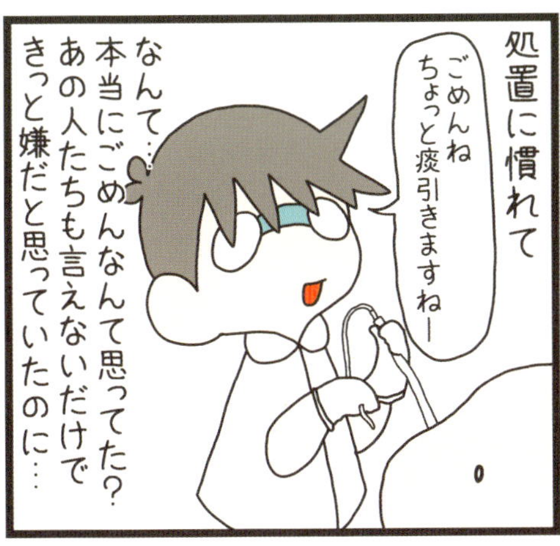

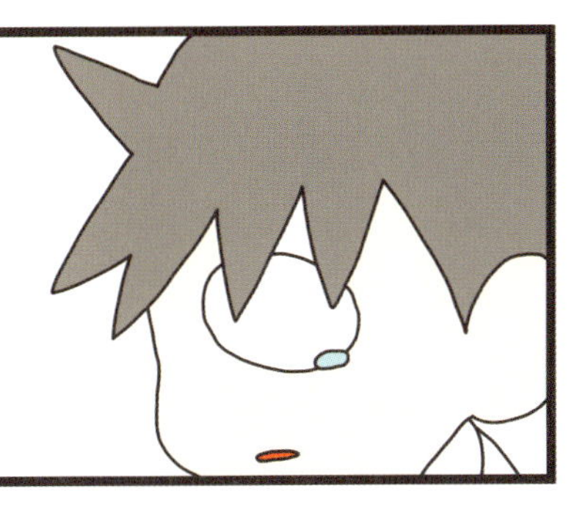

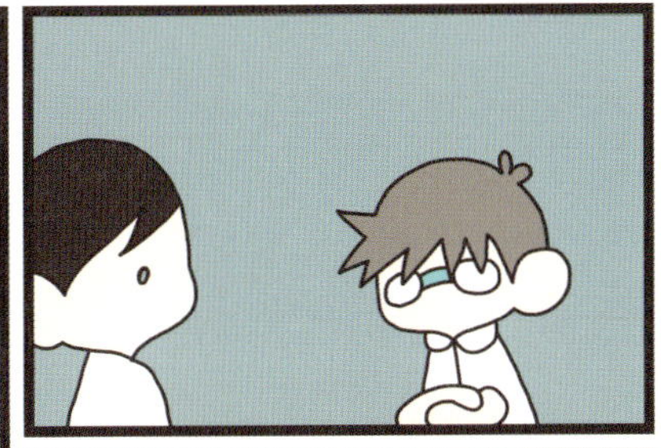

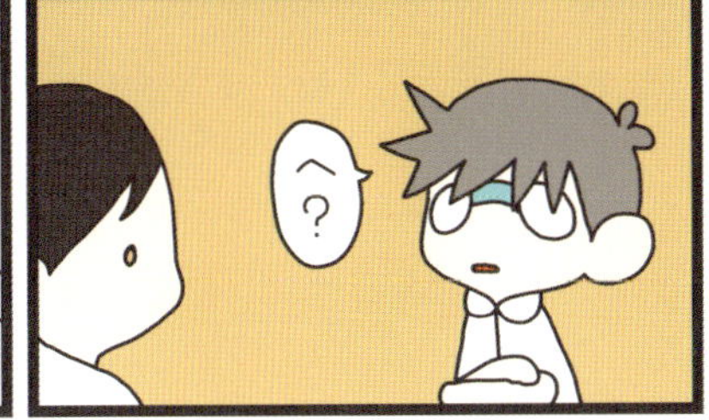

ジレンマなのよ
吸引だけじゃないわよ
やりたくない、でもやらなきゃ死ぬ
その人の意志は尊重すべき
だけど必要な行為

この仕事を続けていく以上
悩み続けるの
みんな同じよ
私だって答えが出ずに苦しんでる

今夜のように逃げるか
感情を麻痺させるか
忘れず苦しみ続けるのか
選ぶのはあんただけど
その感情を知っているか
知らないかで
これからあんたの看護は
変わると思う
…私は忘れて
ほしくないけどね…
それから一週間程して
ユリカワさんは
亡くなりました

ユリカワさんは
苦しい生から解放
されて本当に幸せ
だったのか
最期まで
私には分かりませんでした

今も
ナスさん、手ぇ借りて
いいですか？
○○さん抵抗が
すごくて吸引できないんです

ズキ

いいよー
あの人、嫌な時は
手が出るもんねぇ
ちなみに痰引いてあげないと
溺れちゃいそう？
そうなんですー
すっごい力で…
でも痰引かないと
サチュレーション
落ちちゃうから…
今も答えは出ませんが
考え続けています

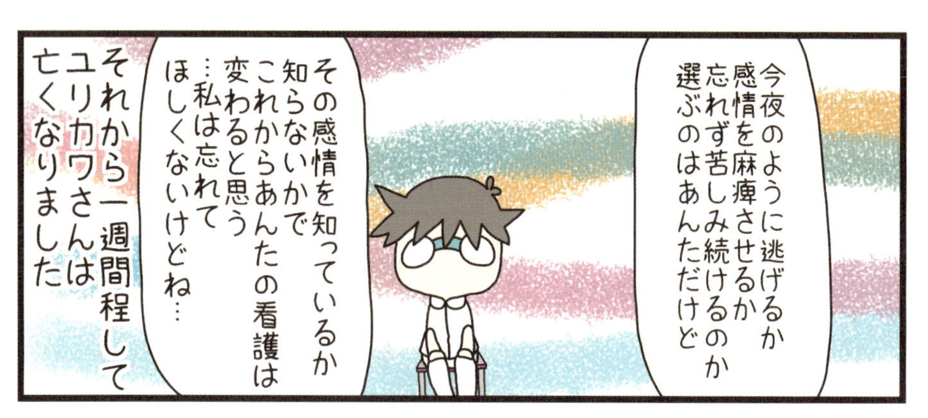

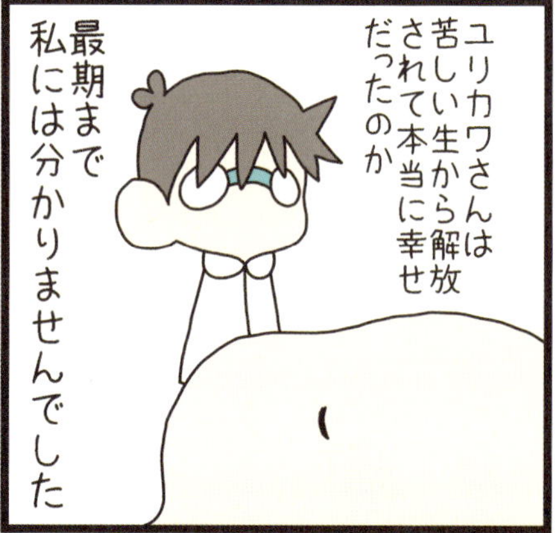

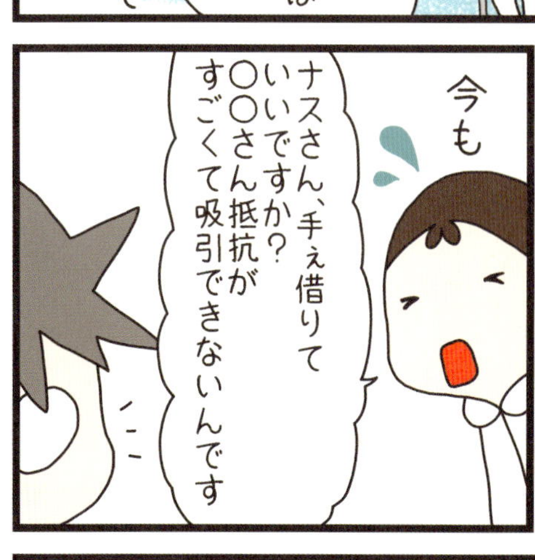

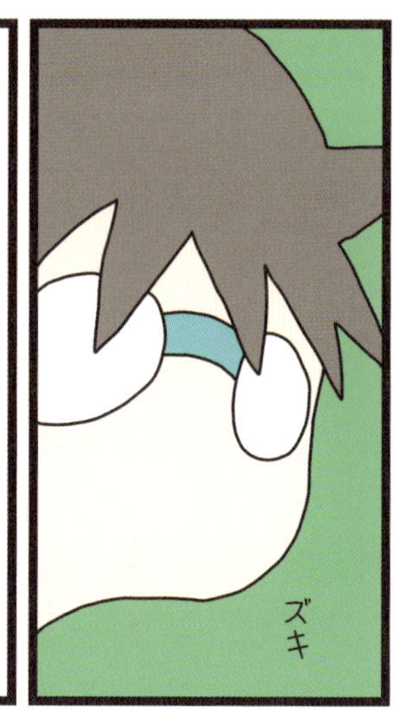

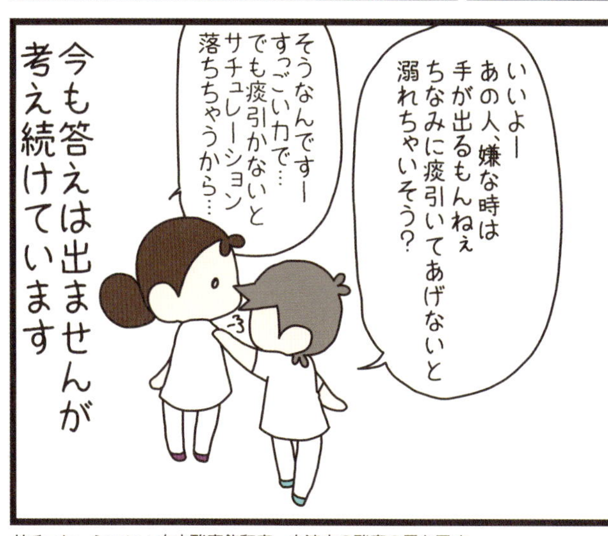

サチュレーション：血中酸素飽和度。血液内の酸素の量を示す

ナースの必殺技

院内での転倒
転倒によるケガは
もちろん、
事故扱いになったり
ケガの責任があれだったり
てへっ
とにかく
どえらいこと
いやぁあぁぁぁああ

それを防ぐため
ナースは
転倒せず安全に
過ごせるよう
看護計画を立てる
のです
センサーマット
立って歩いてりゃあ
全員転倒のリスク
アリだ
位置に注意

なので同業者が
何かの拍子に
つまずいたり
した日にゃあ
あっ

お前にも転倒リスクを
立案してやろうかぁ
ナースの必殺技

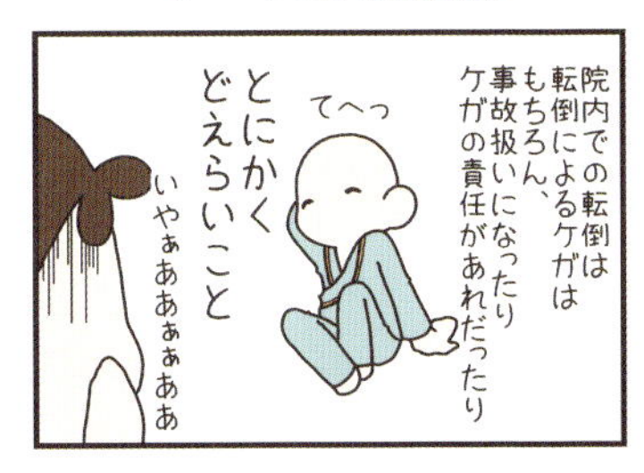

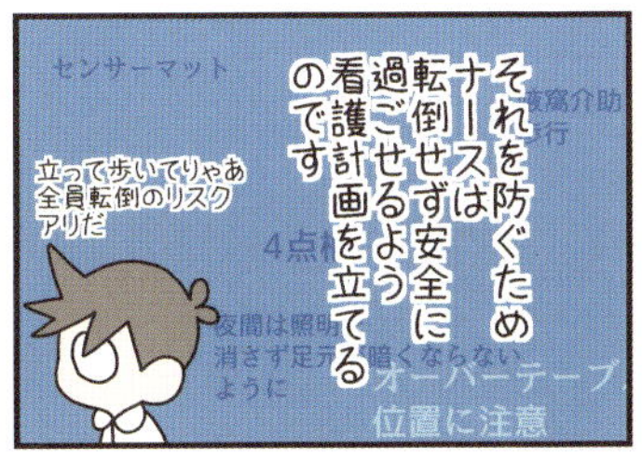

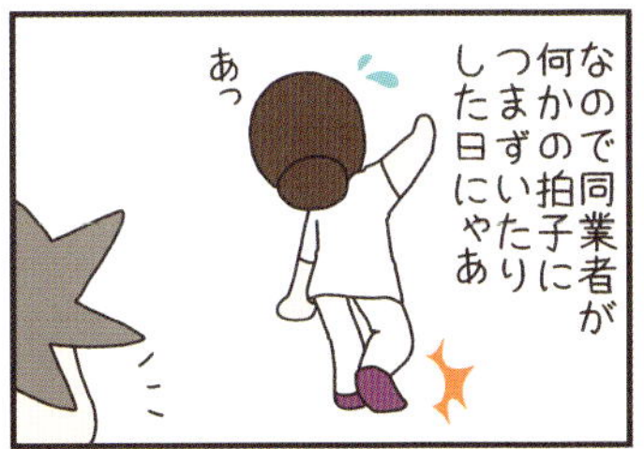

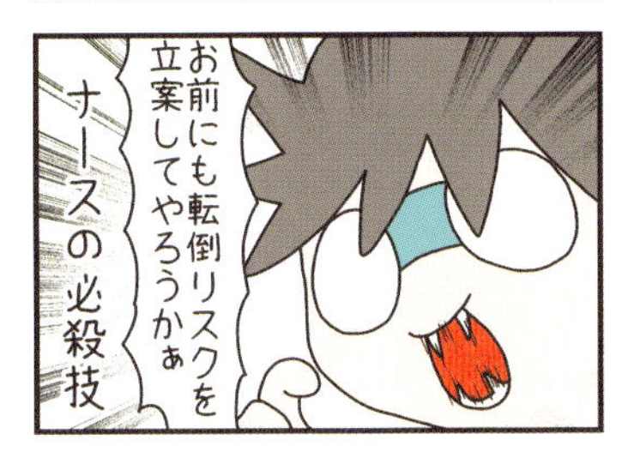

ナース白熱教室

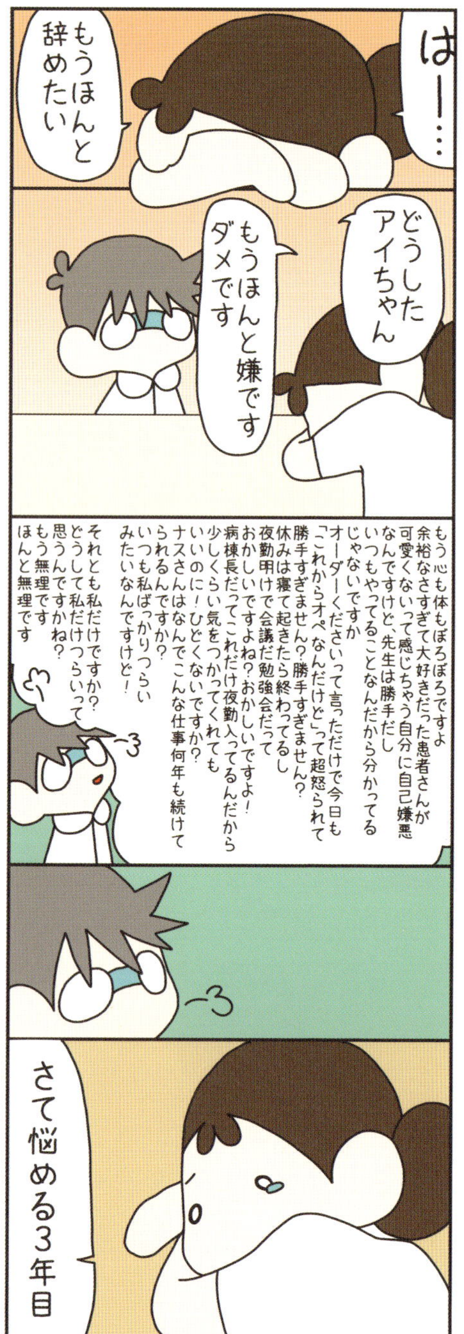
はー…
もうほんと辞めたい
どうしたアイちゃん
もうほんとダメです
もうほんと嫌です
もう心も体もぼろぼろですよ
余裕なさすぎて大好きだった患者さんが可愛くないって感じちゃう自分に自己嫌悪なんですけど、先生は勝手だし
いつもやってることなんだから分かってるじゃないですか
オーダーください って言っただけで今日も「これからオペなんだけど」って超怒られて勝手すぎません?勝手すぎません?
休みは寝て起きたら終わってるし
夜勤明けで会議だ勉強会だって
おかしいですよね?おかしいですよ!
病棟長だってこれだけ夜勤入ってるんだから少しくらい気をつかってくれてもいいのに!ひどくないですか?
ナスさんはなんでこんな仕事何年も続けられるんですか?
いつも私ばっかりつらいみたいなんですけど!
それとも私だけですか?
どうして私だけつらいって思うんですかね?
もう無理です
ほんと無理です
さて悩める3年目

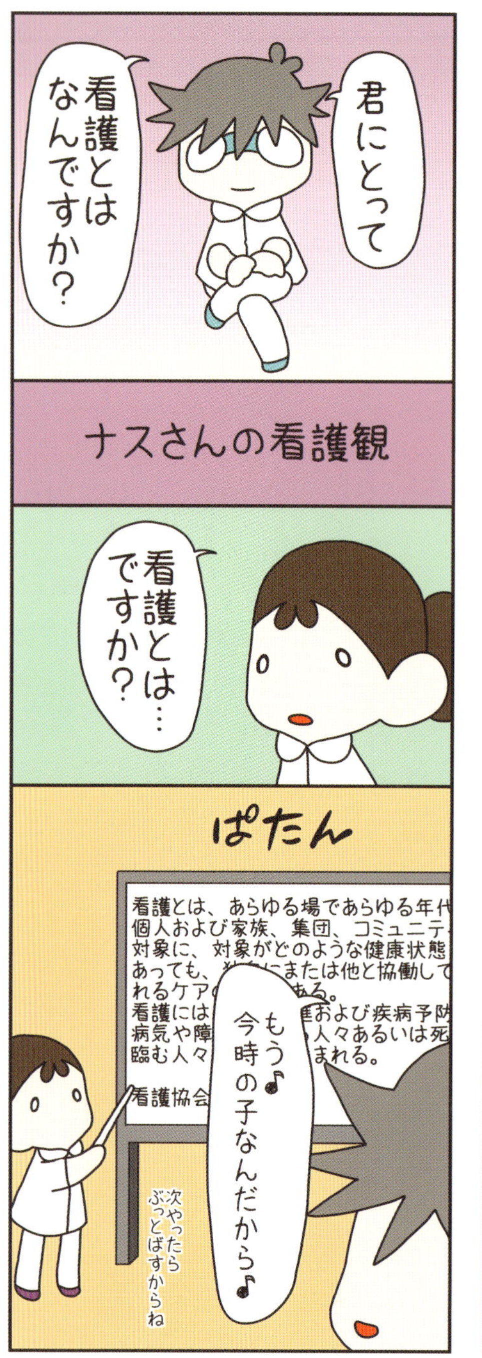
君にとって
看護とはなんですか?
ナスさんの看護観
看護とは…ですか?
ぱたん
看護とは、あらゆる場であらゆる年代
個人および家族、集団、コミュニテ
対象に、対象がどのような健康状態
あっても、
にまたは他と協働して
れるケア
ある。
看護には
およびび疾病予
病気や障
人々あるいは死
臨む人々
まれる。
看護協会
もう♪今時の子なんだから♪
次やったらぶっとばすからね

質問を変えよう
看護師にしかできないことってなんだい?
え―…点滴を刺したり?
医師免許でできるでしょうが
きゅ、吸引とか
救急救命士、PT、OT、ST
介護士、訓練すれば在宅で家族でも可能です
上になんかあるの―?
処置の介助とか
褥瘡の処置とか…
それこそ医師免許でなんでも可能でしょうが―!
おほほほほほ
…私たちって一体なんなんですか…
ねー
ぼたぼたぼたぼたぼたぼた
ではもう一つ質問
なぜ看護師は医学を勉強するのですか?
そりゃ当たり前ですよー
患者さんの体の中で何が起こっているのか、知ってアセスメントする必要がありますし
注射、点滴、内服薬に限らず解剖生理術式、細菌学、栄養学…に基づいた病態生理…
薬一つ投与するにも、どんな作用がある薬なのか知っておかないと
患者さんの体の観察ができませんし
医学を知らないと医療に携われないからです

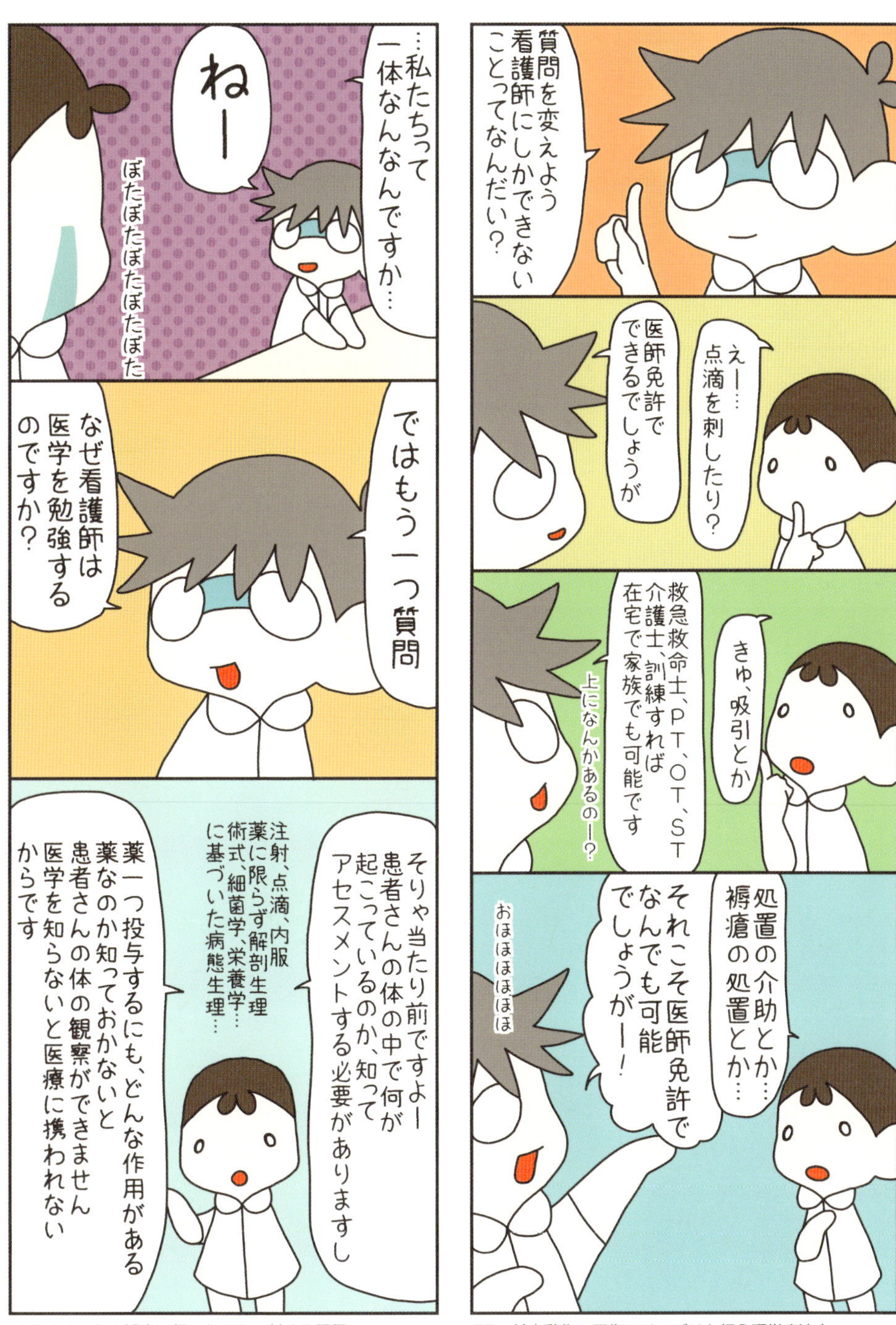

アセスメント：観察、行ったことに対する評価

PT：基本動作の回復のリハビリを行う理学療法士

OT：応用動作の能力回復のリハビリを行う作業療法士

そう
患者さんのことを、
人間のことを本当の
意味で知るには
人間の体のことを
知ることができる
基本的な医学知識が
ないといけない
からだね
年齢
家族
嗜好
趣味
仕事
ADL
病気
性格
宗教
人間というのは様々な
ファクターで構成されていて
私達にとって医学は
その人を知るための手段の
一つに過ぎないんだよね
看護師は医学からの
視点だけではなく、
患者さんのその全ての
ファクターに関わることができる、
乱暴な言い方をしてしまうと
いわゆる雑用のプロだと
思うのですよ

雑用のプロなんて…
私だって一応プライドを
持ってこの仕事してる
つもりですよ！
アイちゃんはさ、
初めての清拭
上手くできた？
そりゃ…
無理でしたよ…
私初めて自分の無力を
感じた瞬間でした…
体感で
1時間くらいは
かかったんじゃ
ないかっていう…
うん、うん
初めは誰でも
そうだよねー！
免許は看護を行わせて
もらえる許可証に過ぎない
本当に大切なのは、その後
何を経験してどれだけ
吸収するか、だと思うのね

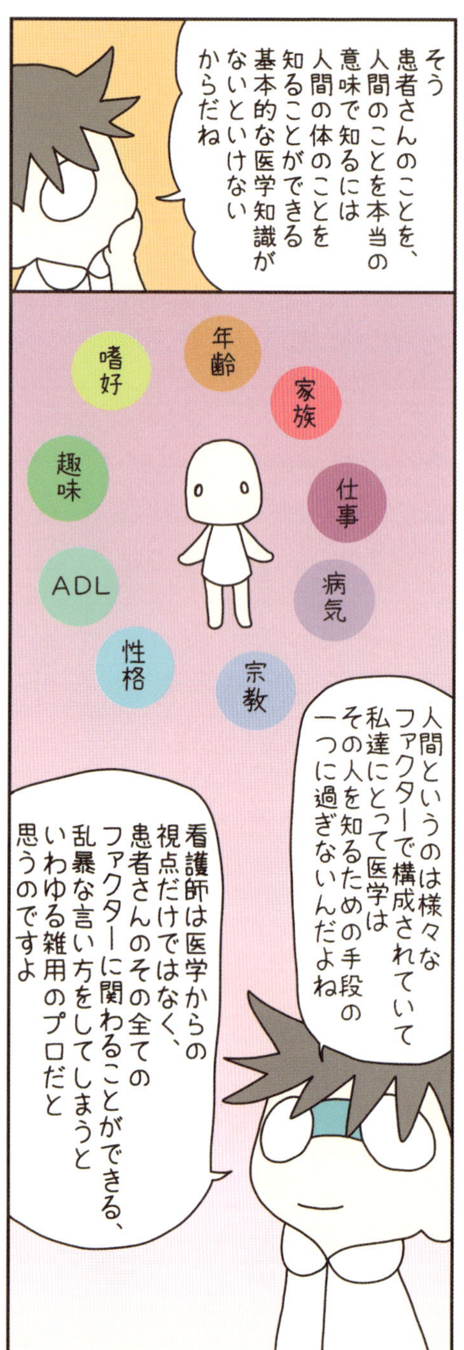

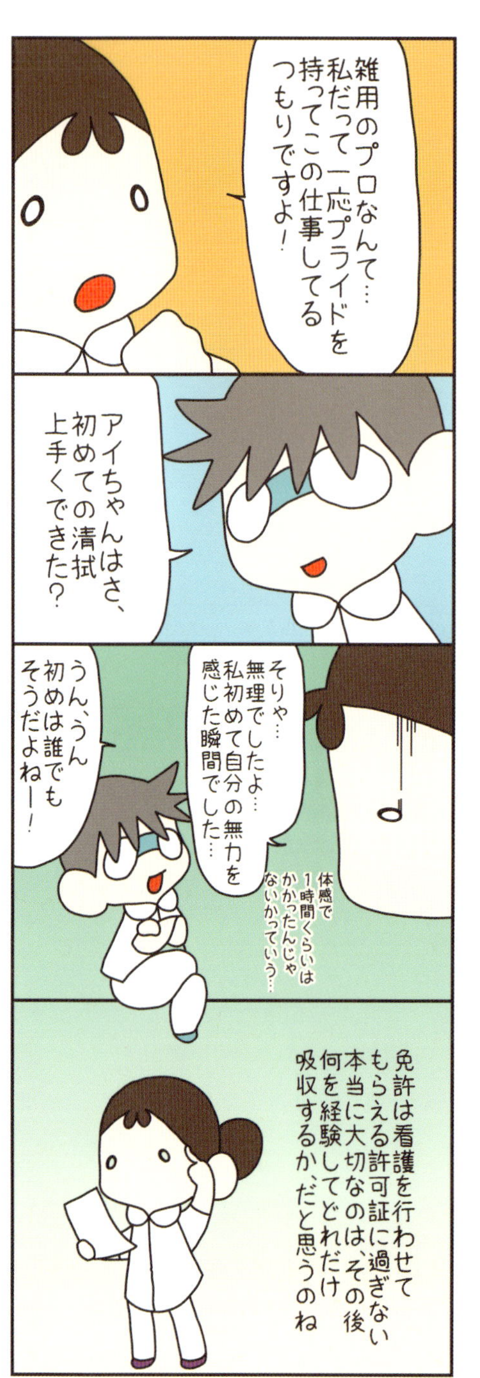

清拭：体を拭いて清潔にすること

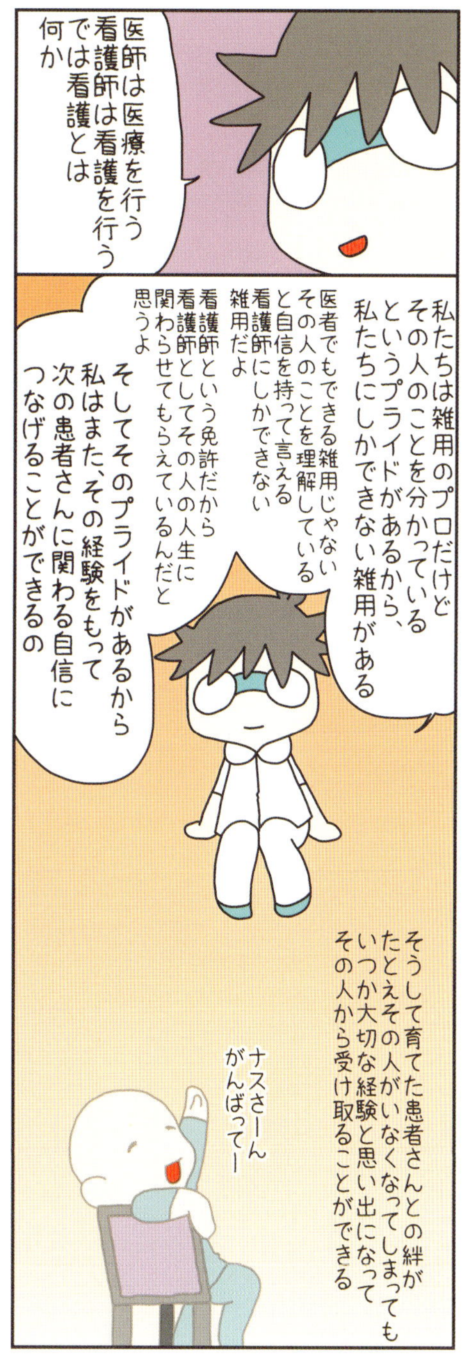
医師は医療を行う
看護師は看護を行う
では看護とは
何か
私たちは雑用のプロだけど
その人のことを分かっている
というプライドがあるから、
私たちにしかできない雑用がある
医者でもできる雑用じゃない
その人のことを理解している
と自信を持って言える
看護師にしかできない
雑用だよ
看護師という免許だから
看護師としてその人の人生に
関わらせてもらえているんだと
思うよ
そしてそのプライドがあるから
私はまた、その経験をもって
次の患者さんに関わる自信に
つなげることができるの
そうして育てた患者さんとの絆が
たとえその人がいなくなってしまっても
いつか大切な経験と思い出になって
その人から受け取ることができる
ナスさーん
がんばってー

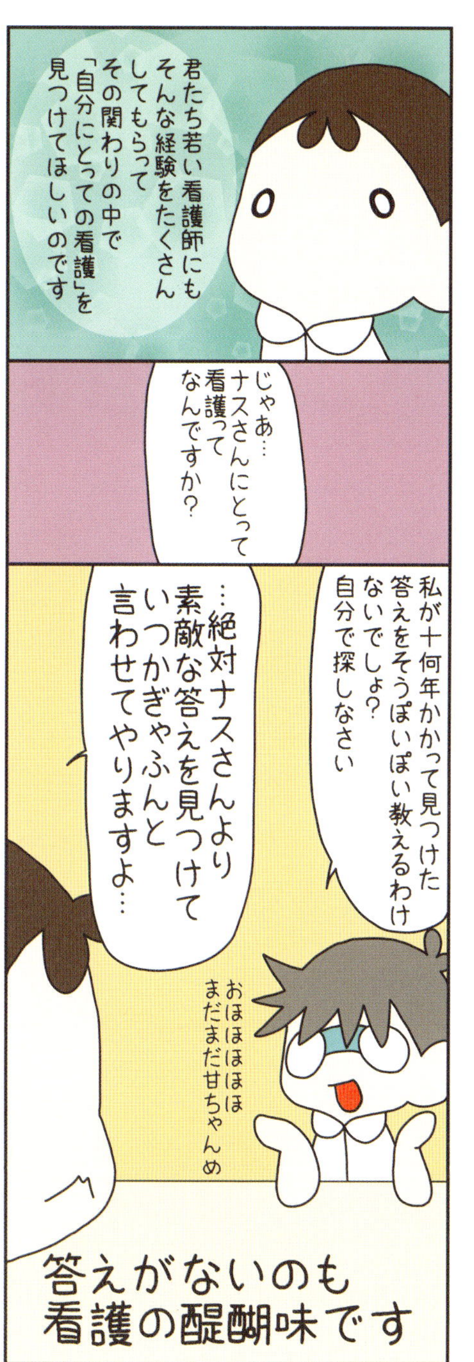
君たち若い看護師にも
そんな経験をたくさん
してもらって
その関わりの中で
「自分にとっての看護」を
見つけてほしいのです
じゃあ…
ナスさんにとって
看護って
なんですか?
私が十何年かかって見つけた
答えをそうぽいぽい教えるわけ
ないでしょ?
自分で探しなさい
…絶対ナスさんより
素敵な答えを見つけて
いつかぎゃふんと
言わせてやりますよ…
おほほほほ
まだまだ甘ちゃんめ
答えがないのも
看護の醍醐味です

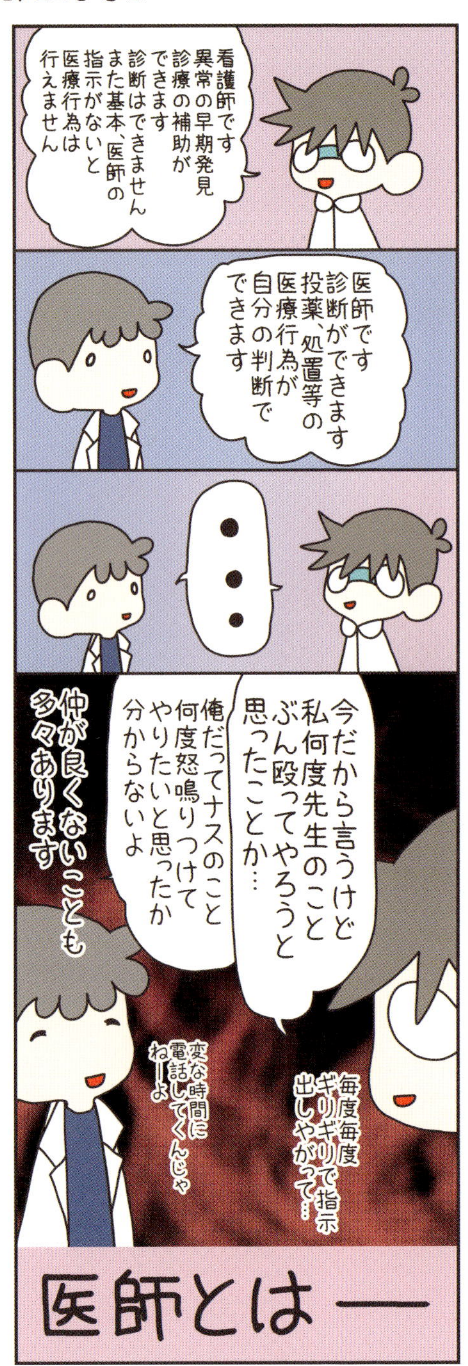

看護師です
異常の早期発見
診療の補助が
できます
診断はできません
また基本、医師の
指示がないと
医療行為は
行えません
医師です
診断ができます
投薬、処置等の
医療行為が
自分の判断で
できます
・・・
今だから言うけど
私何度先生のこと
ぶん殴ってやろうと
思ったことか…
俺だってナスのこと
何度怒鳴りつけて
やりたいと思ったか
分からないよ
仲が良くないことも
多々あります
毎度毎度
ギリギリで指示
出しやがって…
変な時間に
電話してくんじゃ
ねーよ
医師とは——

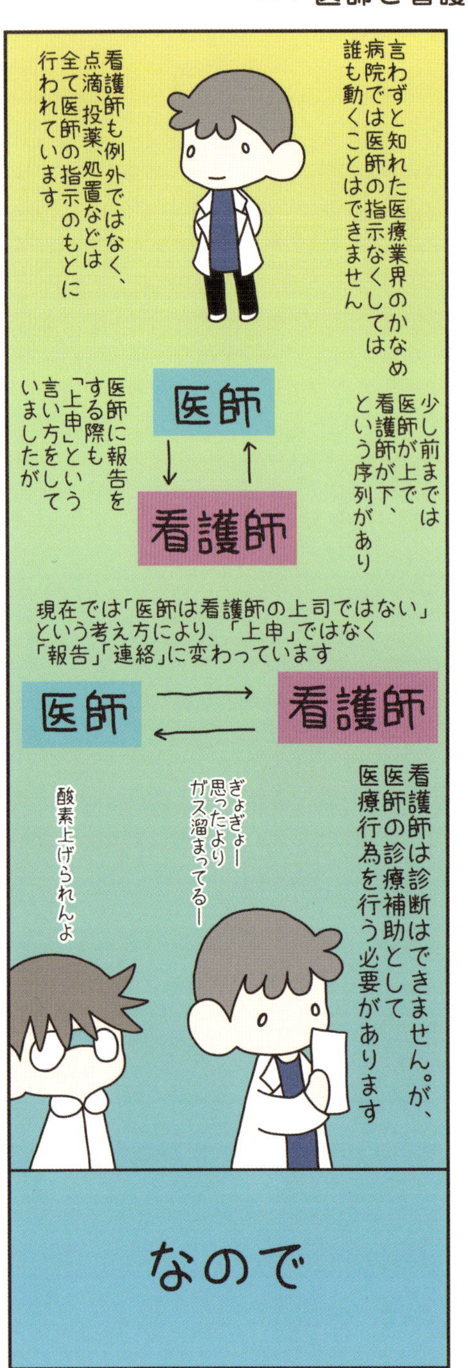

言わずと知れた医療業界のかなめ
病院では医師の指示なくしては
誰も動くことはできません
看護師も例外ではなく、
点滴、投薬、処置などは
全て医師の指示のもとに
行われています
少し前までは
医師が上で
看護師が下、
という序列があり
医師
↓ ↑
看護師
医師に報告を
する際も
「上申」という
言い方をして
いましたが
現在では「医師は看護師の上司ではない」
という考え方により、「上申」ではなく
「報告」「連絡」に変わっています
医師 → ← 看護師
看護師は診断はできません。が、
医師の診療補助として
医療行為を行う必要があります
ぎょぎょー
思ったより
ガス溜まってるー
酸素上げられんよ
なので

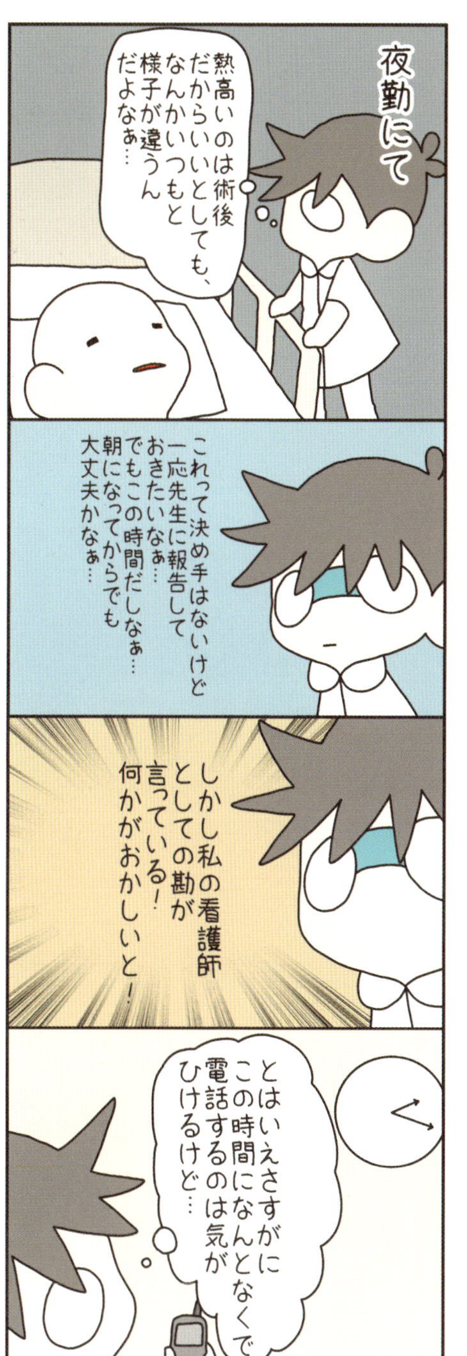
夜勤にて
熱高いのは術後だからいいとしても、なんかいつもと様子が違うんだよなぁ…
これって決め手はないけど一応先生に報告しておきたいなぁ…でもこの時間だしなぁ…朝になってからでも大丈夫かなぁ…
しかし私の看護師としての勘が言っている！何かがおかしいと！
とはいえさすがにこの時間になんとなくで電話するのは気がひけるけど…

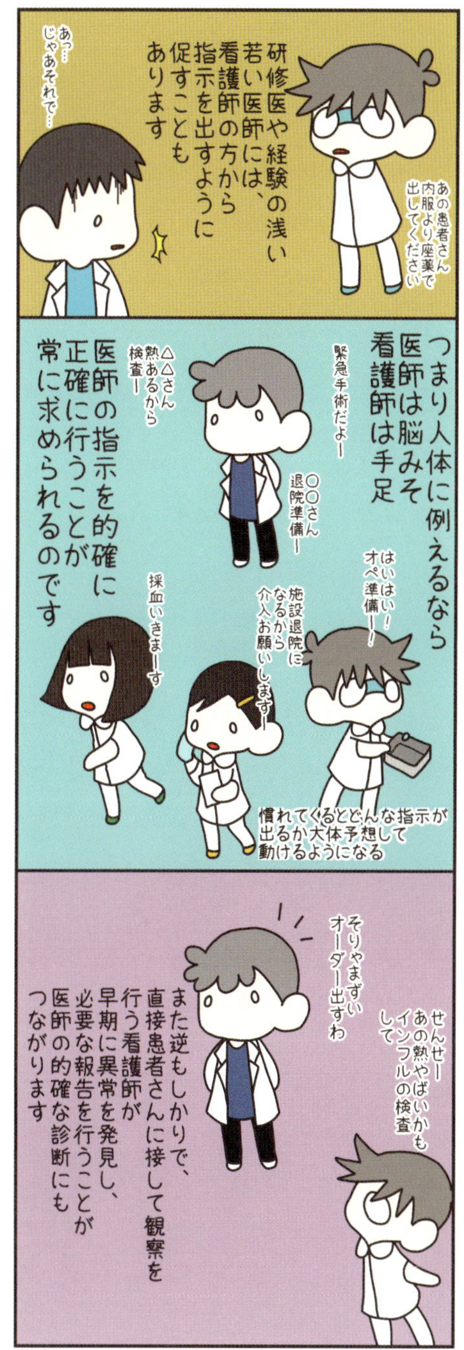
研修医や経験の浅い若い医師には、看護師の方から指示を出すように促すこともあります
あの患者さん内服より座薬で出してください
あっ…じゃあそれで…
つまり人体に例えるなら医師は脳みそ看護師は手足
緊急手術だよー
△△さん熱あるから検査ー
○○さん退院準備ー
はいはい！オペ準備ー！
施設退院になるから介入お願いしますー
採血いきまーす
医師の指示を的確に正確に行うことが常に求められるのです
慣れてくるとどんな指示が出るか大体予想して動けるようになる
せんせーあの熱やばいかもインフルの検査して
そりゃまずいオーダー出すわ
また逆もしかりで、直接患者さんに接して観察を行う看護師が早期に異常を発見し、必要な報告を行うことが医師の的確な診断にもつながります

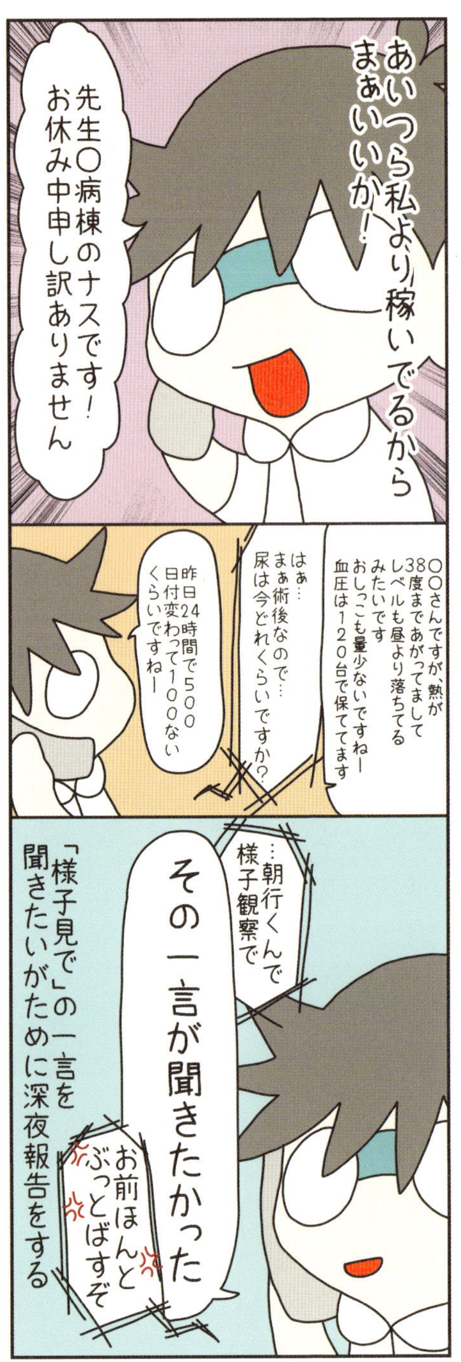
あいつら私より稼いでるから
まぁいいか！
先生○病棟のナスです！
お休み中申し訳ありません
○○さんですが、熱が38度まであがってましてレベルも昼より落ちてるみたいです
おしっこも量少ないですねー
血圧は120台で保ててます
はぁ…
まぁ術後なので…
尿は今どれくらいですか？
昨日24時間で500
日付変わって1000ないくらいですねー
…朝行くんで様子観察で
その一言が聞きたかった
お前ほんとぶっとばすぞ
「様子見で」の一言を聞きたいがために深夜報告をする

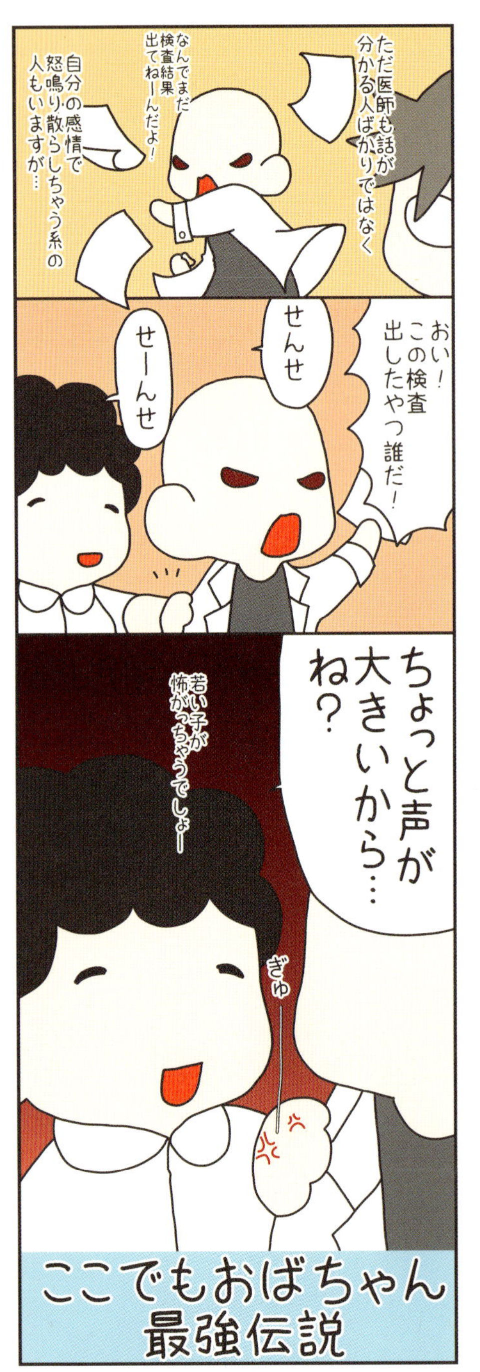
ただ医師も話が分かる人ばかりではなく
なんでまだ検査結果出てねーんだよ！
自分の感情で怒鳴り散らしちゃう系の人もいますが…
おい！この検査出したやつ誰だ！
せんせ
せーんせ
ちょっと声が大きいから…ね？
若い子が怖がっちゃうでしょー
ぎゅ
ここでもおばちゃん最強伝説

そんなんだから毎日オムツを変えて体をきれいにして
はい ごめんなさーい 横向きますねー
危険なく安楽に過ごせるように計画を立てて対応しても
〇〇さんですけど4点柵にしようかなと思ってるんですが…
いやーこの人乗り越えちゃうかもしれないセンサーマットにしよう
感謝されるのは医者だから
医者なんて嫌い
先生このたびはおじいちゃんが…
いやーはっはっはっ
きぃいいい
※感謝されたい訳ではなくそこの医者より私の方が、絶対患者さんのことを知っているし、愛しているぞー！という変なプライド
まぁ色々あるけどなんだかんだ毎日迷惑かけちゃってすみませんね
お互い同じ場所にいても守ってるフィールドが違うからな時にはけんかにもなるさ
でも俺たち医者はお前みたいな看護師さんたちが病棟を守ってすぐ報告してくれるから安心して仕事できてるんだぜ
感謝してるよ
先生…
我々のこと理解してくれてるんなら自分が処方忘れた点滴くらいは自分で持ちに行ってよね
あと看護師を秘書代わりに使わないで医師間の連絡くらい自分らでやりなよ
リスペクトしてますよドクター！
ほんと看護師ってさぁ…

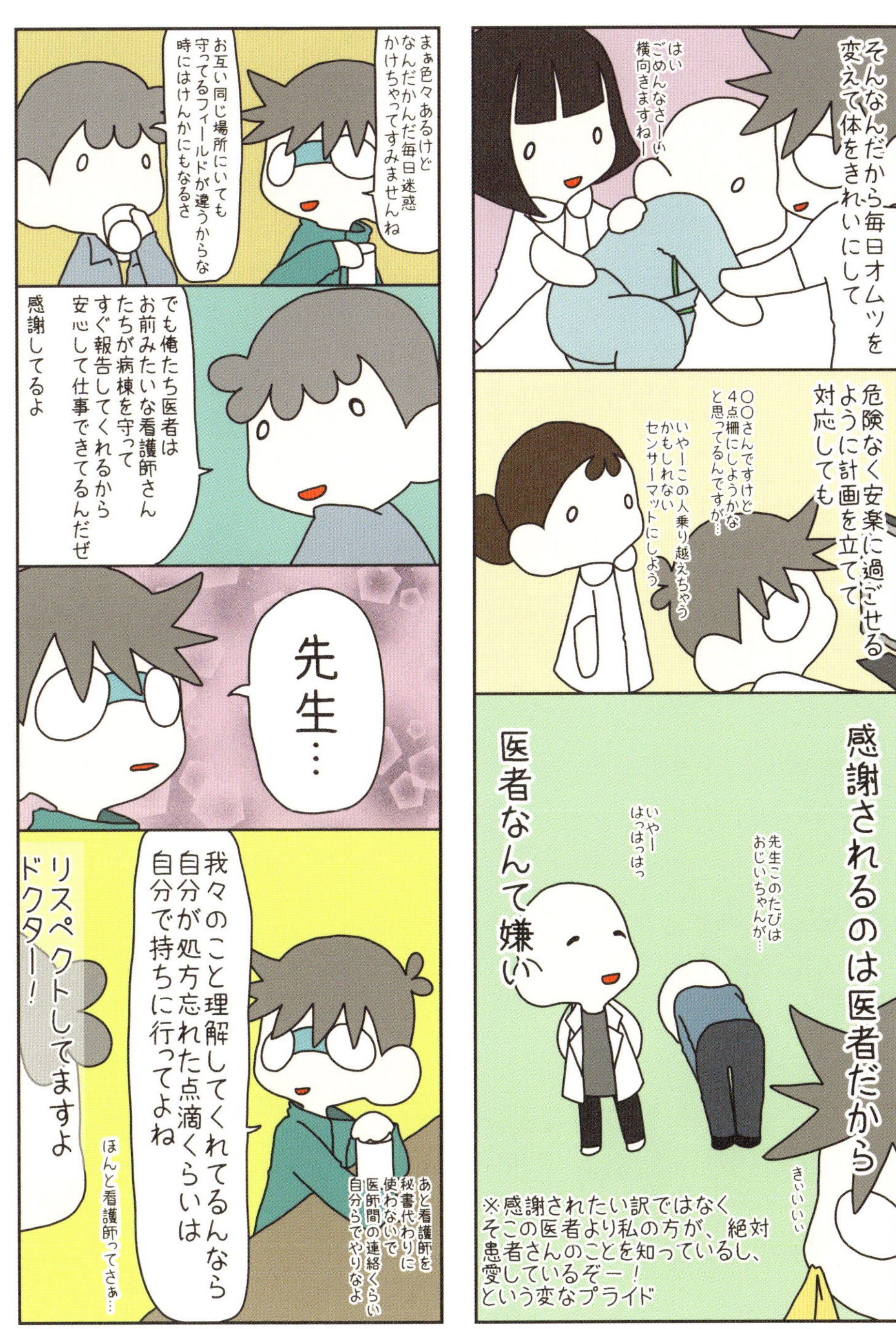

4点柵：ベッド周りを4本の柵で囲う転落予防の方法

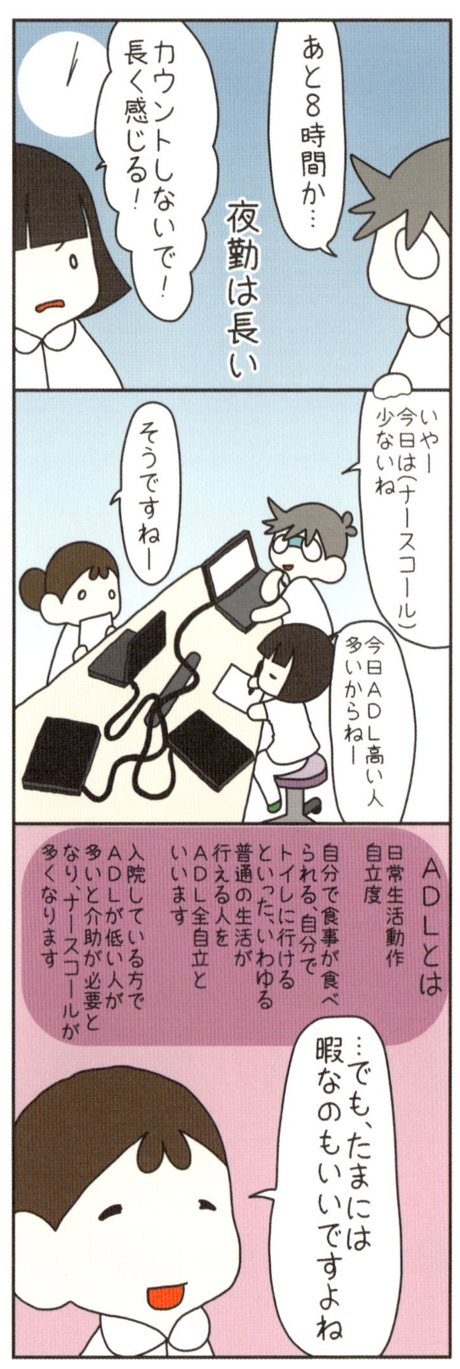

あと8時間か…
カウントしないで！長く感じる！
夜勤は長い
いやー今日は（ナースコール）少ないね
そうですねー
今日ADL高い人多いからねー
ADLとは
日常生活動作自立度
自分で食事が食べられる、自分でトイレに行けるといった、いわゆる普通の生活が行える人をADL全自立といいます
入院している方でADLが低い人が多いと介助が必要となり、ナースコールが多くなります
…でも、たまには暇なのもいいですよね

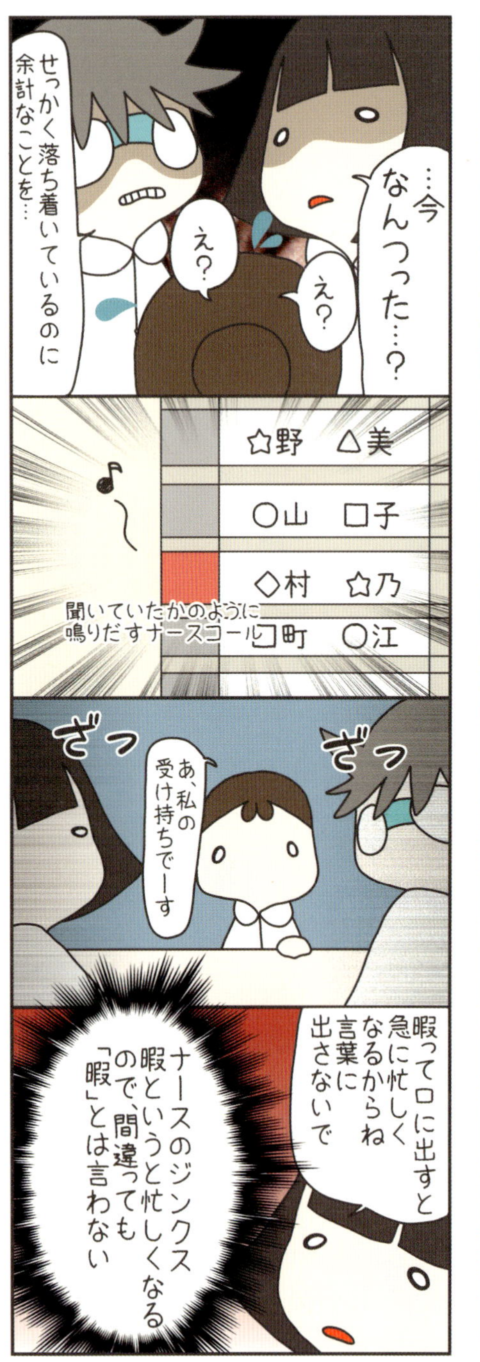

…今なんつった…？
せっかく落ち着いているのに余計なことを…
え？
え？
☆野 △美
○山 □子
◇村 ☆乃
□町 ○江
聞いていたかのように鳴りだすナースコール
ざっ
ざっ
あ、私の受け持ちでーす
暇って口に出すと急に忙しくなるからね言葉に出さないで
ナースのジンクス暇というと忙しくなるので、間違っても「暇」とは言わない

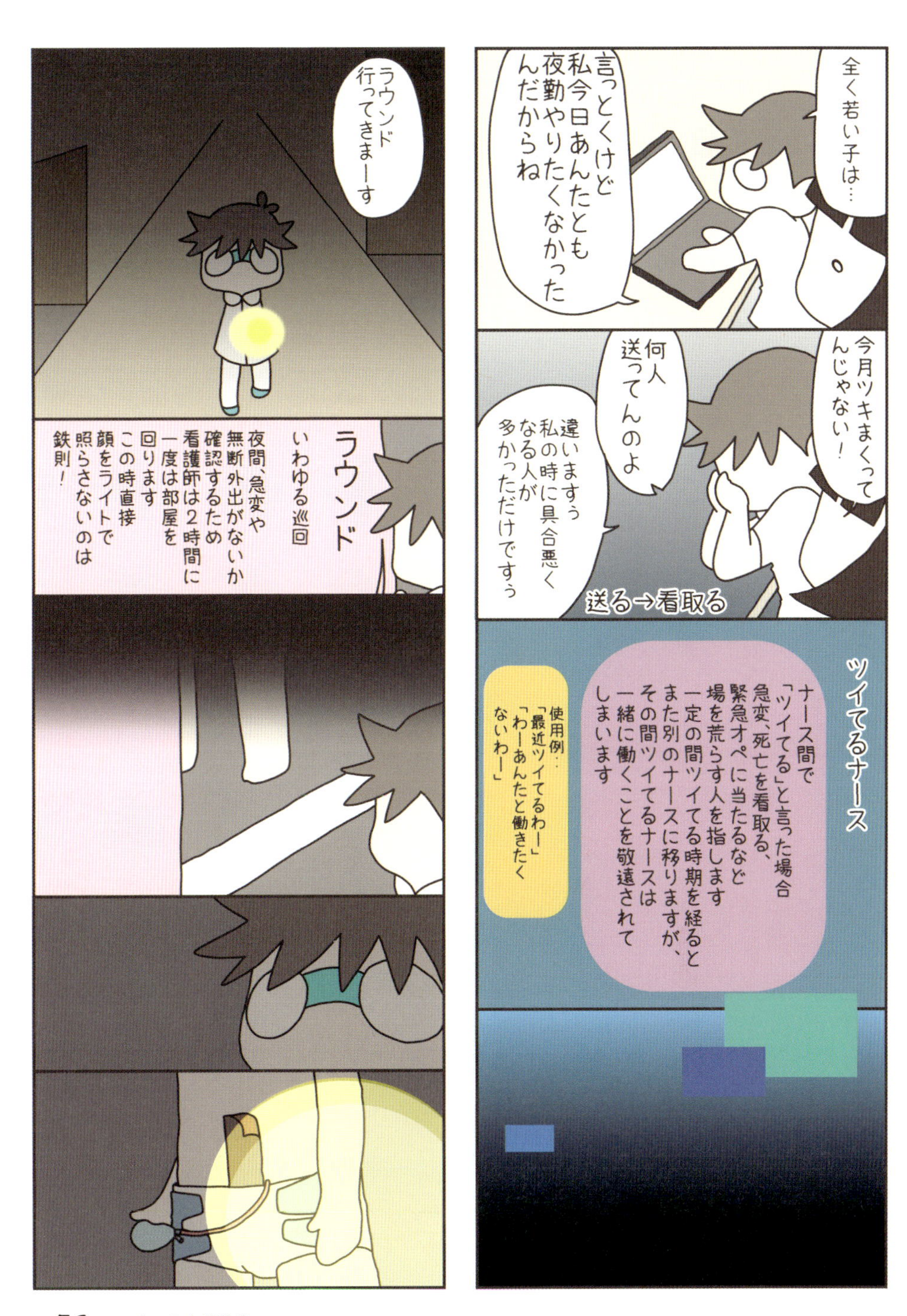
全く若い子は…
言っとくけど私今日あんたとも夜勤やりたくなかったんだからね
今月ツキまくってんじゃない!
何人送ってんのよ
違いますぅ私の時に具合悪くなる人が多かっただけですぅ
送る→看取る
ツイてるナース
ナース間で「ツイてる」と言った場合急変、死亡を看取る、緊急オペに当たるなど場を荒らす人を指します一定の間ツイてる時期を経るとまた別のナースに移りますが、その間ツイてるナースは一緒に働くことを敬遠されてしまいます
使用例：「最近ツイてるわー」「わーあんたと働きたくないわー」
ラウンド行ってきまーす
ラウンド
いわゆる巡回
夜間、急変や無断外出がないか確認するため看護師は2時間に一度は部屋を回りますこの時直接顔をライトで照らさないのは鉄則!

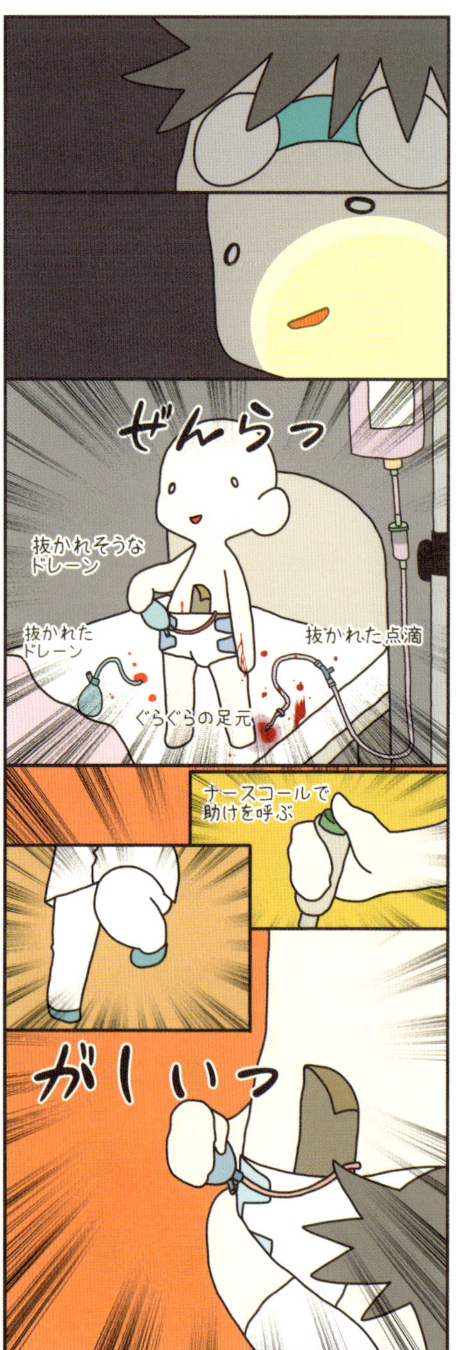
ぜんらっ
抜かれそうなドレーン
抜かれたドレーン
抜かれた点滴
ぐらぐらの足元
ナースコールで助けを呼ぶ
がしいっ

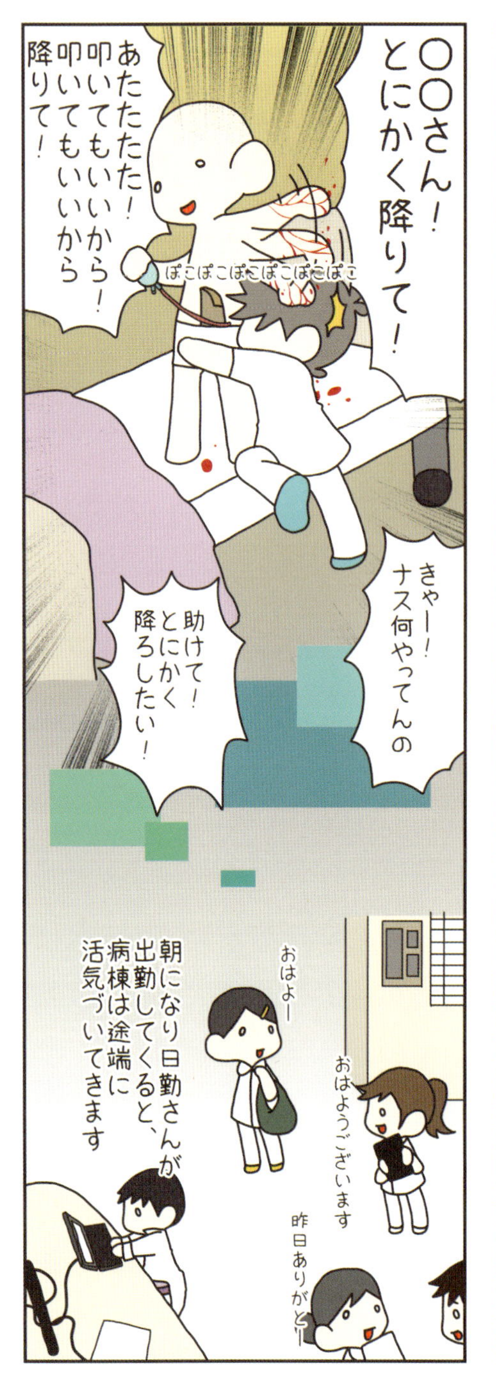
○○さん！とにかく降りて！
あたたたた！叩いてもいいから！叩いてもいいから降りて！
ぽこぽこぽこぽこぽこぽこ
きゃー！ナス何やってんの
助けて！とにかく降ろしたい！
朝になり日勤さんが出勤してくると、病棟は途端に活気づいてきます
おはよー
おはようございます
昨日ありがとー

すぃー…
見てごらん…素敵な寝顔だね…
ほんと…とっても気持ち良さそう…
ナスさん…私夜寝て朝起きるってとても素敵なことなんだって思えるようになりました…
昨夜あんなことがなければ是非寝かせておいてあげたいんだけどね…
さ…朝だよ起きようか…
あの後大暴れして抑制されてしまいました
術後せん妄は高齢者だけでなく若い人でもなる可能性が充分にあり、気を抜けません
夜勤中突然緊急事態が起こっても「知らなかった」では済まされないのです
こういう日の申し送りは情報の申し送りというよりもはや愚痴
夜勤は人手も目も少なく本当にこわい勤務です自分の目で見て異常を早期に発見することが一番の防止策ですね
ナスさん自己抜去と血液暴露の報告書は―?
あ…
残業して帰ります…
ドレーン
体から余分なものを出すためだったり、体の中の状態を知るためだったりと、様々な目的で入れている管の総称
抜けると命に関わる場合もあり、「抜けたらヤバイ管」の代表
種類がとても多い

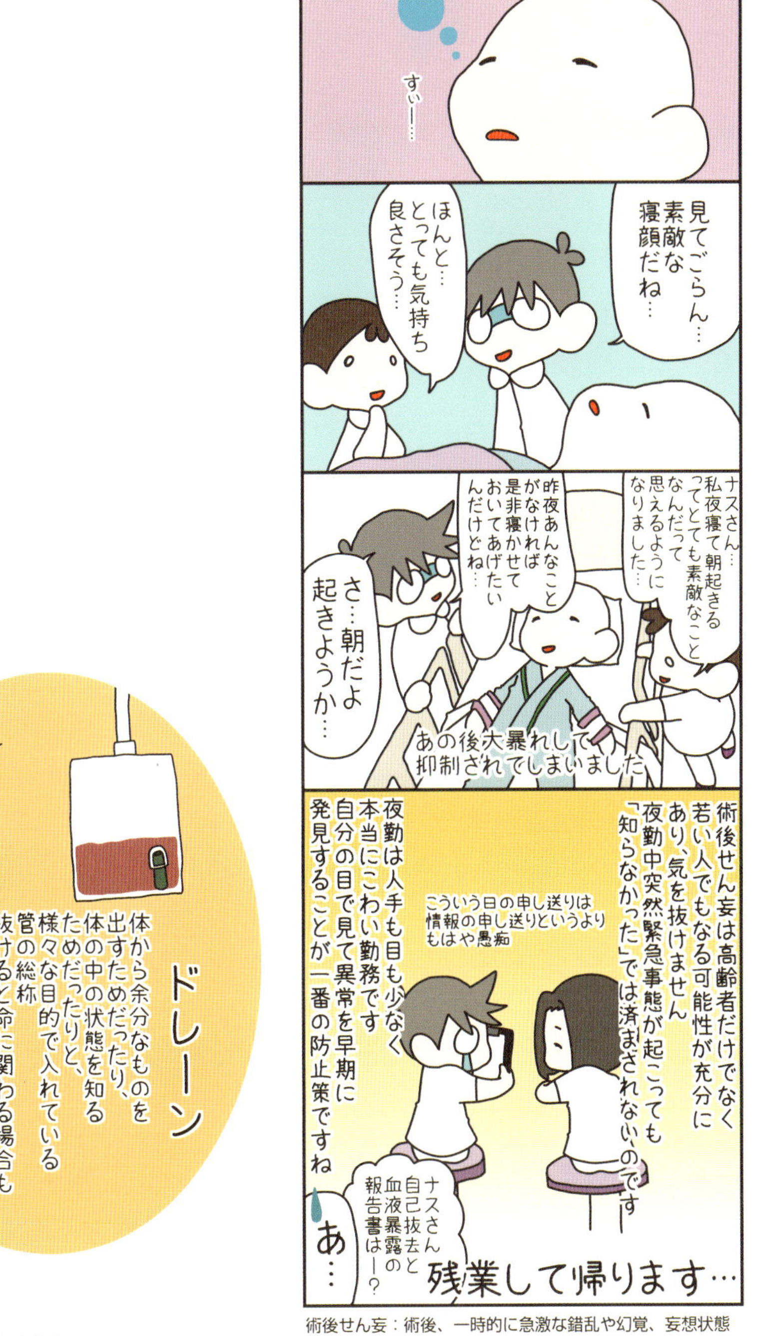

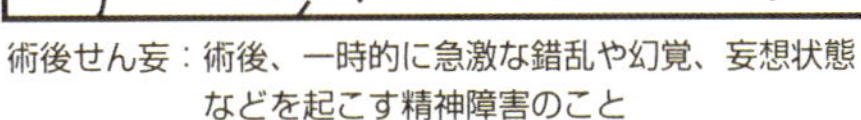

術後せん妄：術後、一時的に急激な錯乱や幻覚、妄想状態などを起こす精神障害のこと

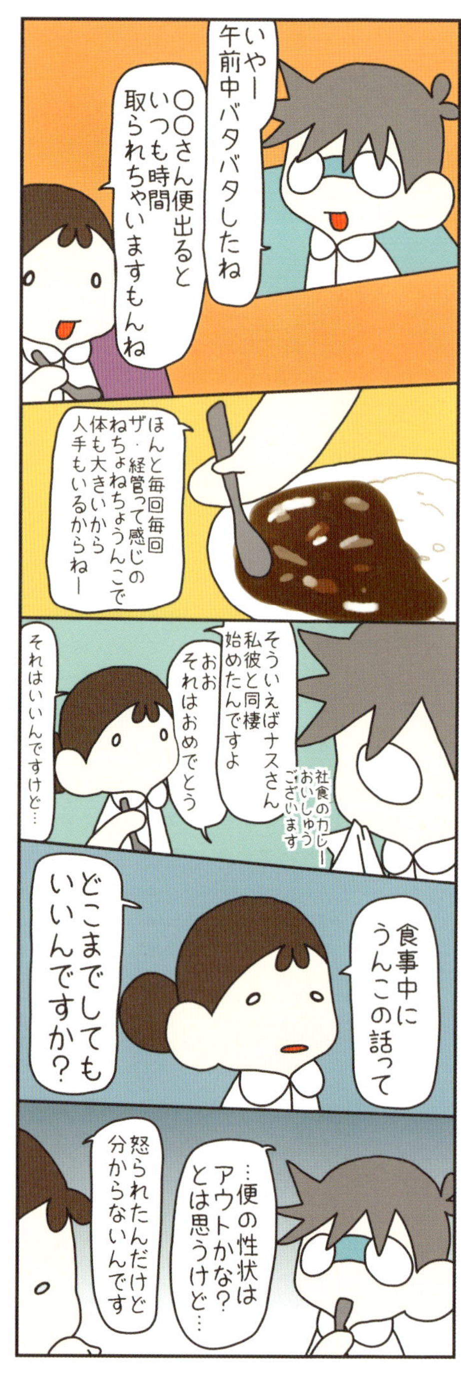
いやー
午前中バタバタしたね
〇〇さん便出ると
いつも時間
取られちゃいますもんね
ほんと毎回毎回
ザ・経管って感じの
ねちょねちょうんこで
体も大きいから
人手もいるからねー
そういえばナスさん
私彼と同棲
始めたんですよ
おお
それはおめでとう
ございます
それはいいんですけど…
社食のカレー
おいしゅう
ございます
食事中に
うんこの話って
どこまでしても
いいんですか？
…便の性状は
アウトかな？
とは思うけど…
怒られたんだけど
分からないんです

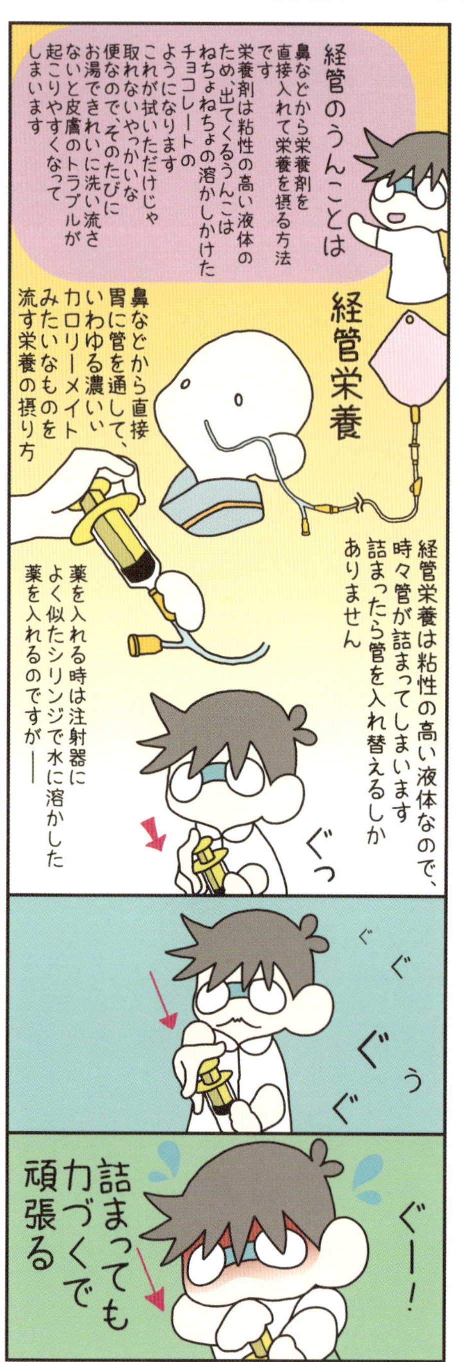
経管のうんことは
鼻などから栄養剤を
直接入れて栄養を摂る方法
です
栄養剤は粘性の高い液体の
ため、出てくるうんこは
ねちょねちょの溶かしかけた
チョコレートの
ようになります
これが拭いただけじゃ
取れないやっかいな
便なので、そのたびに
お湯できれいに洗い流さ
ないと皮膚のトラブルが
起こりやすくなって
しまいます
経管栄養
鼻などから直接
胃に管を通して、
いわゆる濃いい
カロリーメイト
みたいなものを
流す栄養の摂り方
経管栄養は粘性の高い液体なので、
時々管が詰まってしまいます
詰まったら管を入れ替えるしか
ありません
薬を入れる時は注射器に
よく似たシリンジで水に溶かした
薬を入れるのですが――
ぐっ
ぐ
ぐ
ぐ
ぐ
う
ぐー！
詰まっても
力づくで
頑張る

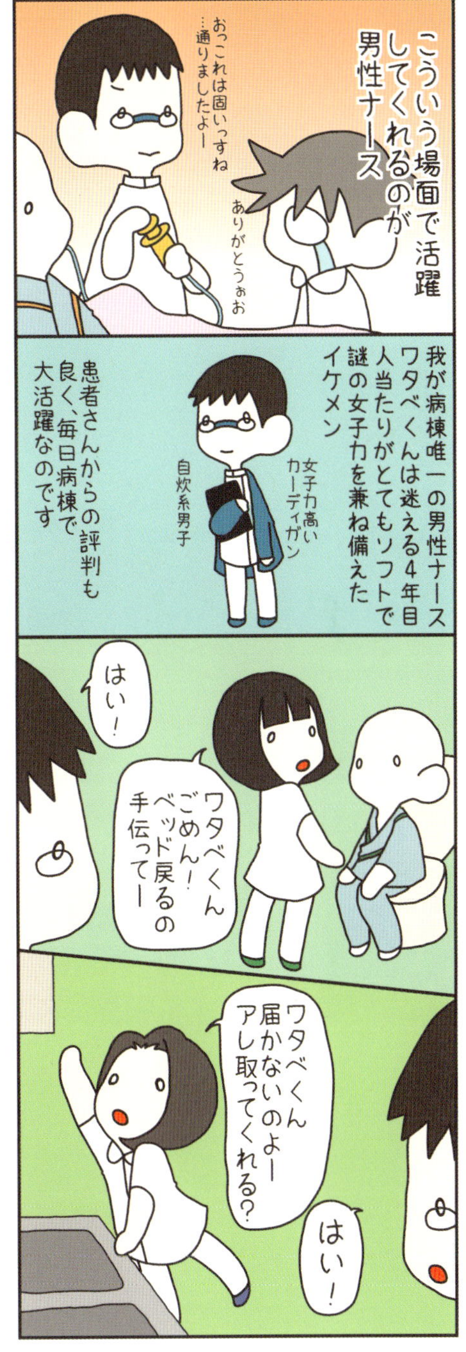
こういう場面で活躍してくれるのが男性ナース
おっこれは固いっすね…通りましたよー
ありがとうぉお
我が病棟唯一の男性ナースワタベくんは迷える4年目人当たりがとてもソフトで謎の女子力を兼ね備えたイケメン
女子力高いカーディガン
自炊系男子
患者さんからの評判も良く、毎日病棟で大活躍なのです
はい！
ワタベくんごめん！ベッド戻るの手伝ってー
ワタベくん届かないのよーアレ取ってくれる？
はい！

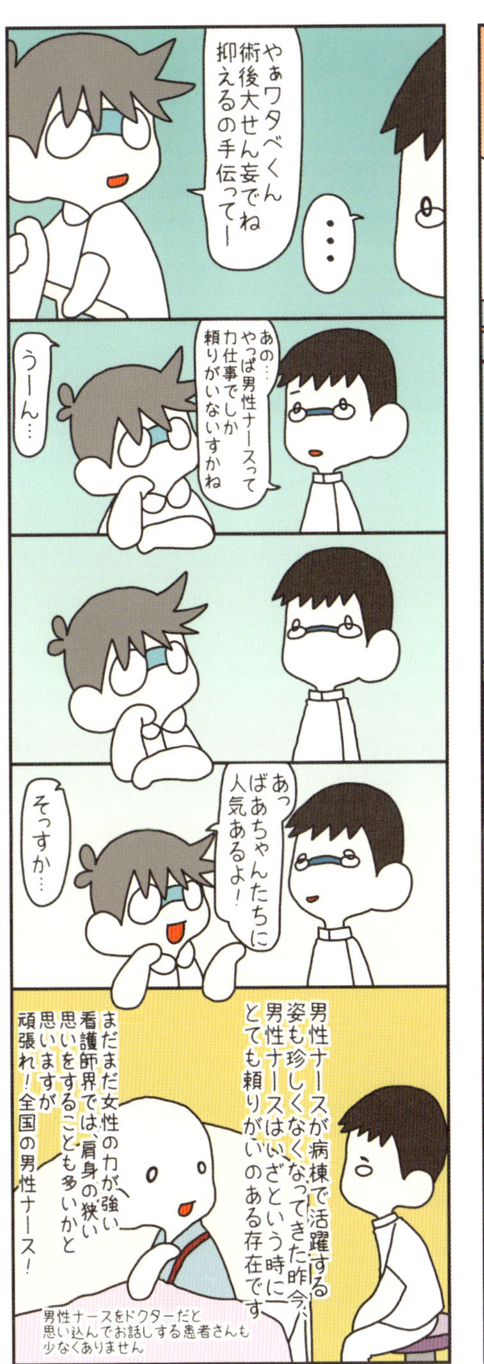
やぁワタベくん術後大せん妄でね抑えるの手伝ってー
…
あの…やっぱ男性ナースって力仕事でしか頼りがいないすかね
うーん…
あっばあちゃんたちに人気あるよ！
そっすか…
男性ナースが病棟で活躍する姿も珍しくなくなってきた昨今、男性ナースはいざという時にとても頼りがいのある存在です
まだまだ女性の力が強い看護師界では、肩身の狭い思いをすることも多いかと思いますが頑張れ！全国の男性ナース！
男性ナースをドクターだと思い込んでお話しする患者さんも少なくありません

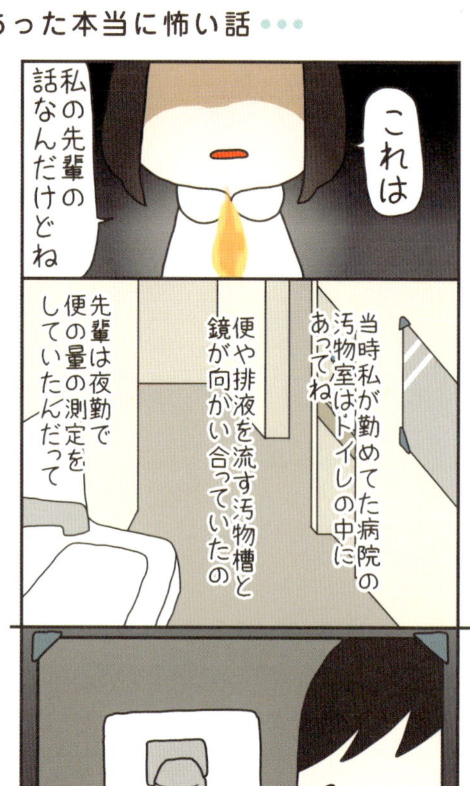
これは
私の先輩の話なんだけどね
当時私が勤めてた病院の汚物室はトイレの中にあってね
便や排液を流す汚物槽と鏡が向かい合っていたの
先輩は夜勤で便の量の測定をしていたんだって

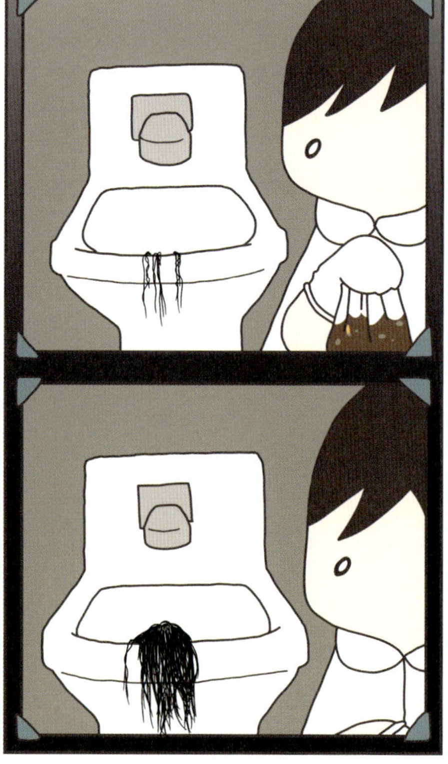

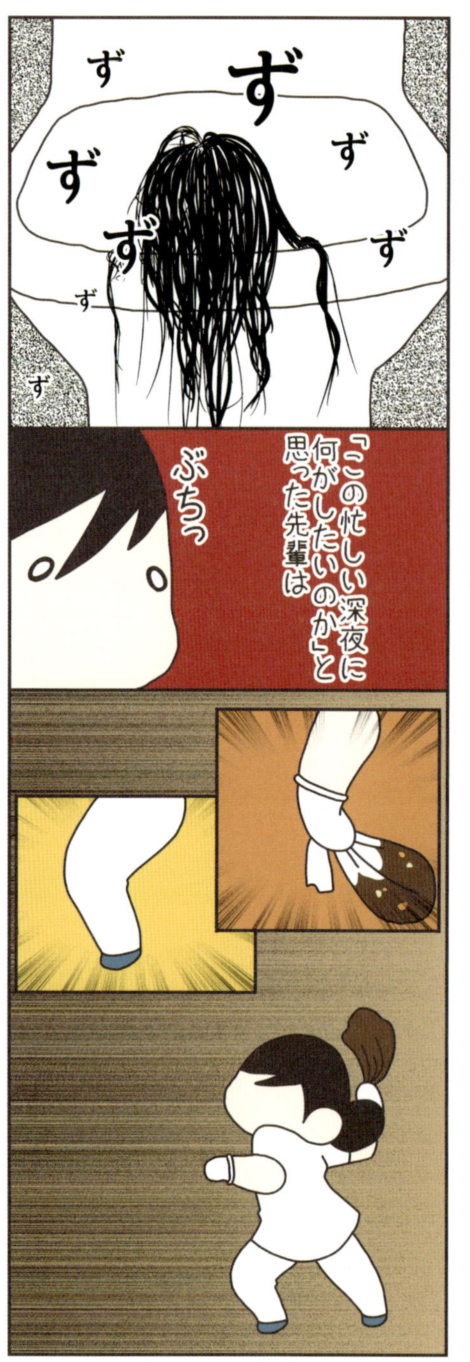
ずず
ず
ず
ず
ず
ず
ず
「この忙しい深夜に何がしたいのか」と思った先輩は
ぶちっ

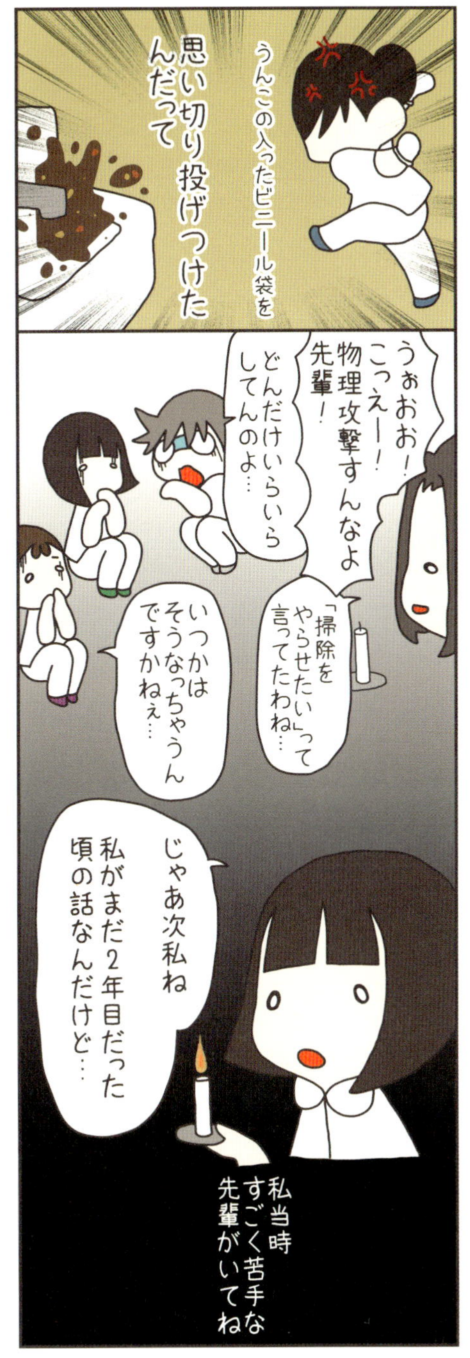
うんこの入ったビニール袋を
思い切り投げつけたんだって
うぉおお！こっえー！物理攻撃すんなよ先輩！
どんだけいらいらしてんのよ…
「掃除をやらせたい」って言ってたわね…
いつかはそうなっちゃうんですかねぇ…
じゃあ次私ね
私がまだ2年目だった頃の話なんだけど…
私当時すごく苦手な先輩がいてね

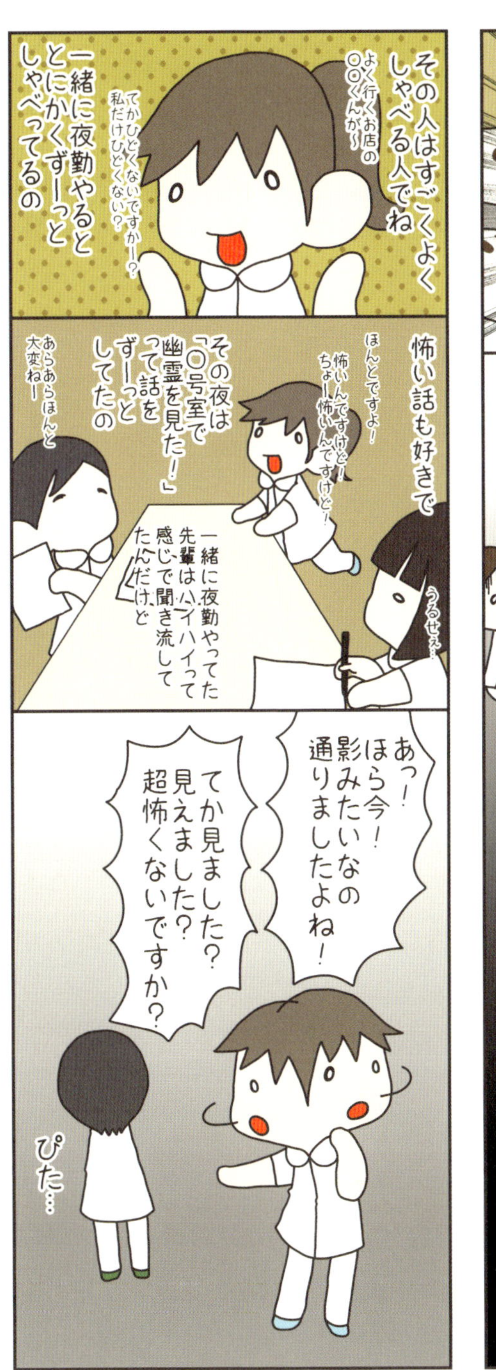
その人はすごくよくしゃべる人でね
よく行くお店の○○くんが～
てかひどくないですか～？私だけひどくない？
一緒に夜勤やるととにかくずーっとしゃべってるの
怖い話も好きで
ほんとですよ！
怖いんですけど！ちょー怖いんですけど！
その夜は「○号室で幽霊を見た！」って話をずーっとしてたの
あらあらほんと大変ねー
一緒に夜勤やってた先輩はハイハイって感じで聞き流してたんだけど
うるせぇ…
あっ！ほら今！影みたいなの通りましたよね！
てか見ました？見えました？超怖くないですか？
ぴた…

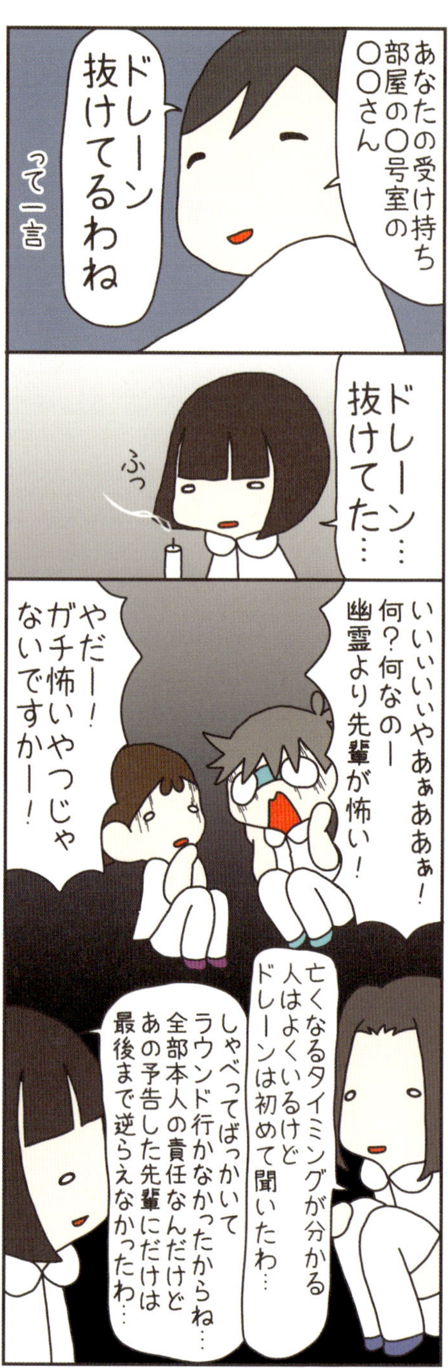
あなたの受け持ち部屋の○号室の○○さん
ドレーン抜けてるわね
って一言
ドレーン抜けてた…
ふっ
いいいいいやぁぁあああぁ!何?何なのー幽霊より先輩が怖い!
やだー!ガチ怖いやつじゃないですかー!
亡くなるタイミングが分かる人はよくいるけどドレーンは初めて聞いたわ…
しゃべってばっかいてラウンド行かなかったからね…全部本人の責任なんだけどあの予告した先輩にだけは最後まで逆らえなかったわ…

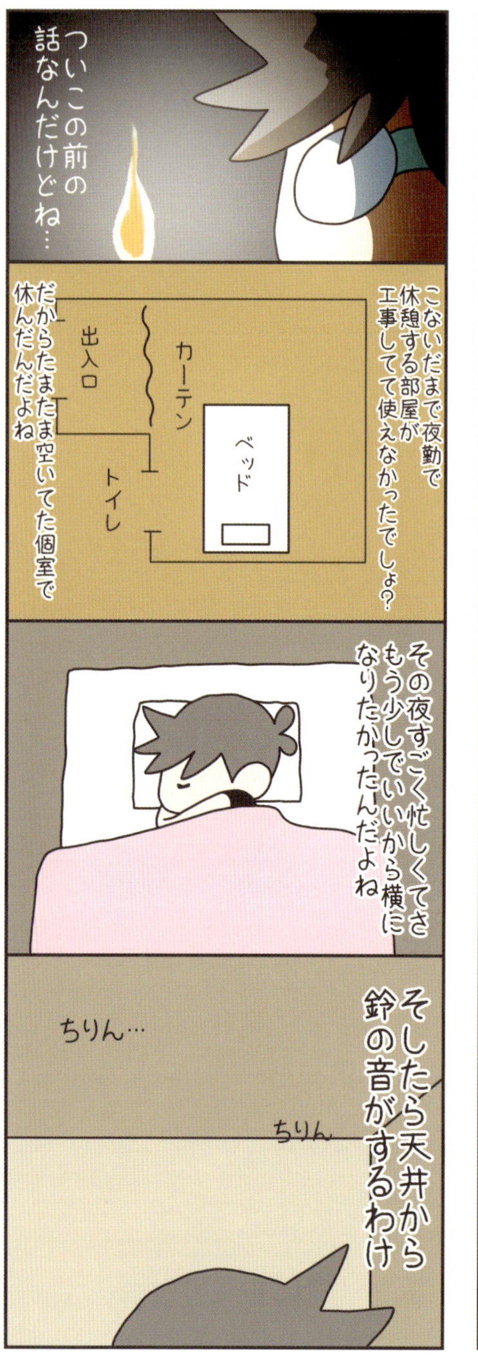
ついこの前の話なんだけどね…
こないだまで夜勤で休憩する部屋が工事してて使えなかったでしょ?
だからたまたま空いてた個室で休んだんだよね
カーテン
出入口
ベッド
トイレ
その夜すごく忙しくてさもう少しでいいから横になりたかったんだよね
ちりん…
ちりん
そしたら天井から鈴の音がするわけ

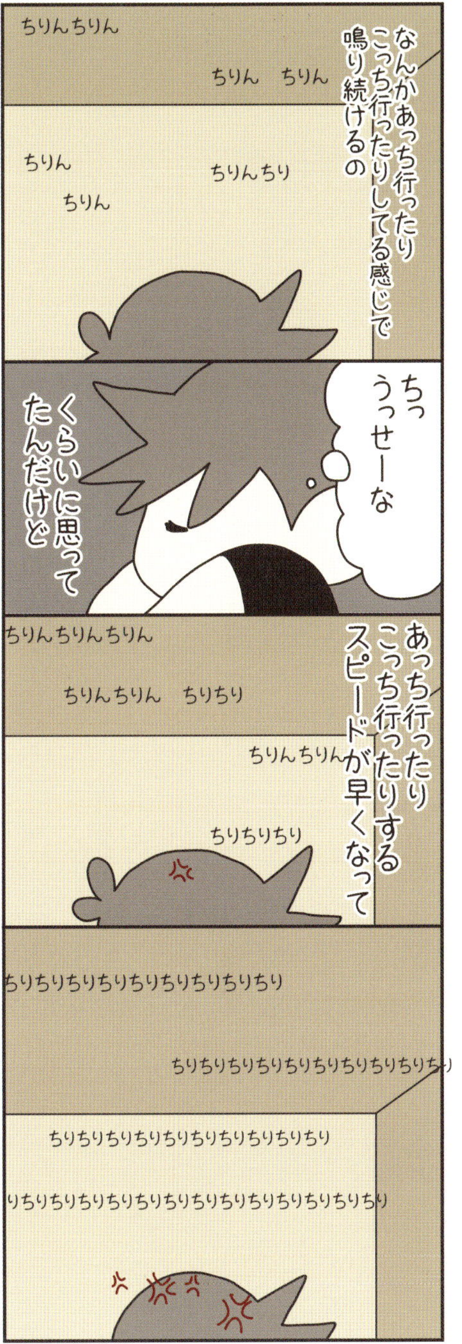
なんかあっち行ったり こっち行ったりしてる感じで 鳴り続けるの
ちりんちりん
ちりん　ちりん
ちりん
ちりんちり
ちりん
ちっ うっせーな
くらいに思ってたんだけど
あっち行ったり こっち行ったりする スピードが早くなって
ちりんちりんちりん
ちりんちりん　ちりちり
ちりんちりん
ちりちりちり
ちりちりちりちりちりちりちりちりちりちり
ちりちりちりちりちりちりちりちりちりちり
ちりちりちりちりちりちりちりちりちりちり
ちりちりちりちりちりちりちりちりちりちりちりちりちり

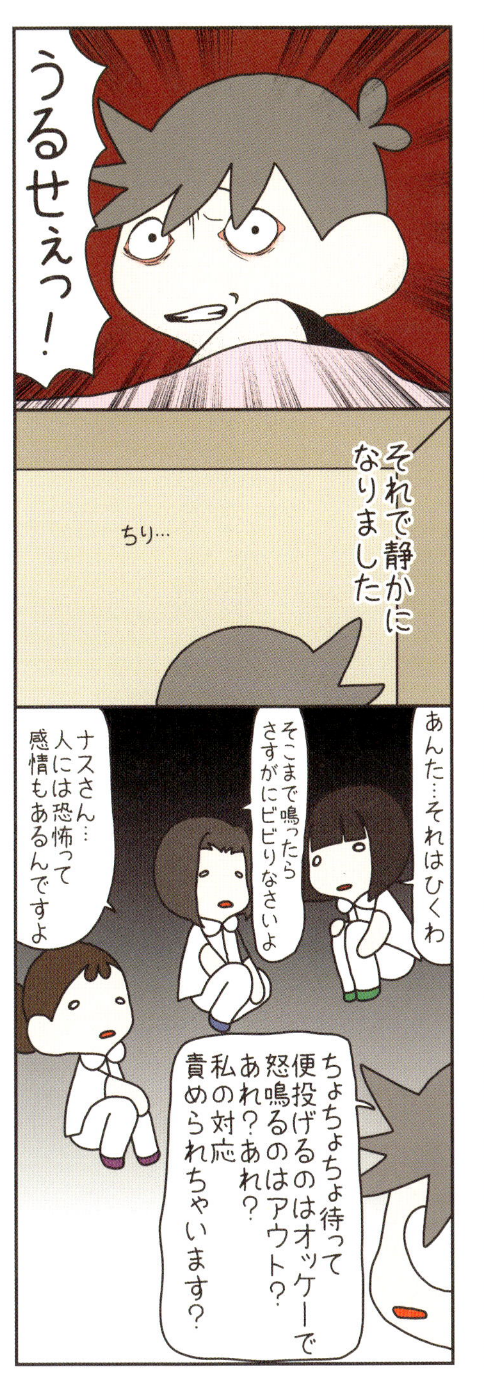
うるせぇっ!
それで静かになりました
ちり…
あんた…それはひくわ
そこまで鳴ったら さすがにビビりなさいよ
ナスさん… 人には恐怖って 感情もあるんですよ
ちょちょちょ待って 便投げるのはオッケーで 怒鳴るのはアウト? あれ?あれ? 私の対応 責められちゃいます?

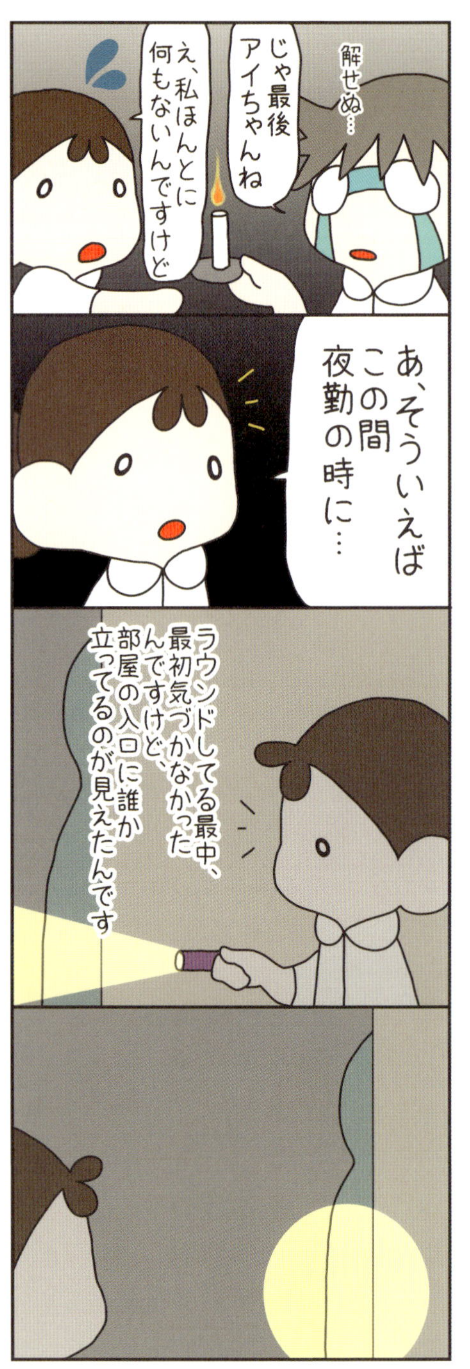
解せぬ…
じゃ最後アイちゃんね
え、私ほんとに何もないいんですけど
あ、そういえばこの間夜勤の時に…
ラウンドしてる最中、最初気づかなかったんですけど、部屋の入口に誰か立ってるのが見えたんです

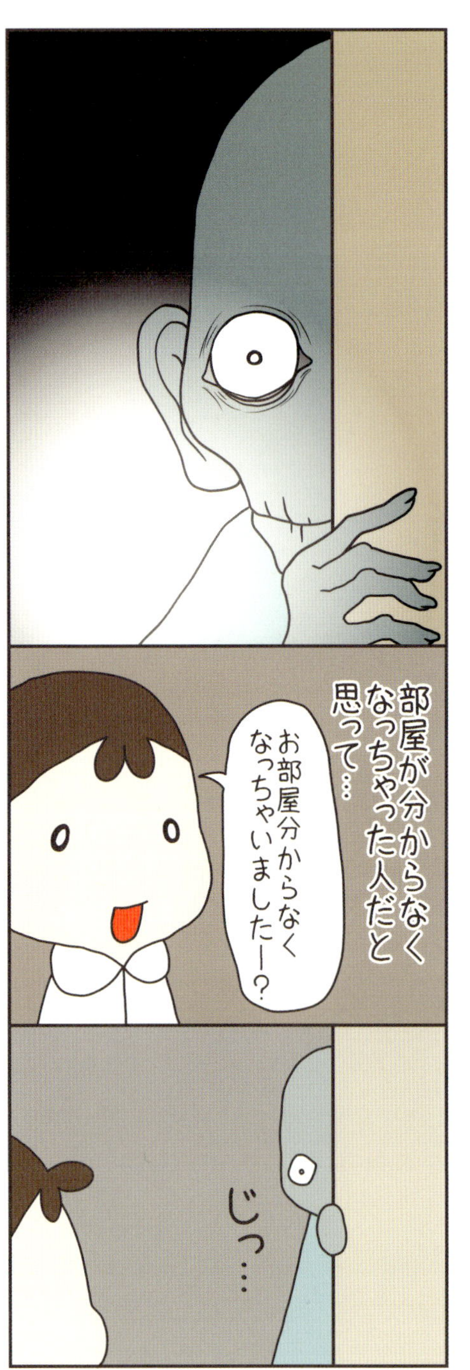
部屋が分からなくなっちゃった人だと思って…
お部屋分からなくなっちゃいましたー?
じっ…

すっ
声かけたらいなくなっちゃって探しても見つからなかったのでまぁ見間違いか
生きてる人じゃなきゃまぁいいかって
うっわ…天然よ天然
確かに患者さんじゃなきゃいいけどさー…
こわいわーああいうのが将来うまいことやってえらくなるんだよねー
え？いいですよね？迷って転倒しちゃうよりいいですよね？
結論：おばけって何がしたいのかよく分からない
本日の振り返り：どのような反応を期待して何を目的としているのか、訴えたいことを明確にしてください

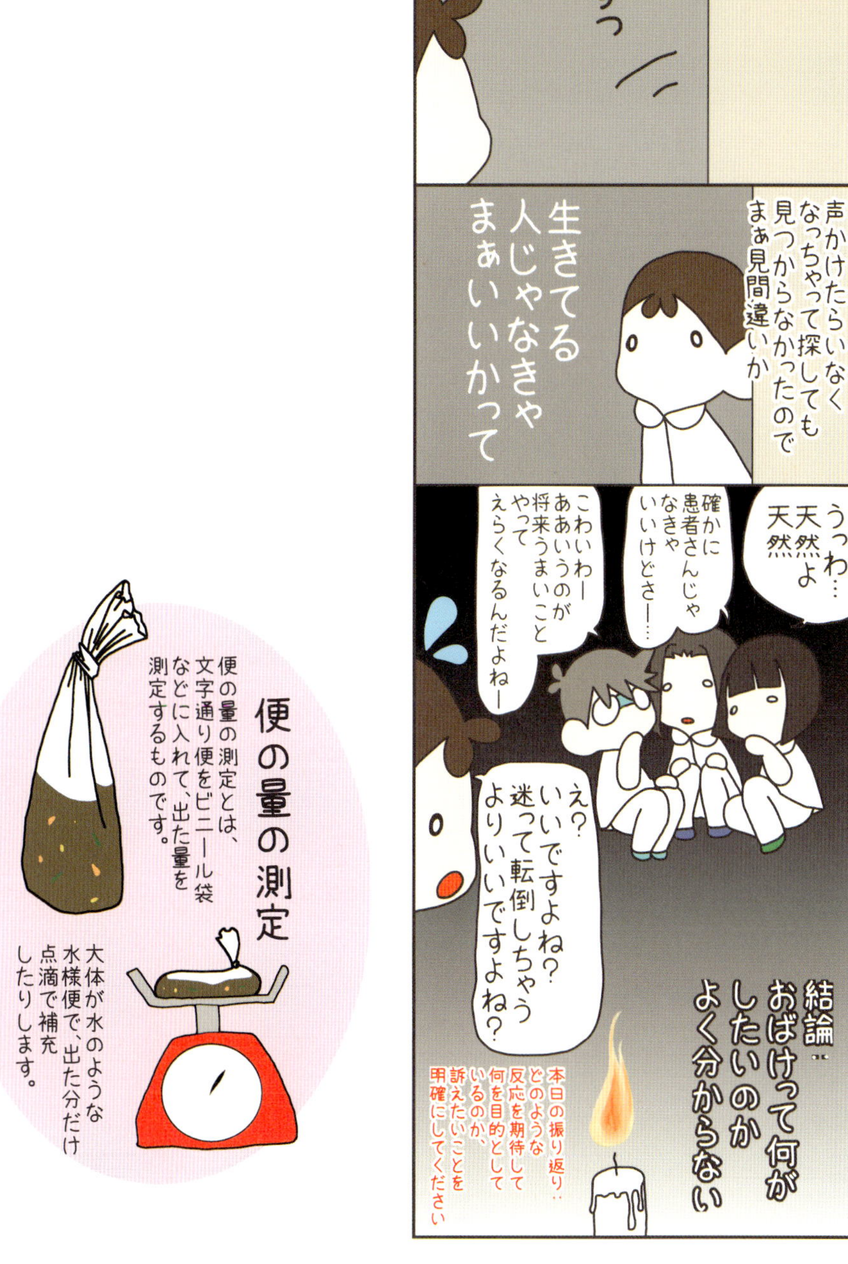

便の量の測定

便の量の測定とは、文字通り便をビニール袋などに入れて、出た量を測定するものです。

大体が水のような水様便で、出た分だけ点滴で補充したりします。

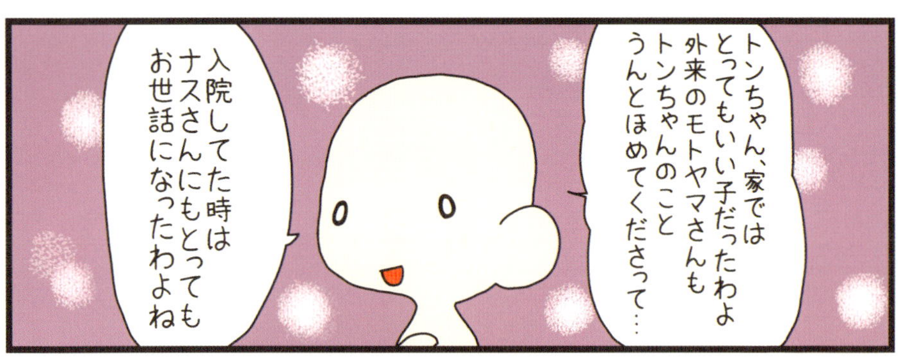
トンちゃん、家ではとってもいい子だったわよ外来のモトヤマさんもトンちゃんのことうんとほめてくださって…
入院してた時はナスさんにもとってもお世話になったわよね

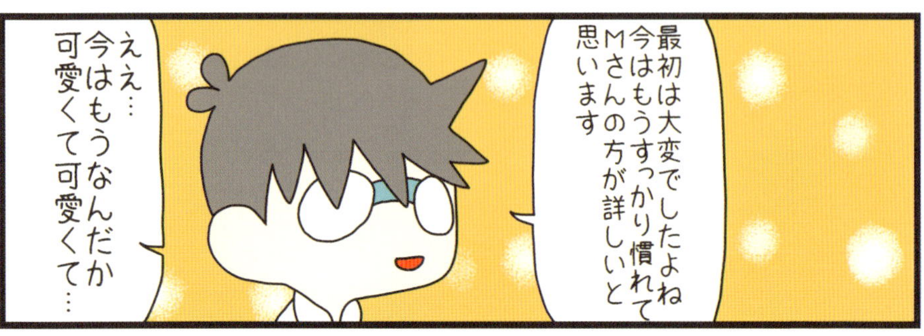
最初は大変でしたよね今はもうすっかり慣れてMさんの方が詳しいと思います
ええ…今はもうなんだか可愛くて可愛くて…

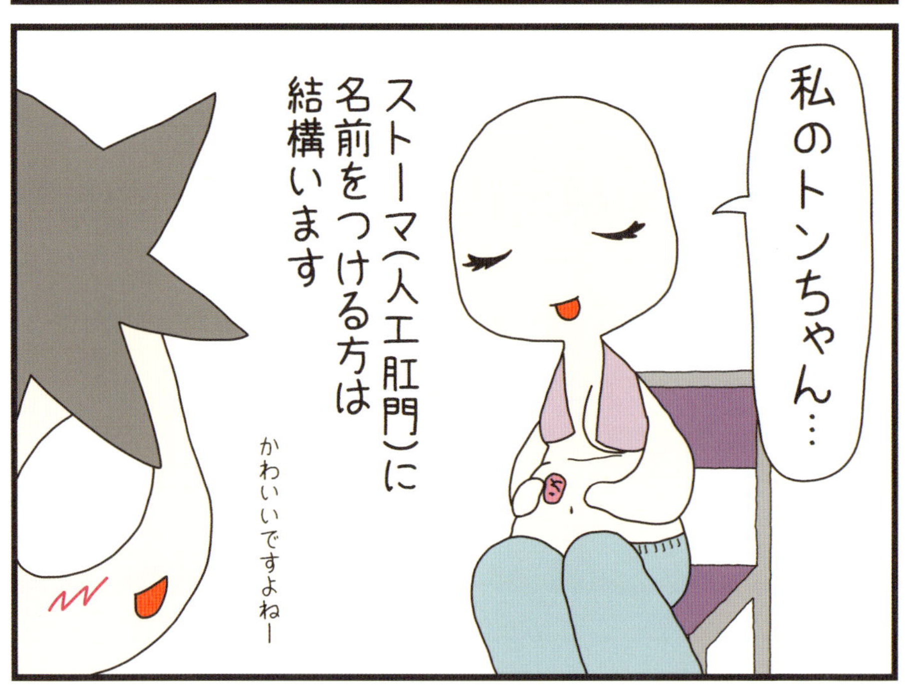
私のトンちゃん…
ストーマ(人工肛門)に名前をつける方は結構います
かわいいですよねー

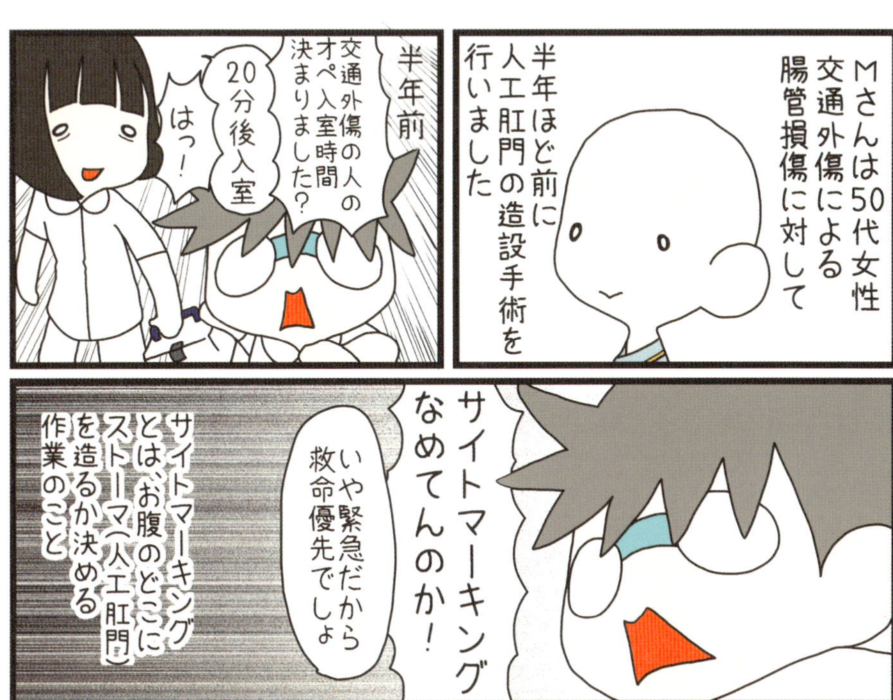
Mさんは50代女性
交通外傷による
腸管損傷に対して
半年ほど前に
人工肛門の造設手術を
行いました
半年前
交通外傷の人の
オペ入室時間
決まりました？
20分後入室
はっ！
サイトマーキング
なめてんのか！
いや緊急だから
救命優先でしょ
サイトマーキング
とは、お腹のどこに
ストーマ（人工肛門）
を造るか決める
作業のこと

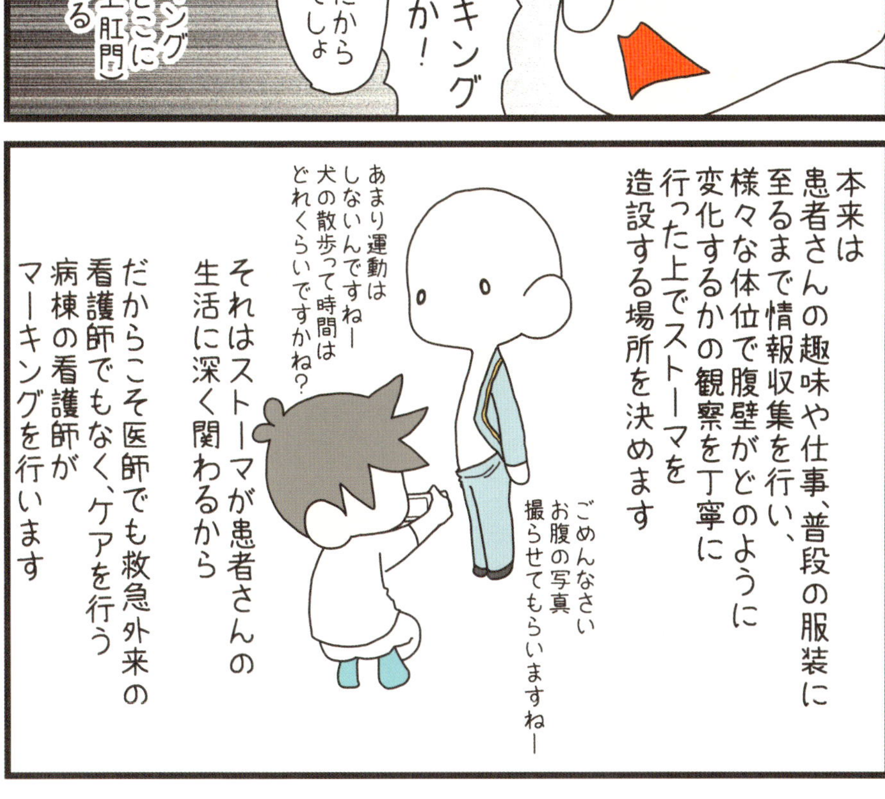
本来は
患者さんの趣味や仕事、普段の服装に
至るまで情報収集を行い、
様々な体位で腹壁がどのように
変化するかの観察を丁寧に
行った上でストーマを
造設する場所を決めます
ごめんなさい
お腹の写真
撮らせてもらいますねー
あまり運動は
しないんですねー
犬の散歩って時間は
どれくらいですかね？
それはストーマが患者さんの
生活に深く関わるから
だからこそ医師でも救急外来の
看護師でもなく、ケアを行う
病棟の看護師が
マーキングを行います

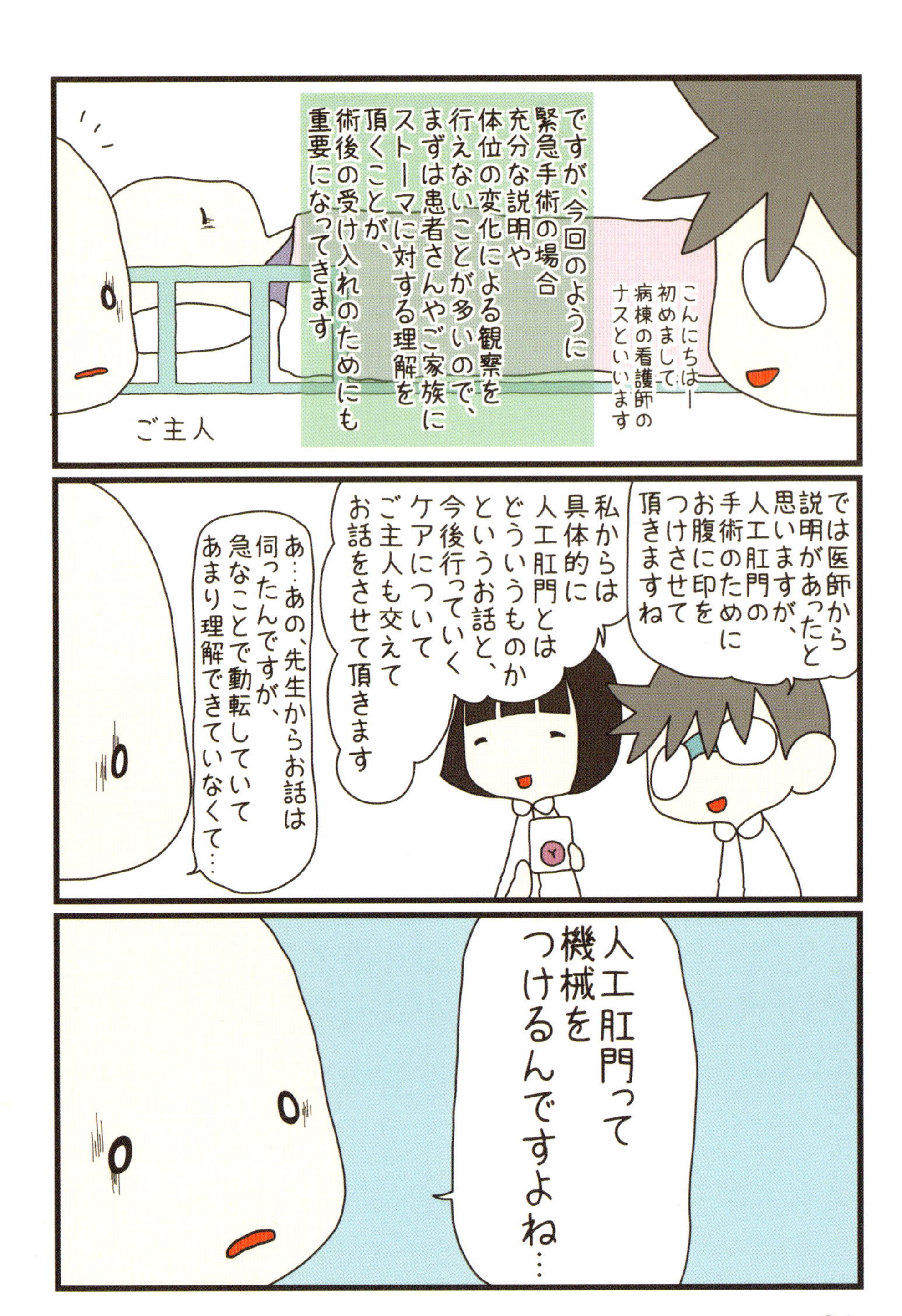
こんにちはー
初めまして
病棟の看護師の
ナスといいます
ですが、今回のように
緊急手術の場合
充分な説明や
体位の変化による観察を
行えないことが多いので、
まずは患者さんやご家族に
ストーマに対する理解を
頂くことが、
術後の受け入れのためにも
重要になってきます
ご主人
では医師から
説明があったと
思いますが、
人工肛門の
手術のために
お腹に印を
つけさせて
頂きますね
私からは
具体的に
人工肛門とは
どういうものか
というお話と、
今後行っていく
ケアについて
ご主人も交えて
お話をさせて頂きます
あ…あの、先生からお話は
伺ったんですが、
急なことで動転していて
あまり理解できていなくて…
人工肛門って
機械を
つけるんですよね…

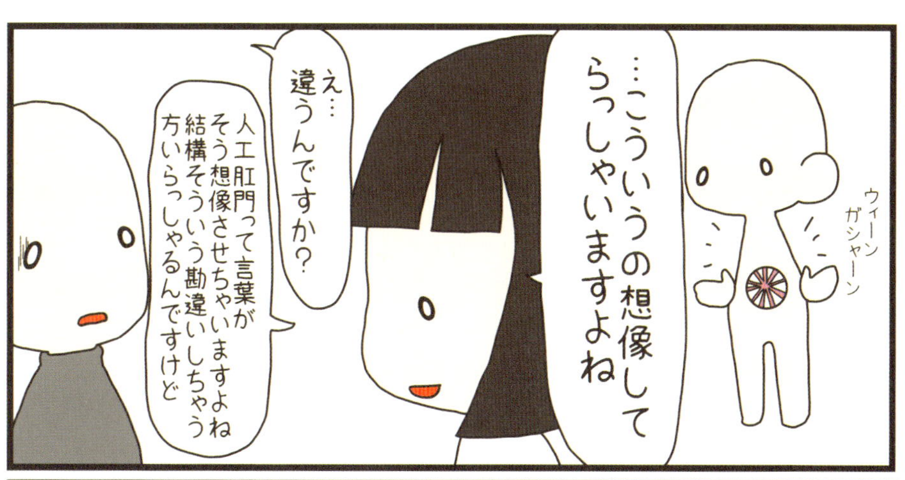
ウィーン
ガシャーン
…こういうの想像して
らっしゃいますよね
え…
違うんですか？
人工肛門って言葉が
そう想像させちゃいますよね
結構そういう勘違いしちゃう
方いらっしゃるんですけど

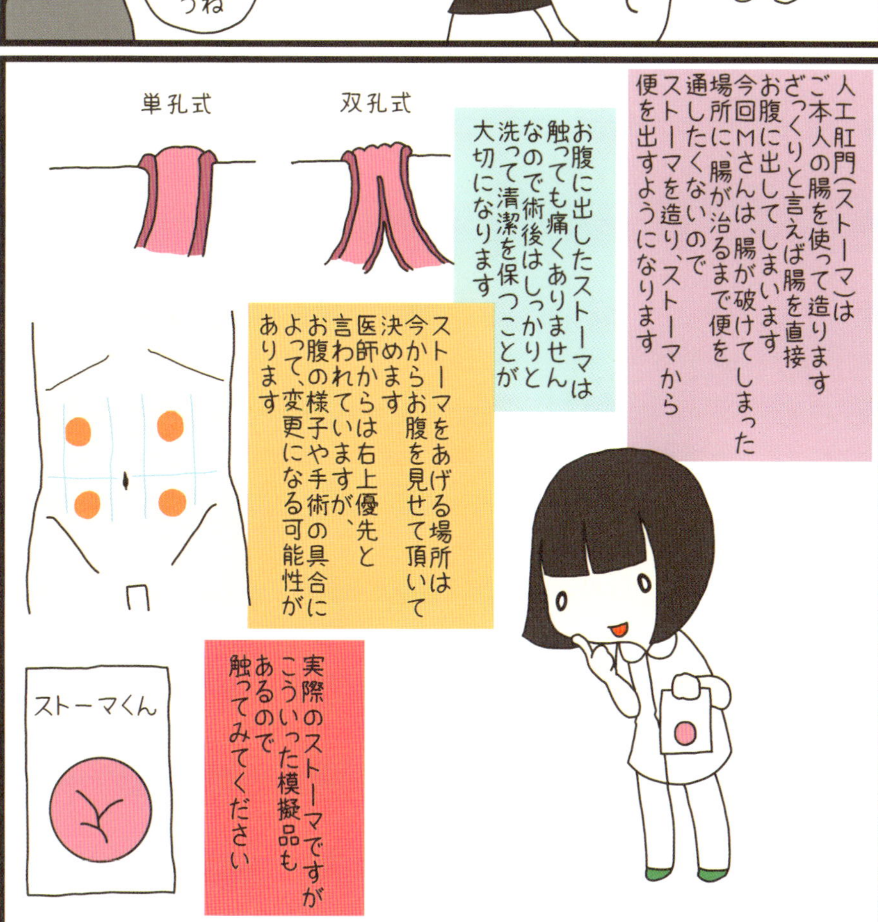
人工肛門（ストーマ）は
ご本人の腸を使って造ります
ざっくりと言えば腸を直接
お腹に出してしまいます
今回Mさんは、腸が破けてしまった
場所に、腸が治るまで便を
通したくないので
ストーマを造り、ストーマから
便を出すようになります
お腹に出したストーマは
触っても痛くありません
なので術後はしっかりと
洗って清潔を保つことが
大切になります
双孔式
単孔式
ストーマをあげる場所は
今からお腹を見せて頂いて
決めます
医師からは右上優先と
言われていますが、
お腹の様子や手術の具合に
よって、変更になる可能性が
あります
実際のストーマですが
こういった模擬品も
あるので
触ってみてください
ストーマくん

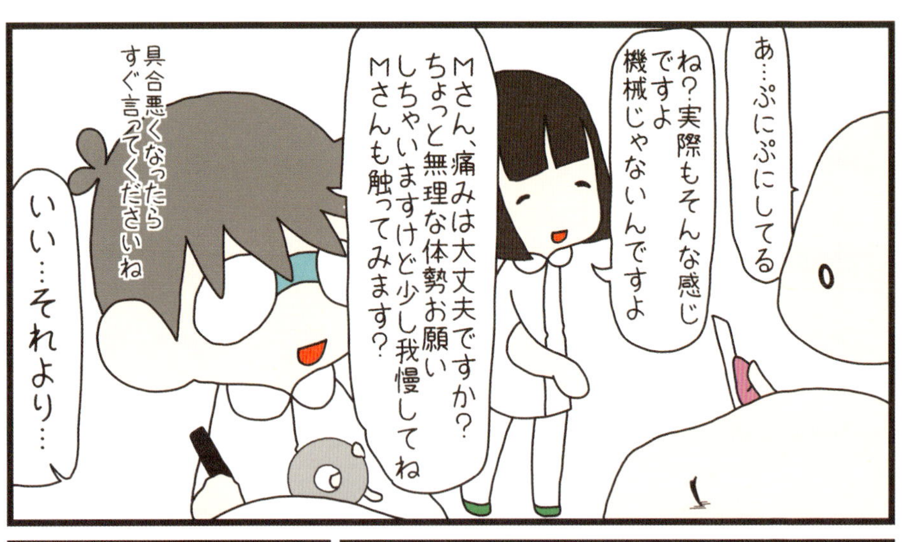
あ…ぷにぷにしてる
ね？実際もそんな感じですよ
機械じゃないんですよ
Mさん、痛みは大丈夫ですか？
ちょっと無理な体勢お願いしちゃいますけど少し我慢してね
Mさんも触ってみます？
具合悪くなったらすぐ言ってくださいね
いい…それより…

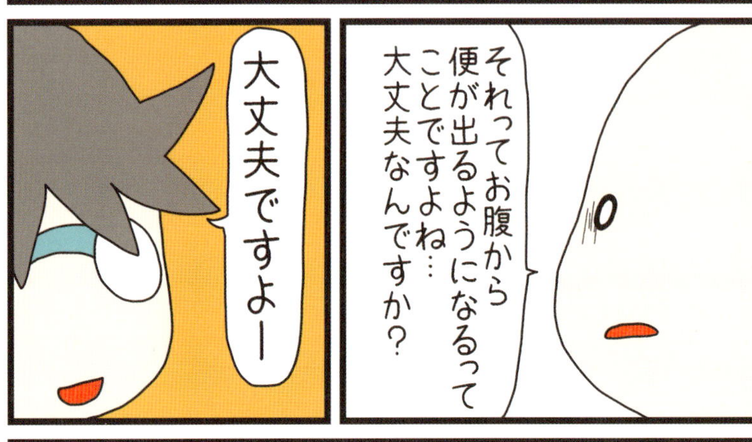
それってお腹から便が出るようになるってことですよね…
大丈夫なんですか？
大丈夫ですよー

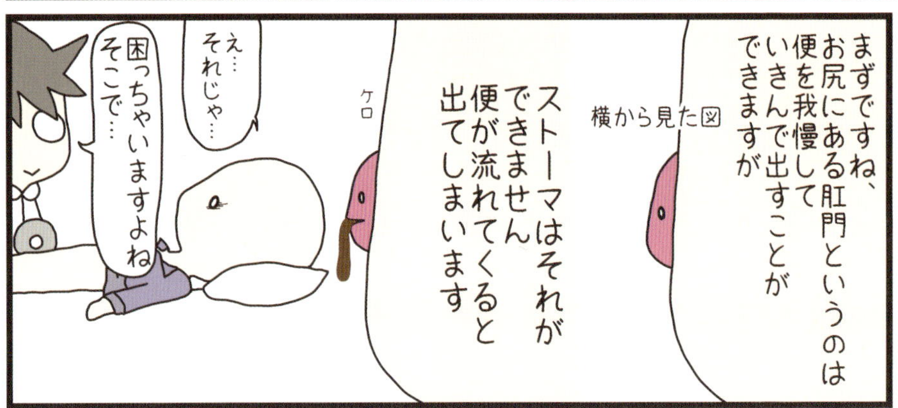
まずですね、お尻にある肛門というのは便を我慢していきんで出すことができますが
横から見た図
ストーマはそれができません
便が流れてくると出てしまいます
ケロ
え…それじゃ…
困っちゃいますよねそこで…

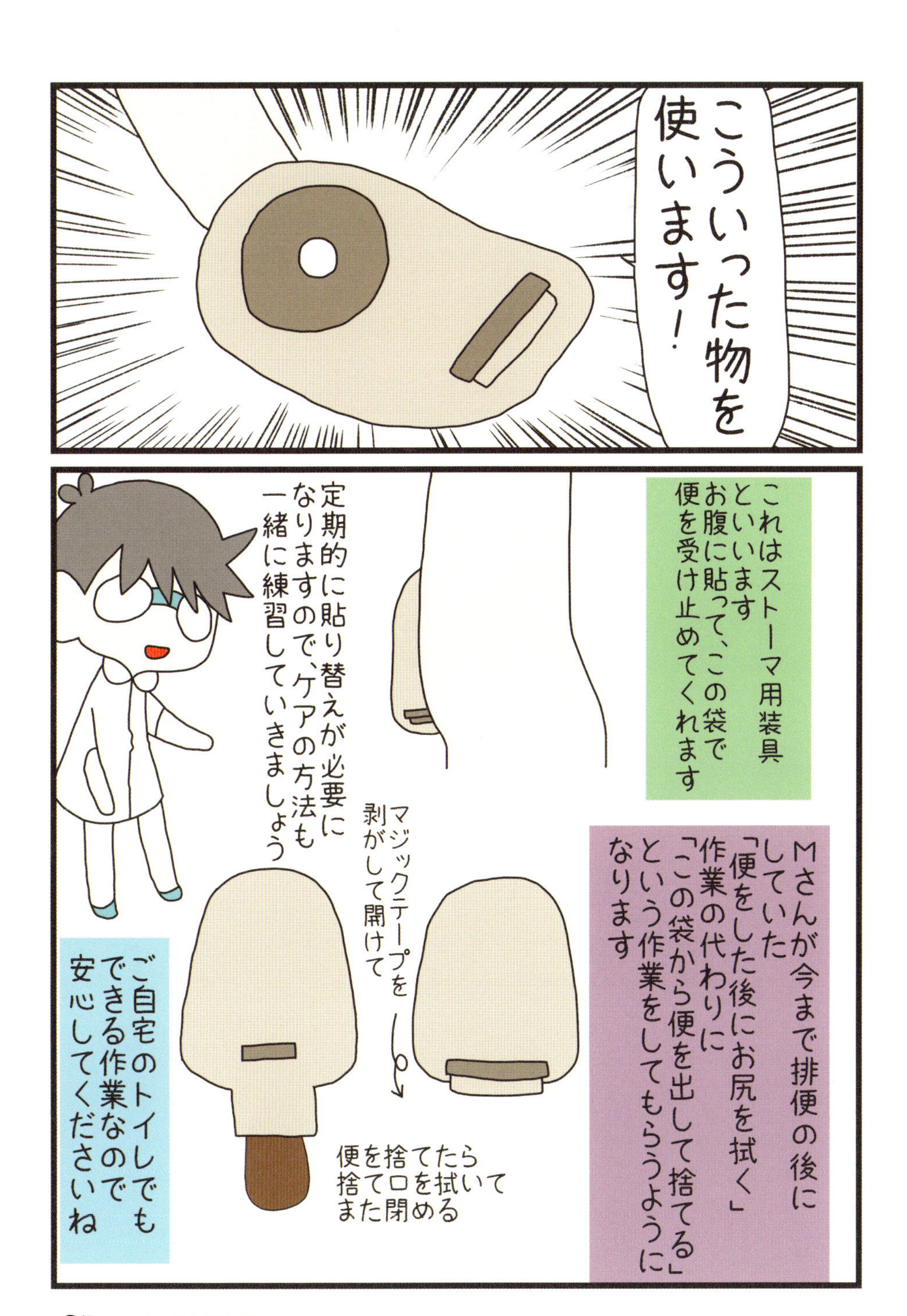
こういった物を使います！
これはストーマ用装具といいます
お腹に貼って、この袋で便を受け止めてくれます
定期的に貼り替えが必要になりますので、ケアの方法も一緒に練習していきましょう
Mさんが今まで排便の後にしていた「便をした後にお尻を拭く」作業の代わりに「この袋から便を出して捨てる」という作業をしてもらうようになります
マジックテープを剥がして開けて
便を捨てたら捨て口を拭いてまた閉める
ご自宅のトイレでもできる作業なので安心してくださいね

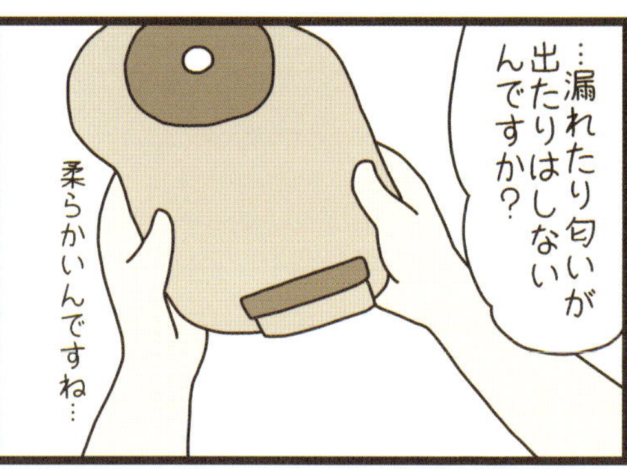
…漏れたり匂いが
出たりはしない
んですか?
柔らかいんですね…

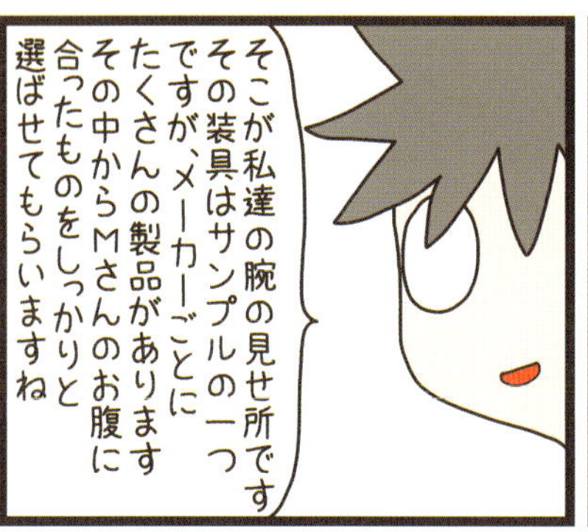
そこが私達の腕の見せ所です
その装具はサンプルの一つ
ですが、メーカーごとに
たくさんの製品があります
その中からMさんのお腹に
合ったものをしっかりと
選ばせてもらいますね

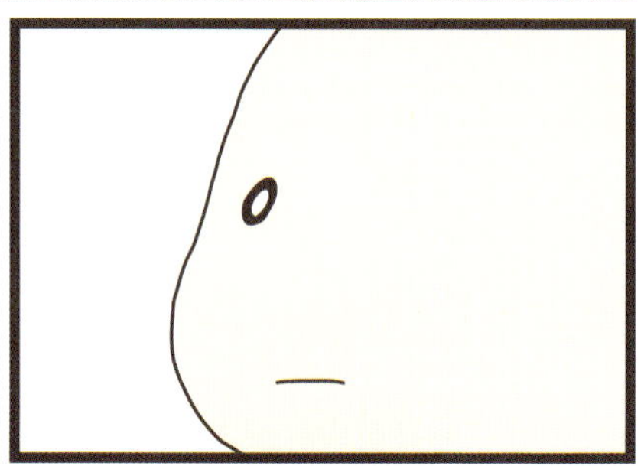

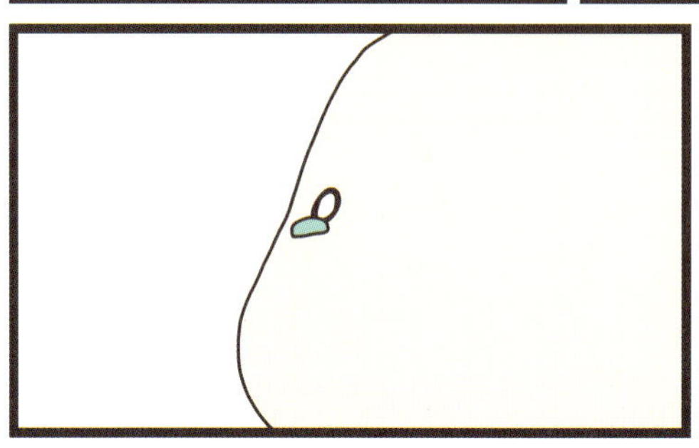

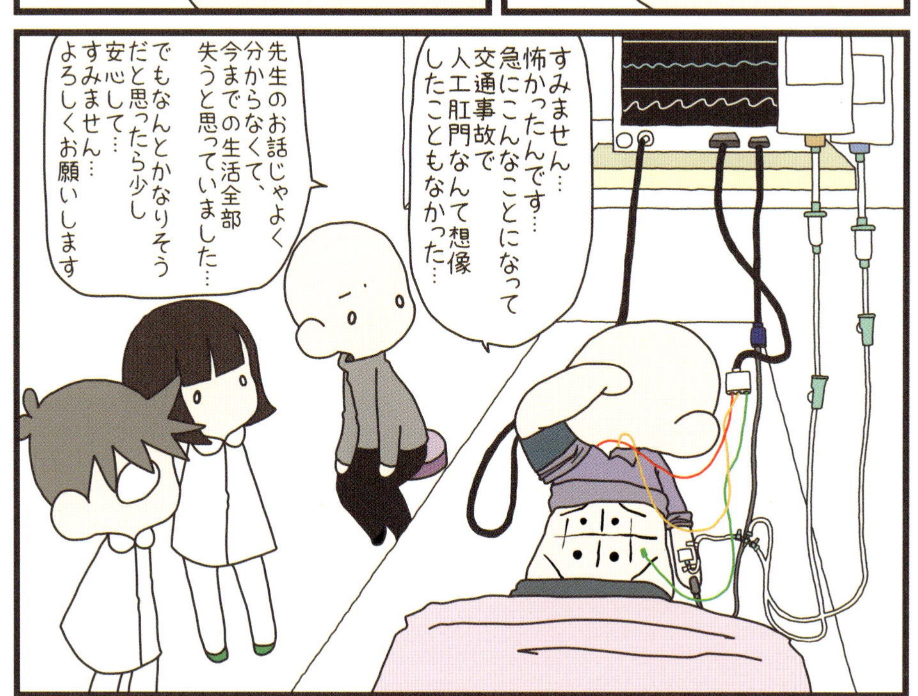
すみません…
怖かったんです…
急にこんなことになって
交通事故で
人工肛門なんて想像
したこともなかった…
先生のお話じゃよく
分からなくて、
今までの生活全部
失うと思っていました…
でもなんとかなりそう
だと思ったら少し
安心して…
すみません…
よろしくお願いします

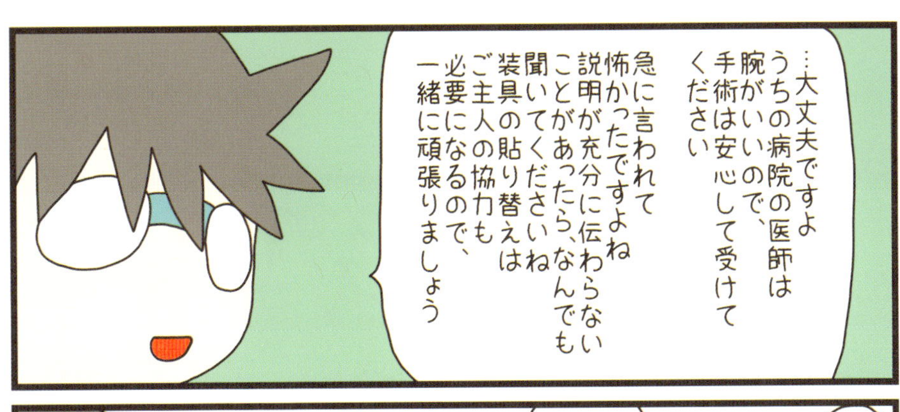
…大丈夫ですよ
うちの病院の医師は
腕がいいので、
手術は安心して受けて
ください
急に言われて
怖かったですよね
説明が充分に伝わらない
ことがあったら、なんでも
聞いてくださいね
装具の貼り替えは
ご主人の協力も
必要になるので、
一緒に頑張りましょう

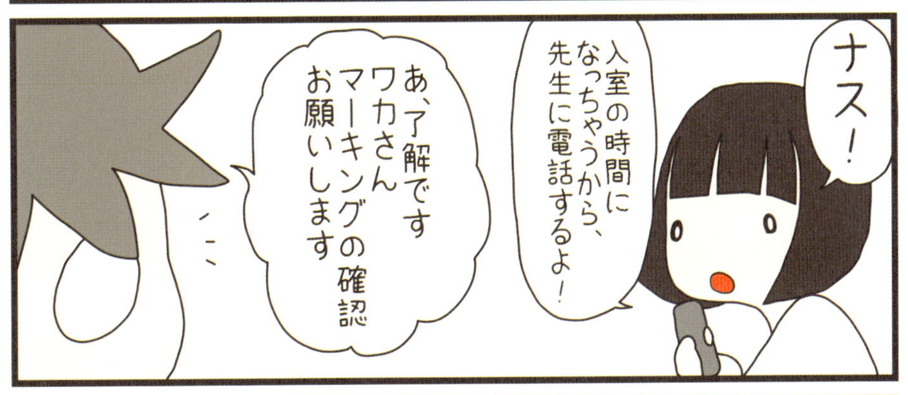
ナス！
入室の時間に
なっちゃうから、
先生に電話するよ！
あ、了解です
ワカさん
マーキングの確認
お願いします
…

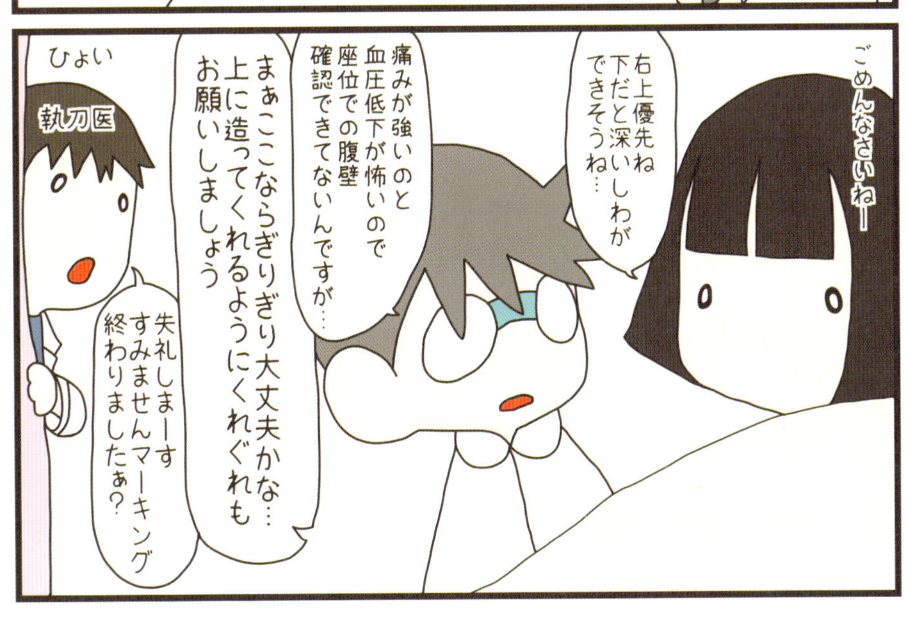
ごめんなさいねー
右上優先ね
下だと深いしわが
できそうね…
痛みが強いのと
血圧低下が怖いので
座位での腹壁
確認できてないんですが…
まぁここならぎりぎり大丈夫かな…
上に造ってくれるようにくれぐれも
お願いしましょう
ひょい
執刀医
失礼しまーす
すみませんマーキング
終わりましたぁ？

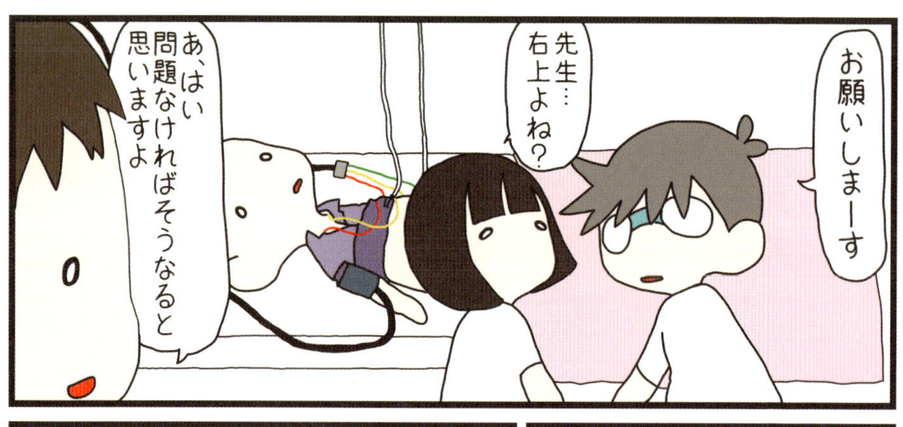
お願いしまーす
先生…右上よね？
あ、はい問題なければそうなると思いますよ

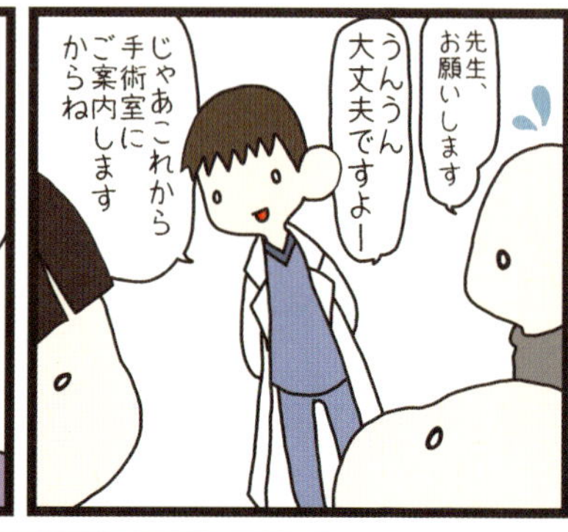
先生、お願いします
うんうん大丈夫ですよー
じゃあこれから手術室にご案内しますからね

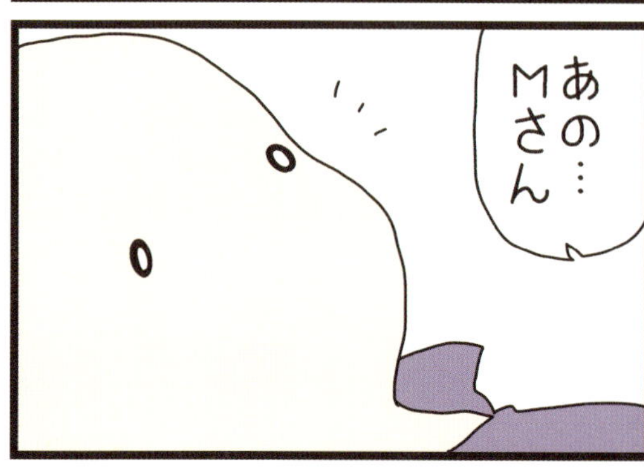
あの…Mさん

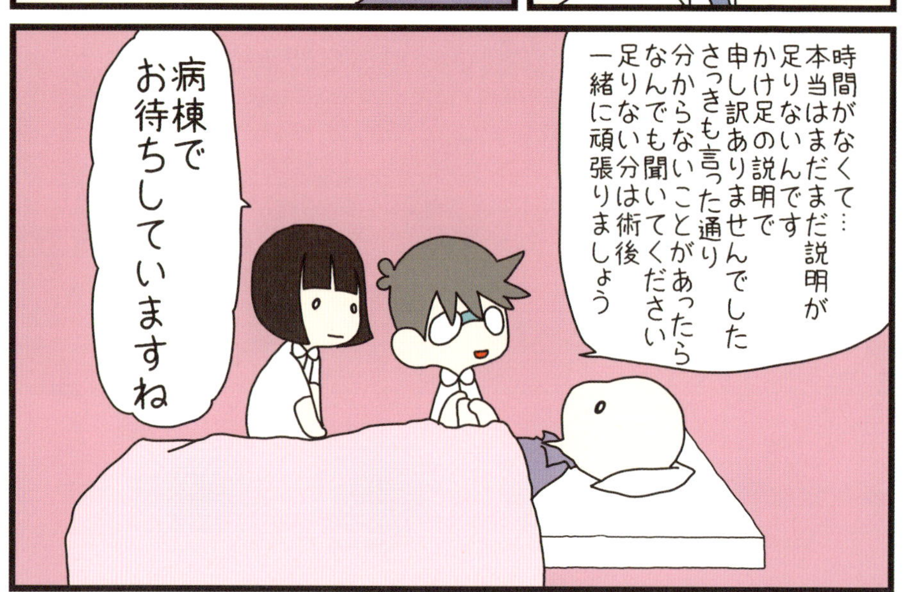
時間がなくて…本当はまだまだ説明が足りないんです
かけ足の説明で申し訳ありませんでした
さっきも言った通り分からないことがあったらなんでも聞いてください
足りない分は術後一緒に頑張りましょう
病棟でお待ちしていますね

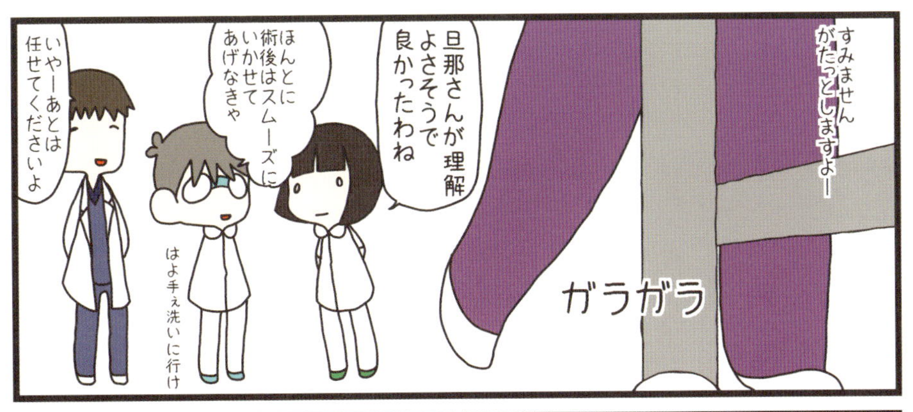
すみません
がたっとしますよー
ガラガラ
旦那さんが理解
よさそうで
良かったわね
ほんとに
術後はスムーズに
いかせて
あげなきゃ
はよ手ぇ洗いに行け
いやーあとは
任せてくださいよ

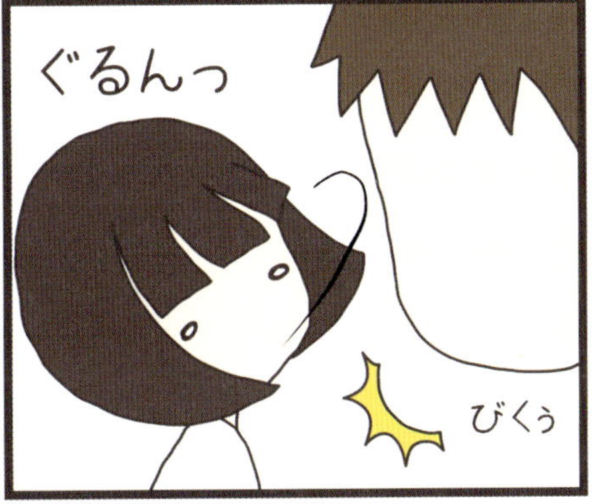
ぐるんっ
びくぅ

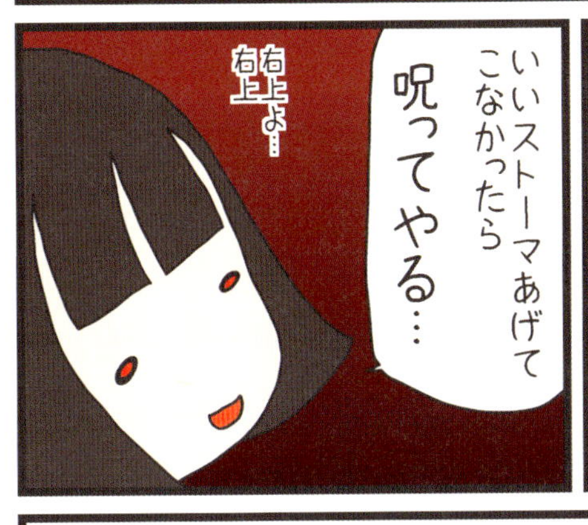
いいストーマあげて
こなかったら
呪ってやる…
右上よ…
右上

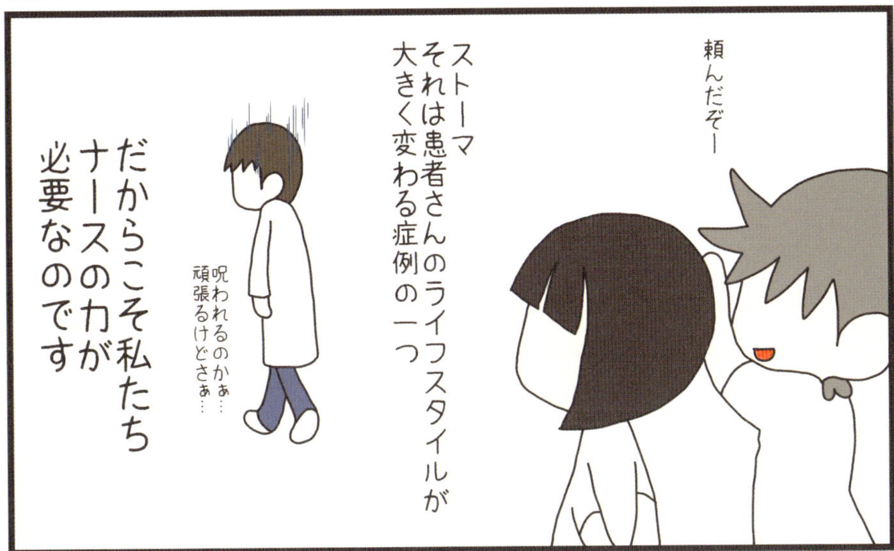
頼んだぞー
ストーマ
それは患者さんのライフスタイルが
大きく変わる症例の一つ
呪われるのかぁ…
頑張るけどさぁ…
だからこそ私たち
ナースの力が
必要なのです

初心の一言

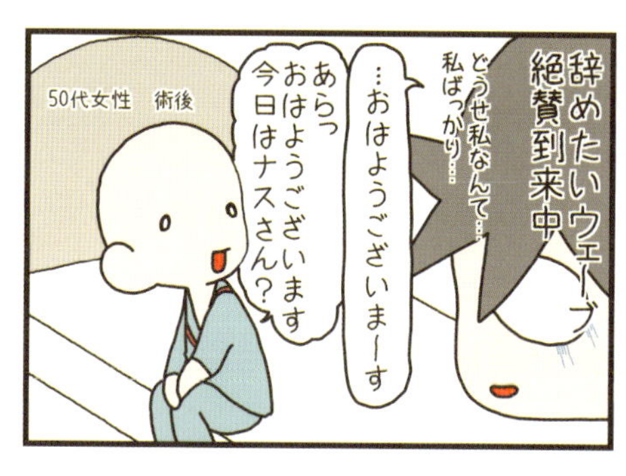

辞めたいウェーブ絶賛到来中
どうせ私なんて…私ばっかり…
…おはようございま〜す
あらっおはようございます今日はナスさん？
50代女性　術後

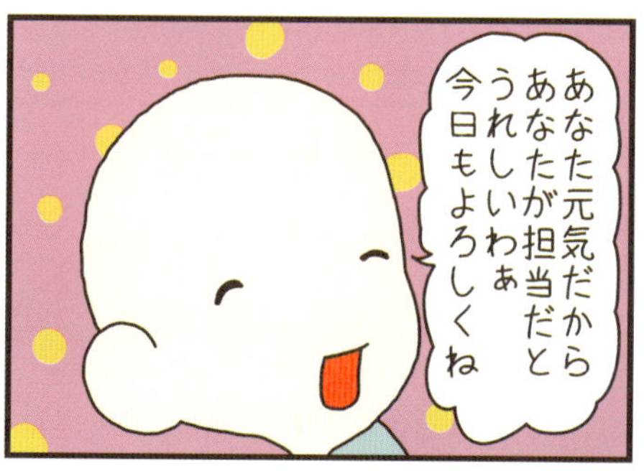

あなた元気だからあなたが担当だとうれしいわぁ今日もよろしくね

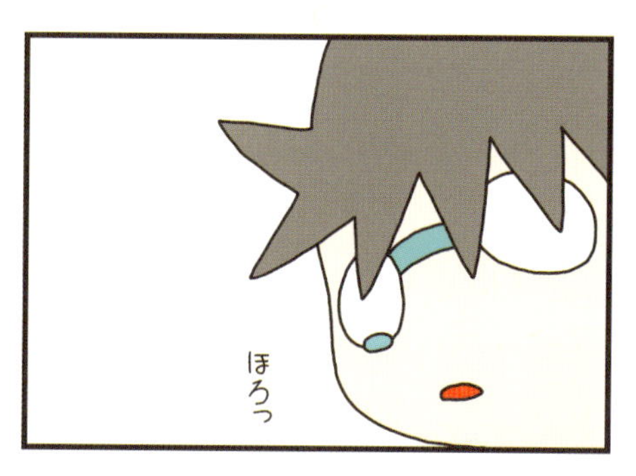

ほろっ

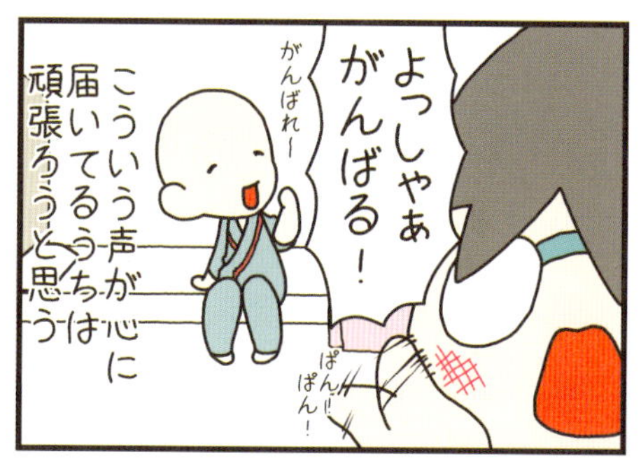

よっしゃあがんばる！
がんばれ〜
ぱん！ぱん！
こういう声が心に届いてるうちは頑張ろうと思う

もれる本音

頼む! 働いてくれ!

あー
先生お疲れ様です♪
おつかれさまー
今日もオペですかぁ?

うん、まぁ今日は
少ない方だよ
えーでもかわいそう
ちゃんと家帰れてるん
ですかぁ?

○○さん不穏
すごくてぇ
術後だからねぇ
ねー…

あの人…
いつも何しに
来てるんだろう
って人がたまにいる
働けい
馬車馬のように
今度オペのこと
教えてくださーい♪
勉強会だねー

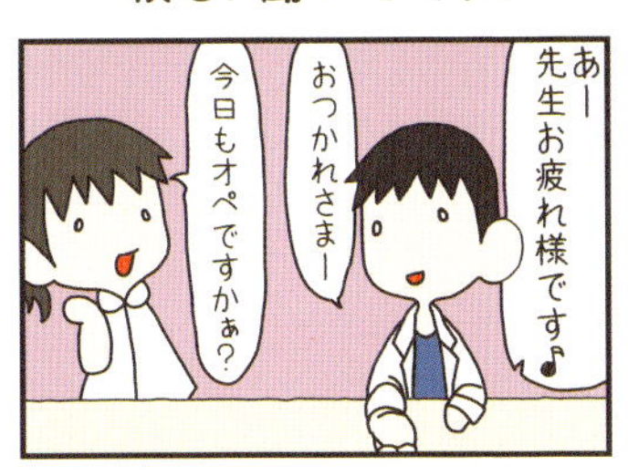

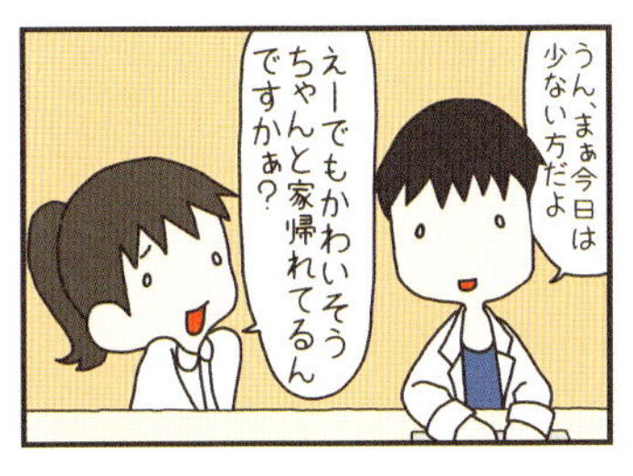

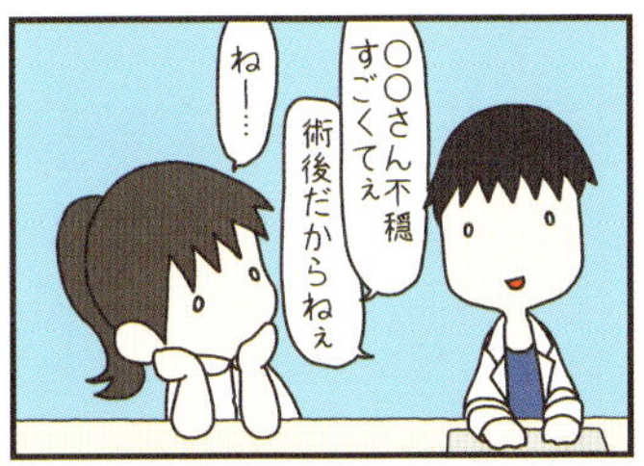

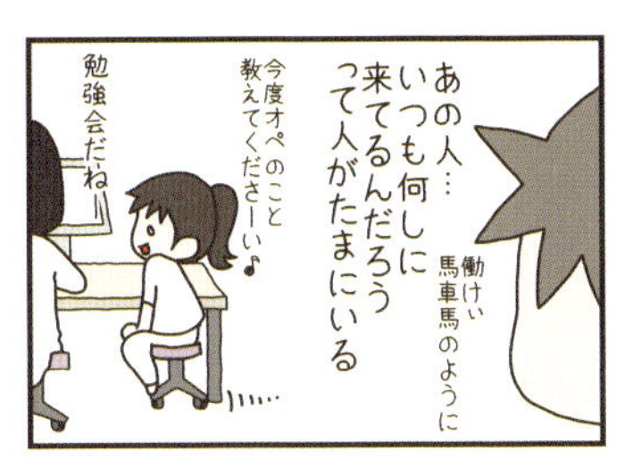

言ったのに

〇〇さん
明日の検査は9時からになりますので、8時50分にはお迎えにあがります
それまでに
必ず
おトイレは済ませておいてください
はいはい
わかりましたよー

じゃあ〇〇さん
時間なのでそろそろご案内しますねー
はーいお願いします

じゃあちょっとおトイレ寄っていっていいかしら

…はい
よくはないです！

言わないけど

夜勤21時
先生、遅くに申し訳ありません
右大腿骨骨折で保存加療中の〇〇さんですが、お熱が38.6度あります
他のバイタルは問題ないのですが、初めてのお熱ですのでご報告です

バイタル：体温・呼吸・脈拍・血圧など生命の指標となる徴候

はぁ？
何の熱？

知らねーよ
…夕食は問題なく食べられました
肺の音が悪かったり痰が多いこともありません
腹痛等もありませんので、時期的にインフルエンザの検査などいかがでしょうか？
って、言いてぇなー
言いたい
言わないけど

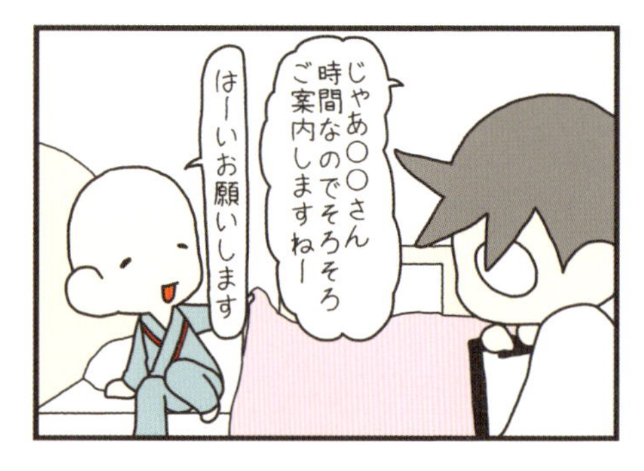

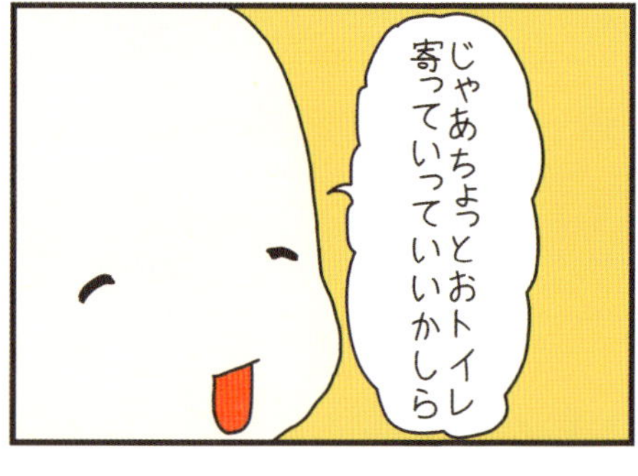

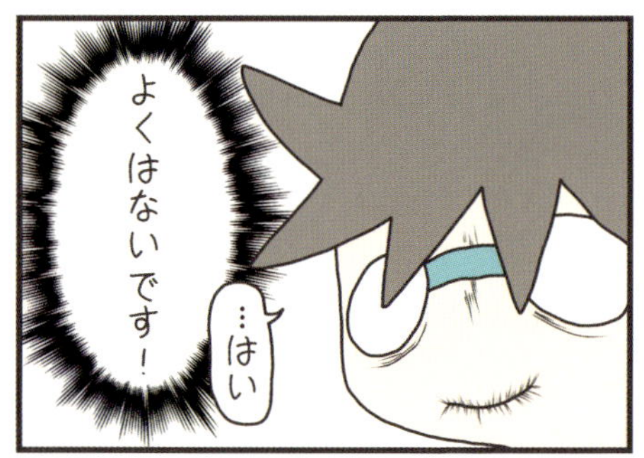

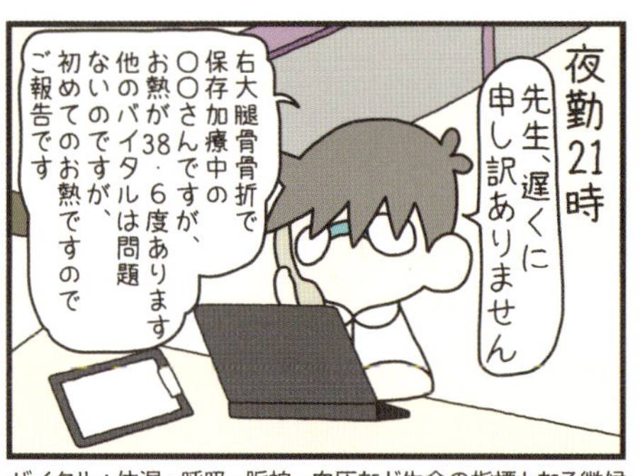

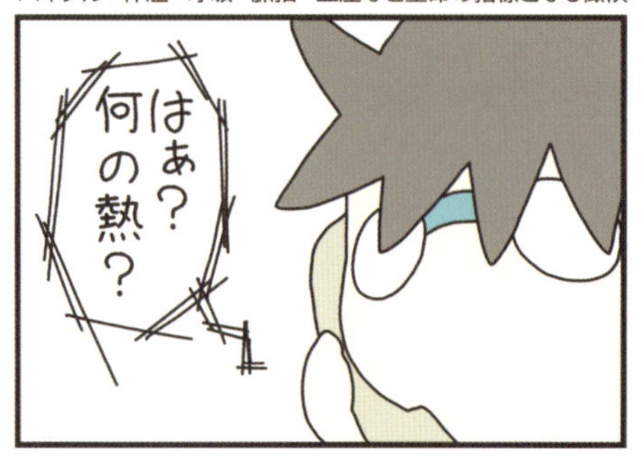

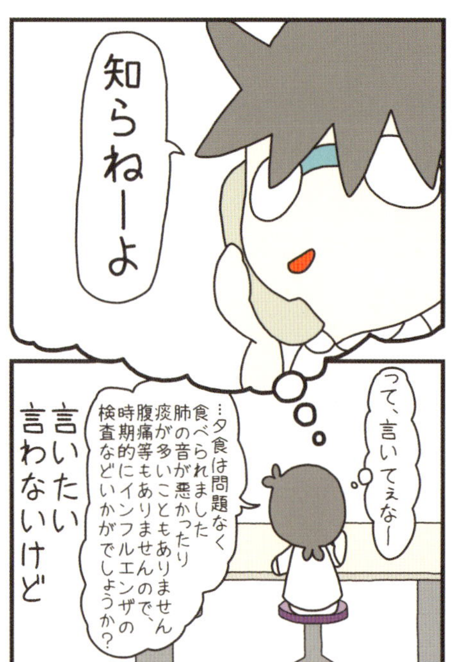

超やりづれぇー

冷戦関係
やっぱり女性の世界なので
表立って仲悪くなくても
冷戦関係の方々が
たまにいる

そんな方々と夜勤が
一緒になってしまうと
ずるっ
全然喋らない

…ずるずるずるずるずる
全然喋らない

うおぉおおぉ
超やりづれぇ！
麺をすするのも
申し訳ない！

痛くないけど

ちょっとお顔拭く
だけだから…！
わーアイちゃん
助けて！
ナスさん
気をつけてください！
その人…！

がぶぅ
あー！
噛まないで…！

…

歯がない…
ナスさん！
大丈夫ですか？
うん…
なんか切なくなった
それでも噛もうと
するんだね…

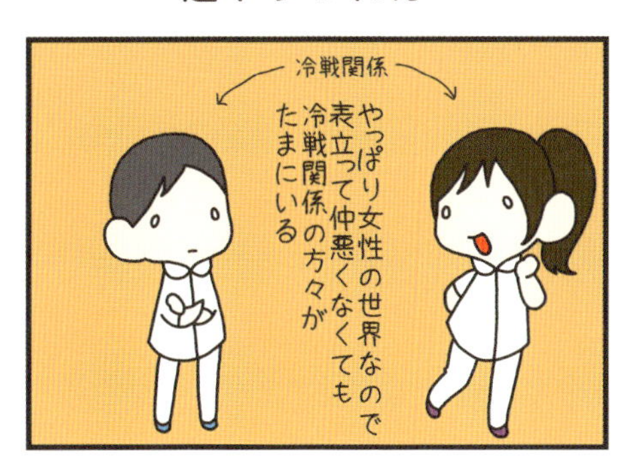

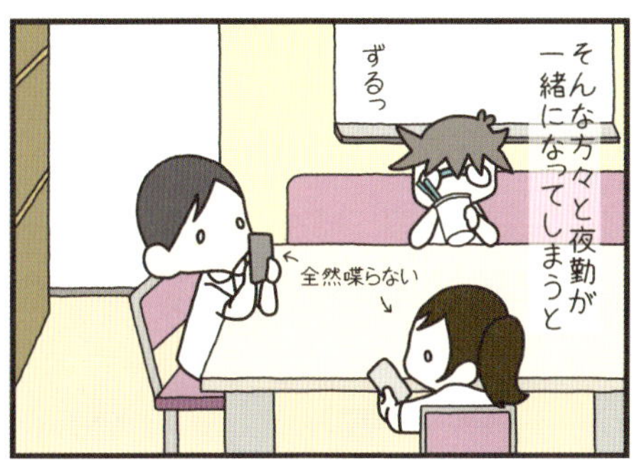

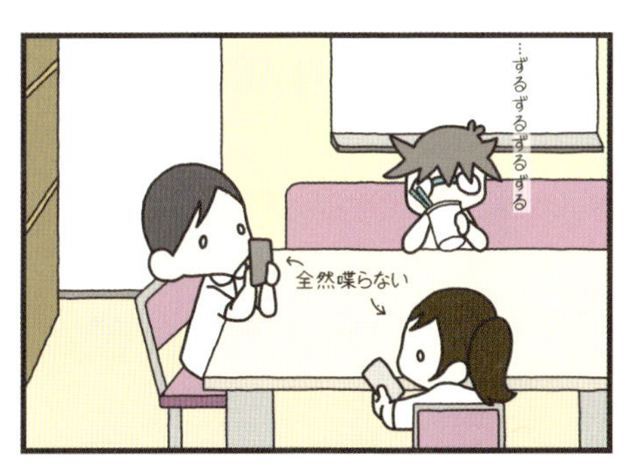

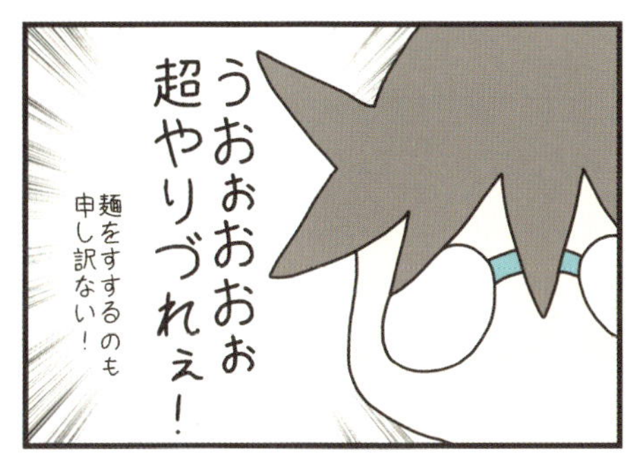

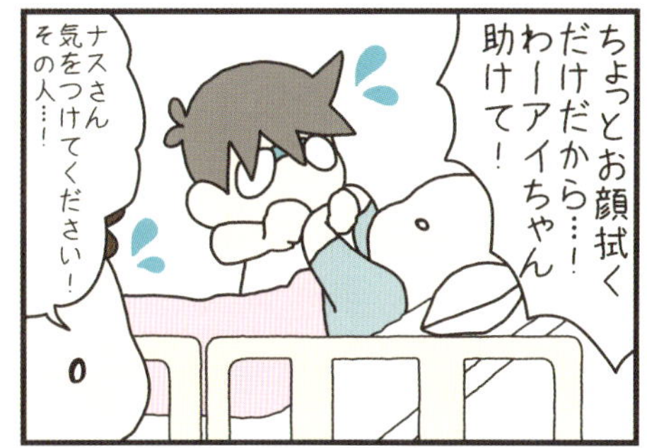

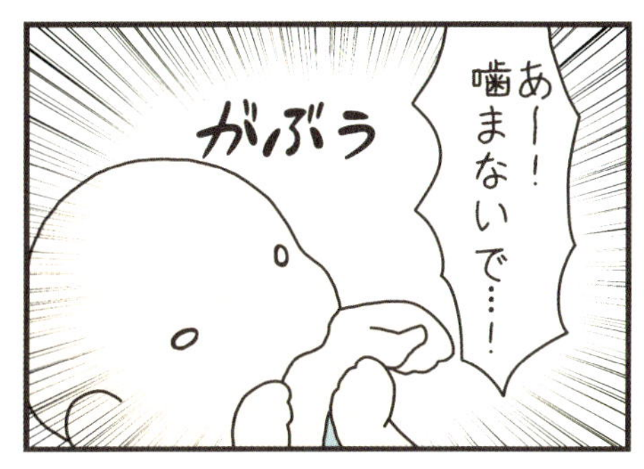

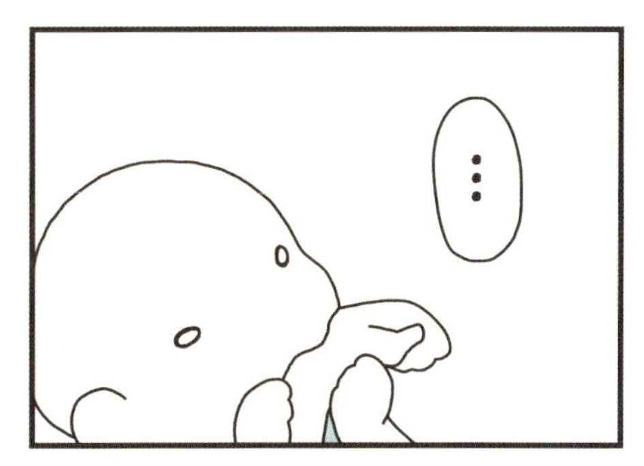

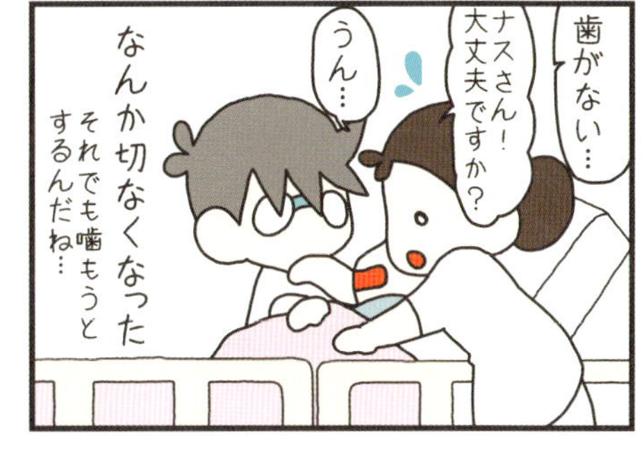

いつも怒ってる人

4年目のクラシマちゃんはいつも忙しいと怒っている
ふんぬー！
よく怒るエネルギーが続くなぁとちょっと感心する

あーもう！先生またこんな指示出して！全然終わんない！
忙しい？なんか手伝える？

もう記録全然終わってないしいきなり抗生剤の指示出るし、これからオムツ交換行かなきゃいけないんですよ！全然終わんない！

おおっとぉ…まったく普通の業務だ…
怒ってないで普通にやれば終わると思うよ…
でも怖いから言えないナスさん

毎度おびえてます

申し送りの時色々突っ込まれるのはもちろん怖いけど
あれはどうなってるんですかこれはどうするんですかこれがないと夜勤は困るんですけど
たまに理不尽なことが混じってたりする

○○さん、午後は熱発落ち着いて痰もだいぶ減ってきています
はい
ご飯もムセなくご自分で食べられていて
はい
あ、お薬ですが明日の分はこれから先生が処方してくれます
出てました

熱発：発熱のこと

△さんすごく元気になって、端座位まで取れるように
知ってます
あ、すみません尿意もあるようなので離床方向ですがまだまだ重介助なので移乗は夜勤帯じゃ
夜勤帯は尿器で対応します

端座位：ベッドから足を下ろして座る体位

返事は短い人の方が怖いんだよなぁ…
色々ムダなことしゃべっちゃう…

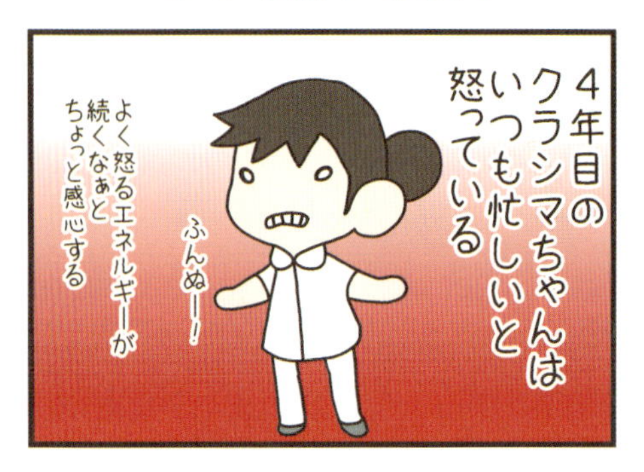

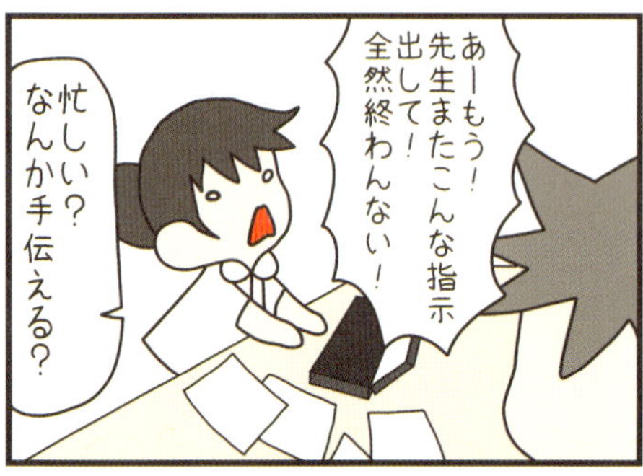

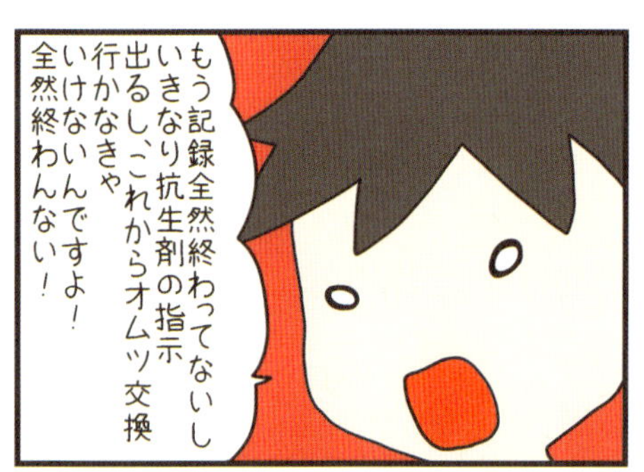

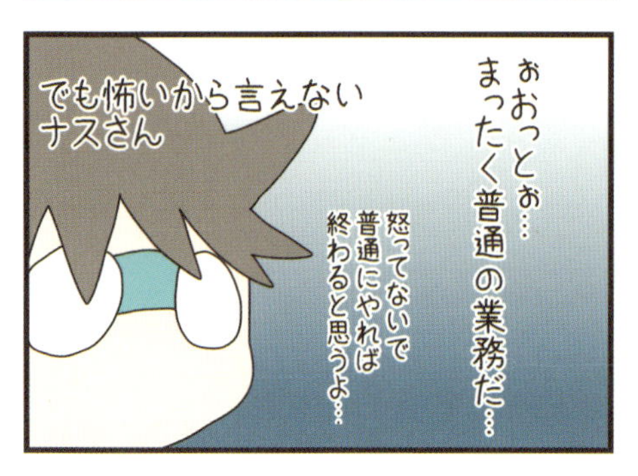

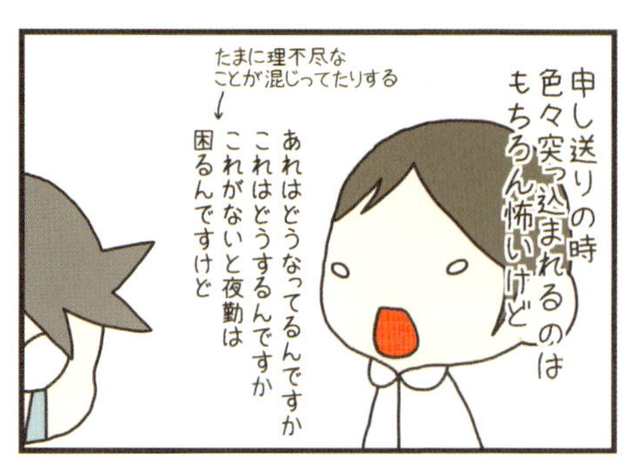

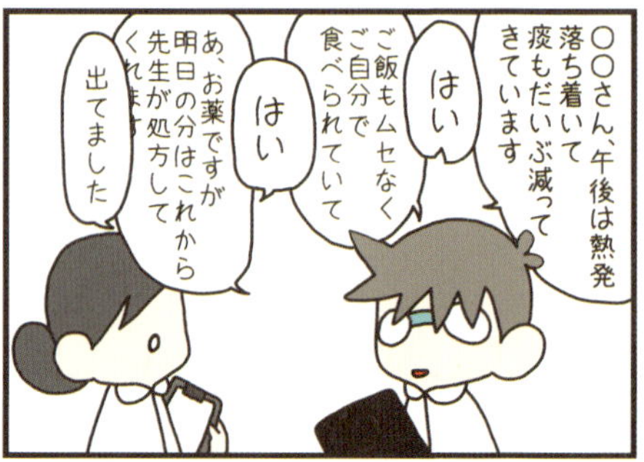

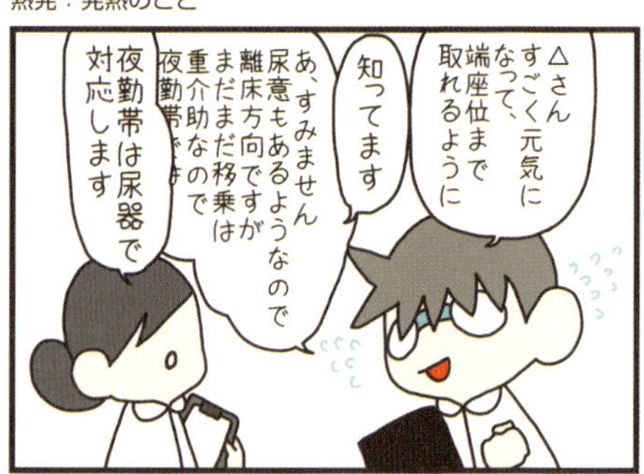

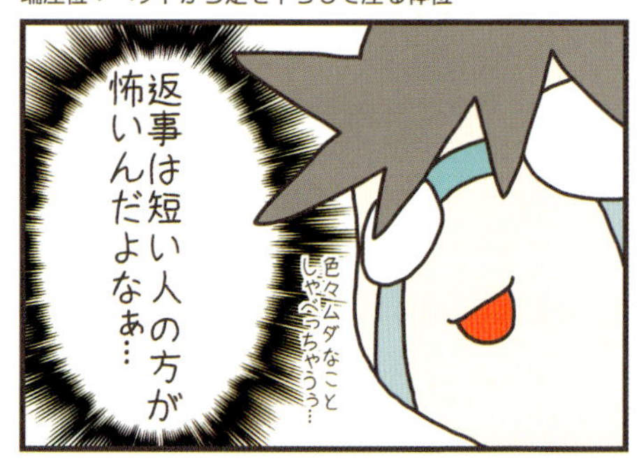

看護記録を読み解く①

毎日毎日看護師が
時間を取られる看護記録

S)患者の訴え

O)客観的な観察項目

A)観察項目に沿った
アセスメント

P)アセスメントした結果の
計画

基本的にはSOAPに
沿って記載をしますが
緊急時などは
経時的に記載を
することもあります

S)家でも好きな時に好きなようにしていたんだから
ほっといてくれ！
タバコ吸ってくるんだよ！
O)ふらつきが強く立位保持も困難だが
立ち上がり、突然の歩き出しあり
歩行は突進様
ナースコール押さずセンサーマットにて感知
行動早く訪室するとすでに歩き出している
見当識は問題ないがこだわりが強く従命困難
入院中は禁煙であることの説明を行うが理解して
頂けず何度も歩き出してしまう
スタッフの腕をつかむ、殴りかかる動作を見せるなど
攻撃的な言動あり

見当識：今いる場所など、自分が置かれた状況を判断する機能

A)元々独居ですべて自分で行っていた方
コンプライアンス不良でありこだわりも強い
喫煙への欲求が強く、非常に易怒的
スタッフへの暴言暴力も見られるため注意が必要
P)#1　非効果的治療管理　継続

A)病前はADL自立
病識薄く自分で歩き出してしまうため
転倒リスク高い
センサーマット設置中だが行動早いため
頻回に訪室していく必要がある
P)#2　転倒　継続

看護記録から
読み取れる
ナースの愚痴
すっごい大変だったんだね…

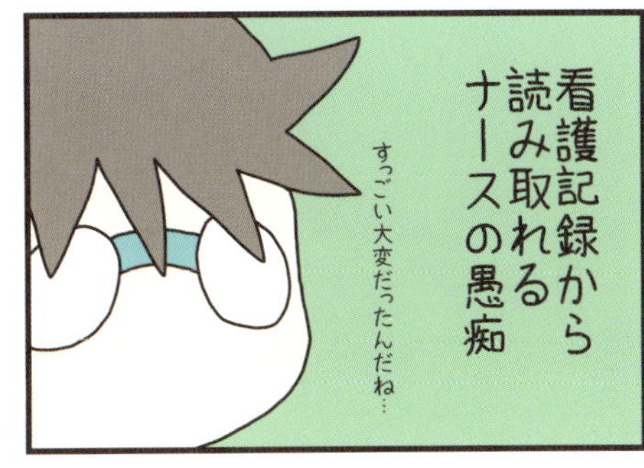

看護記録を読み解く②

看護記録は時として
スタッフ間の情報共有や
法的証拠として
使用されることも
あるため、
看護以外の項目も
細かく記録することが
あります

20:00
嘔気強く食事摂取不良なため
○○医師電話報告
→経過観察指示あり
22:00
嘔吐少量あり　バイタル異常なし
○○医師電話報告
→経過観察指示あり
○○医師来棟なし
00:00
嘔吐あり　バイタル異常なし
間欠的な腹痛あり
当直△△医師報告
→造影CT指示あり

造影CTにて術後イレウスの診断
※01:30　△△医師指示あり
・絶飲食へ
・点滴持続へ
オーダー変更あり
・イレウス管留置
還元500ml毎に指示あり

03:30
○○医師来棟
上記報告

時々
書かなくていいことを
反撃として書いてしまう
こともあります
ひゅー
怒ってるぅ

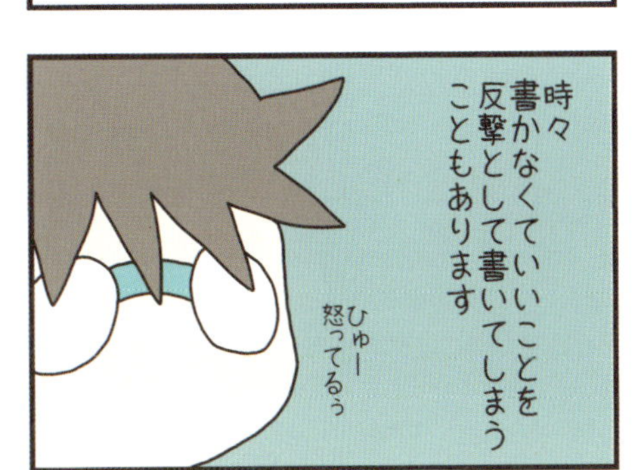

処世術〜ドクターの場合

ドクターと飲む時はご馳走してもらうことがよくある
あんたたちすげー食いますね
あははいいよいいよー
ごちそうさまでしたー

先生、誘う度にご馳走してもらっちゃってごめんね？
えー？いいんだよだってさ…
二次会はいつもゲイバー
ちょっとあたしの男に手ぇ出さないでよ？
出すかい

ご飯くらいで看護師さんが俺に優しくしてくれて仕事がやりやすくなるなら…さ

安いもんだろ？
賢い
ちょっとーナスの服あたしとかぶってないー？
でも言っちゃうところは賢くない

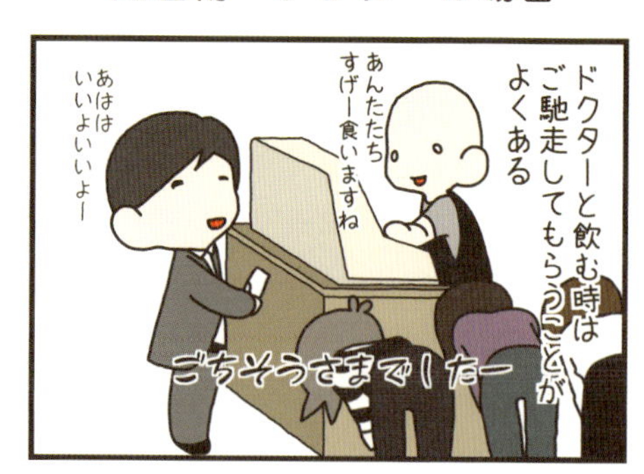

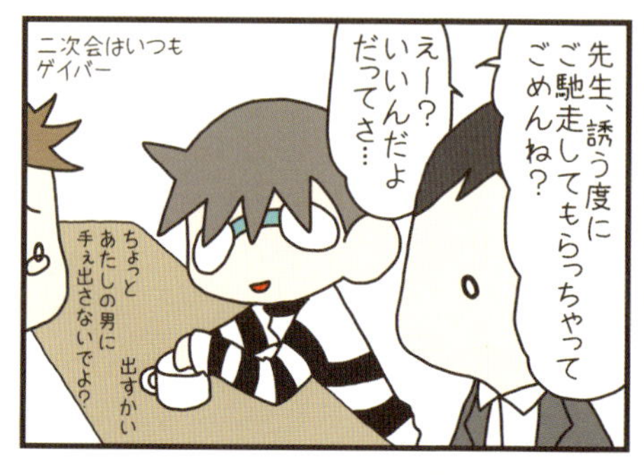

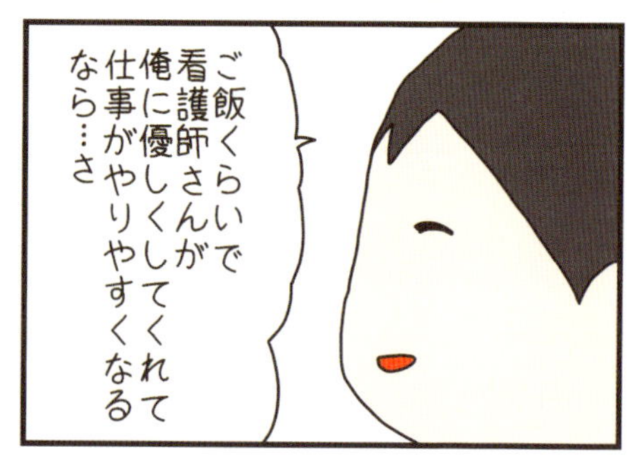

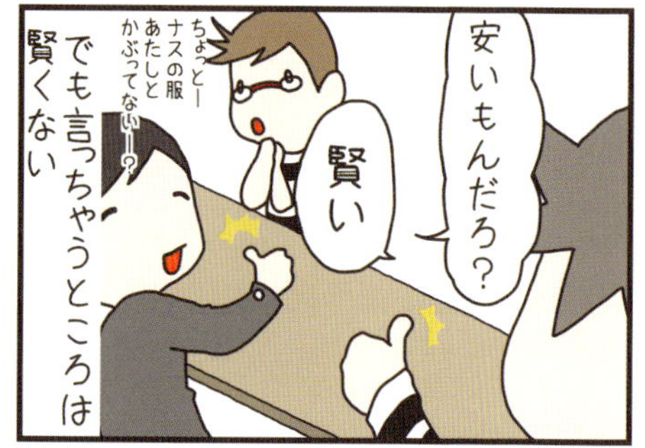

処世術〜サエコちゃんの場合

ナスさぁん
うおっちょっ私おとといの腹筋ローラーで筋肉痛ががが
何それ筋肉痛おっそ

何、どうしたの？
私今日忙しくてサマリーが全然終わってなくて…

手伝って…？
うるっ

そういう技はドクターに使いなさい
ぺちん
あっ間違えた
やっぱりちょっとどきっとしました

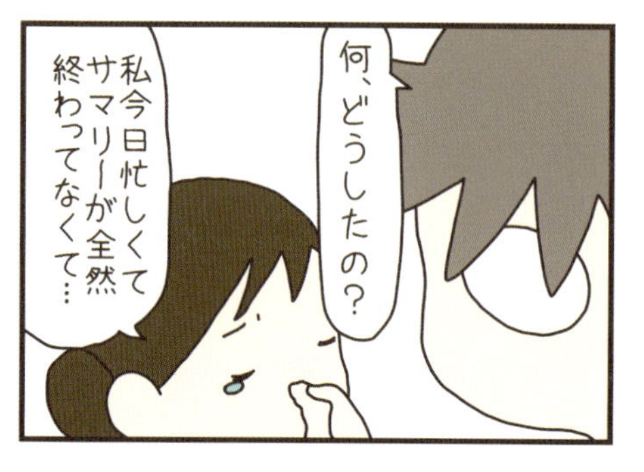

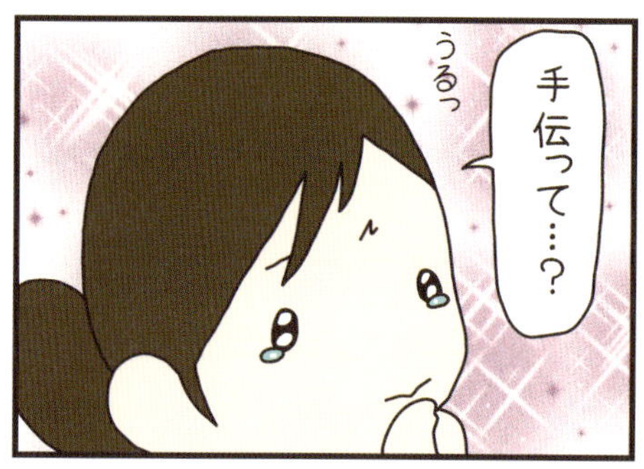

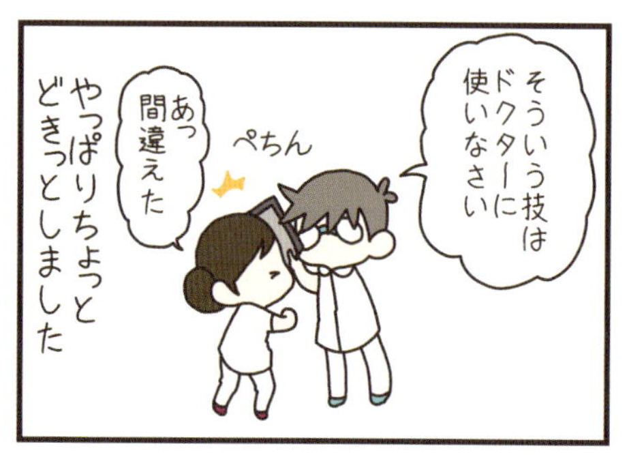

ナースマンの必修技術①

ワタベくんは
4年目ナースマン
物腰穏やかで
下手な女子より
女子力の高い
イケメンですが

私は知っている
ワタベくんの
生きざまを

〇〇さんほんとに見てるんですか?口がすごい汚いんですけど
記録に書いてなかったですよね?
だからなかなかきれいにならないから歯科口腔に介入依頼するって送りましたよね?

すぅ…

ナースマンの必修技術②

この退院サマリー全然意味分からないんだけど誰が書いたの?
あ、フジサワさんですね
またあの人…サマリー書くの下手すぎでしょ転院先に伝わらないよー

すっ…

タヤマ先生また新しい彼女できたんですって?
リハビリの子でしょ?ウロ科の子まだ付き合ってるよね よーやるわ
すぅ…

ウロ科：泌尿器科のこと

すうっ…
うまいこと存在感消してるよねー…
ナースマンの必修技術らしい

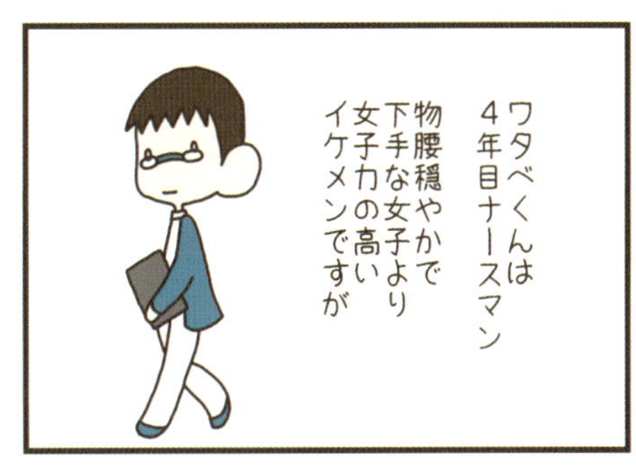

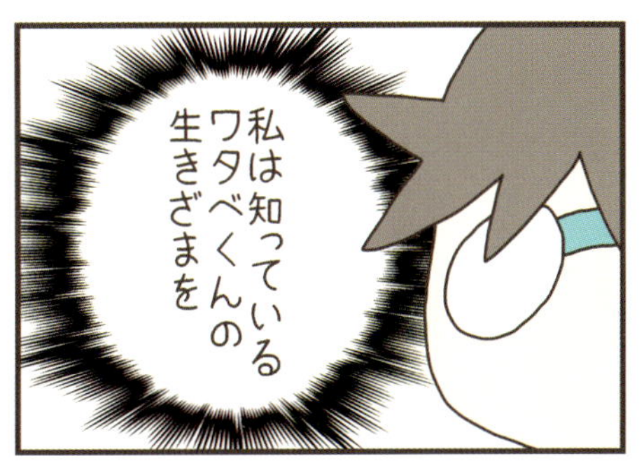

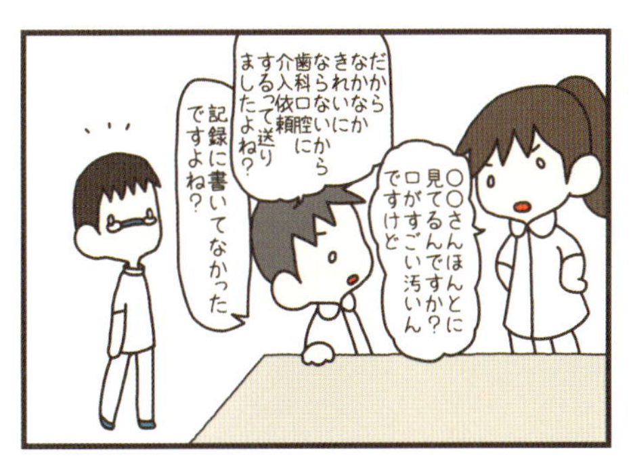

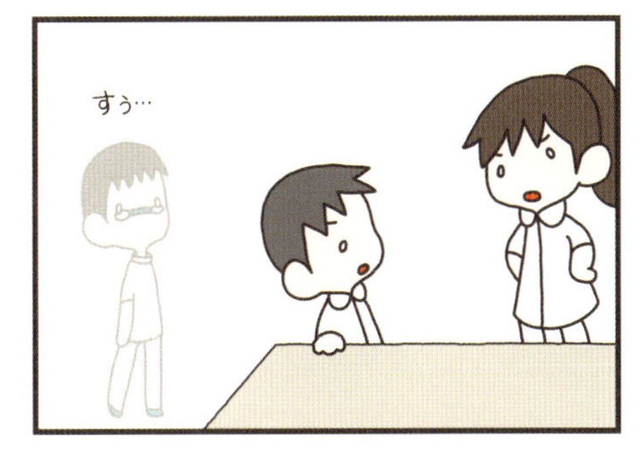

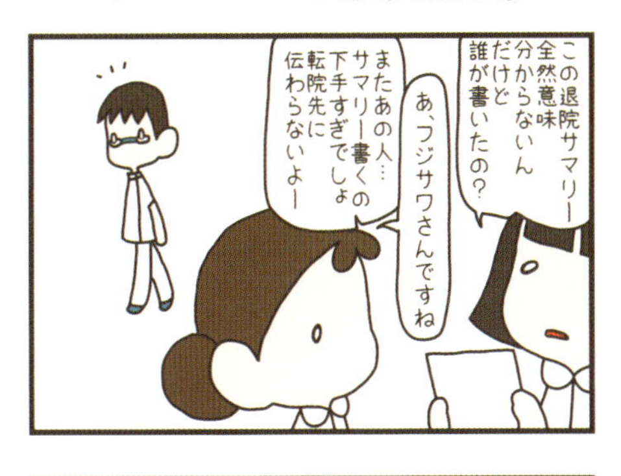

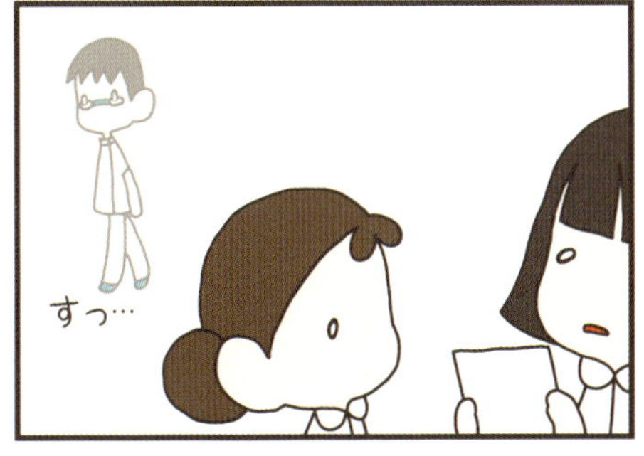

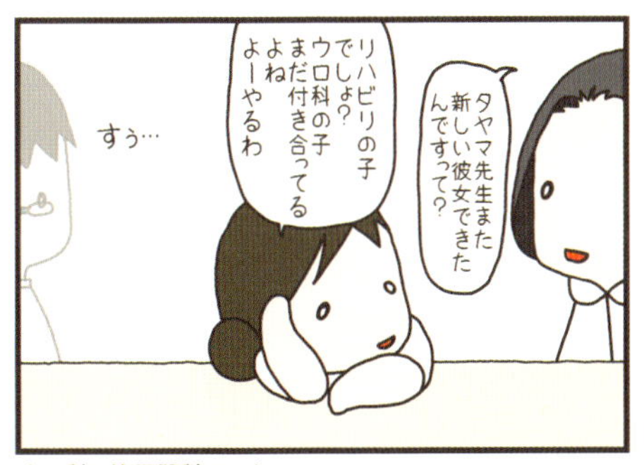

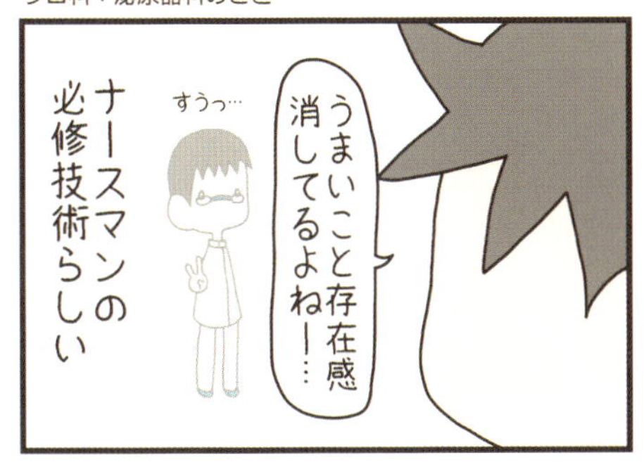

ナースの手

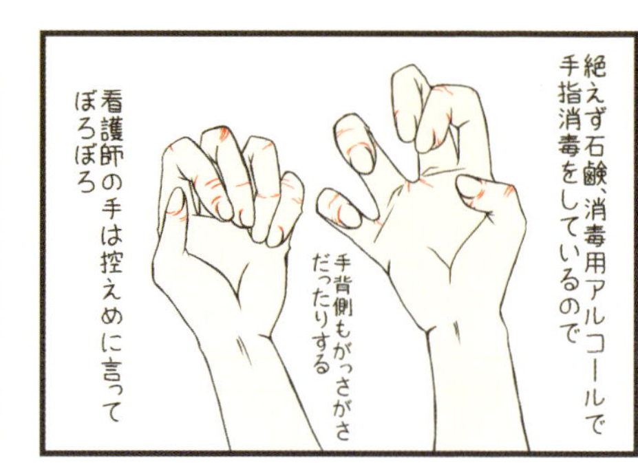
絶えず石鹸、消毒用アルコールで手指消毒をしているので
手背側もがっさがさだったりする
看護師の手は控えめに言ってぼろぼろ

かちょかちょ

すりすり
すりすり

…！
…！
傷口にアルコール擦り込むとかほんと拷問

手指衛生のジレンマ

手指衛生の目的は
①医療従事者を介した院内感染拡大の予防
②医療従事者自身の感染予防
手洗いの5つのタイミング言えるかなー
などが挙げられますが

毎年ほんと手荒れがひどいわよねー
私なんて腕までカッサカサ…
昔よくささくれでストッキングひっかけましたよねー

はっ…
感染予防のための手指衛生を行えば行っただけ看護師の感染リスクがあがるってなんなの…

おぉう
ここにもジレンマ…かな
今度ハンドクリーム買いに行きましょーよ
あの石鹸の店のやつよねー すごいよかったー

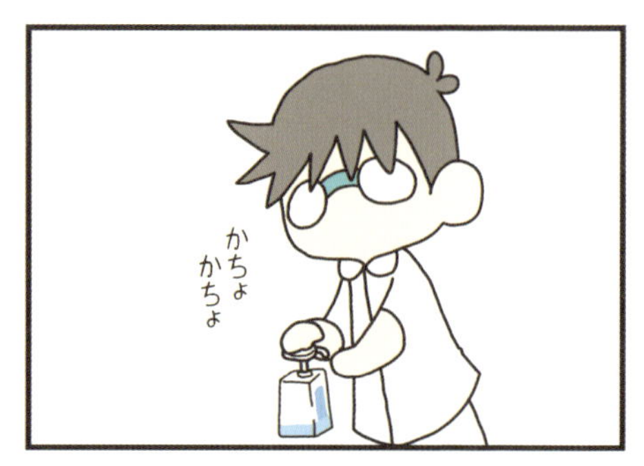

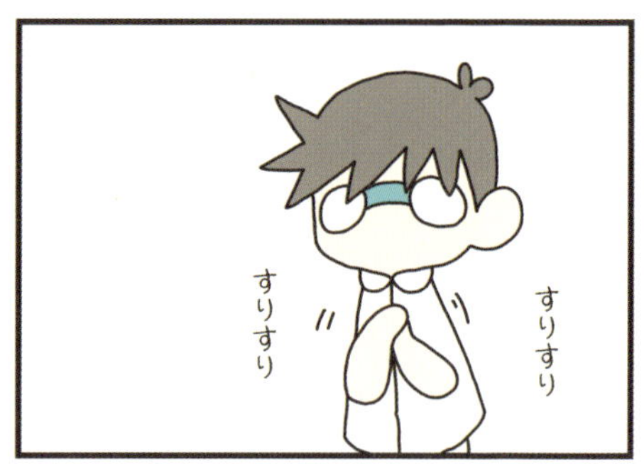

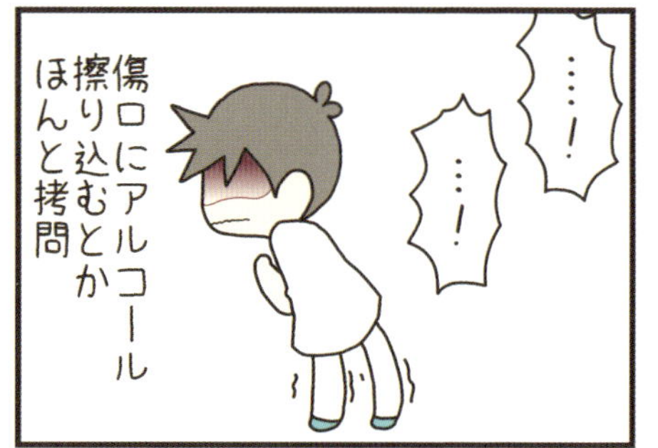

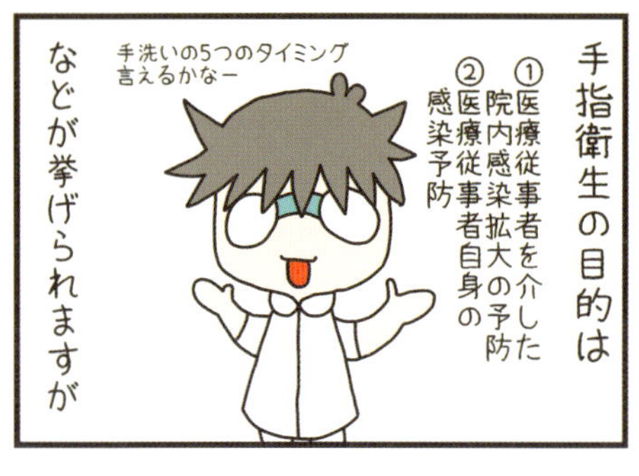

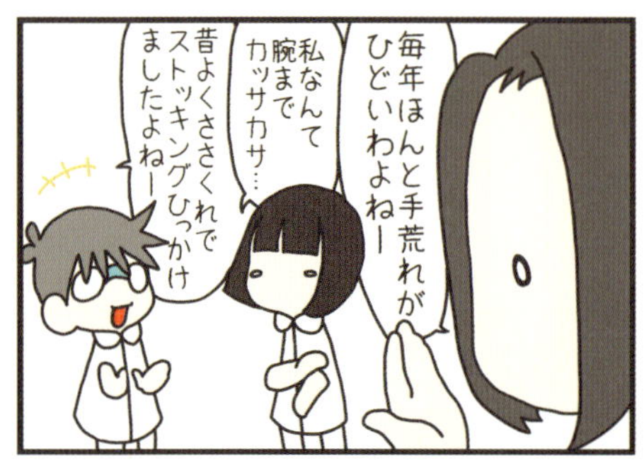

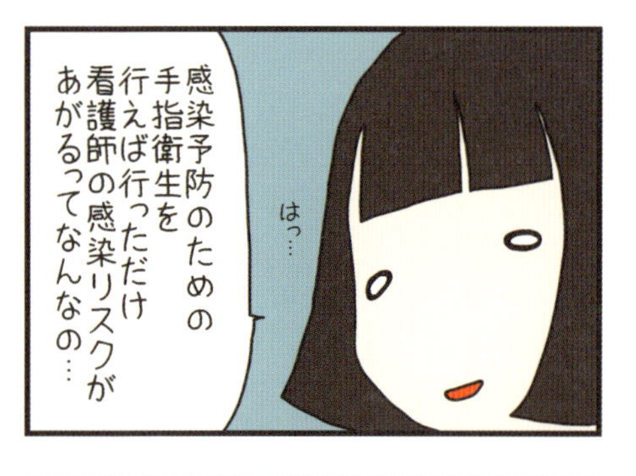

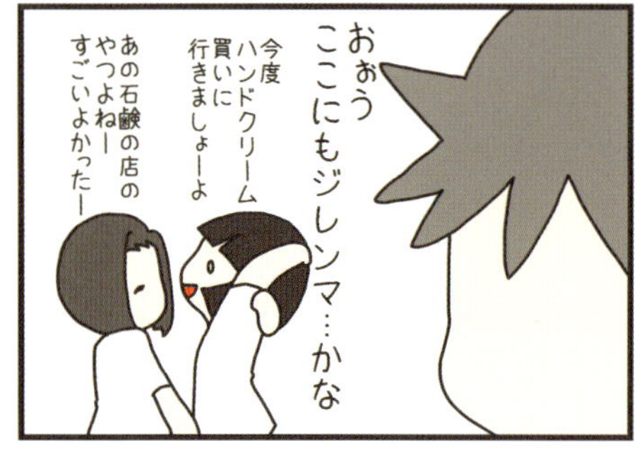

ハンドクリームの行き先

看護師が喜ぶお土産上位に入るであろう
ちょっと高いハンドクリーム
ロク●たーん
L'occitane
もらえば嬉しいが自前で買うほど普段使いもできない

すり
すり
んふふ
いいにおーい♪

すり
すり

・・・
すり
すり

私…高いハンドクリームを流しているだけなんじゃ…
だから高いハンドクリームが買えない

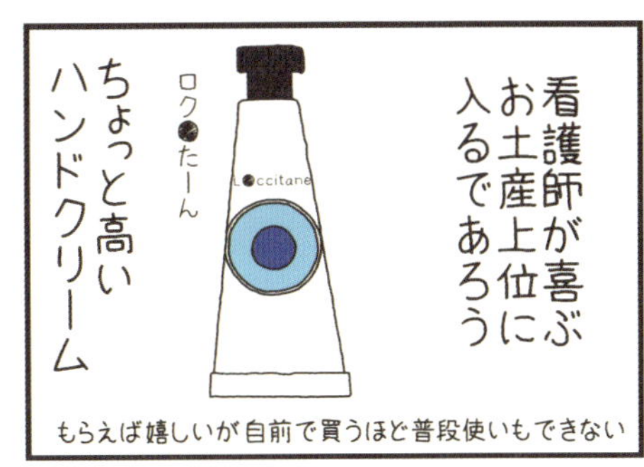

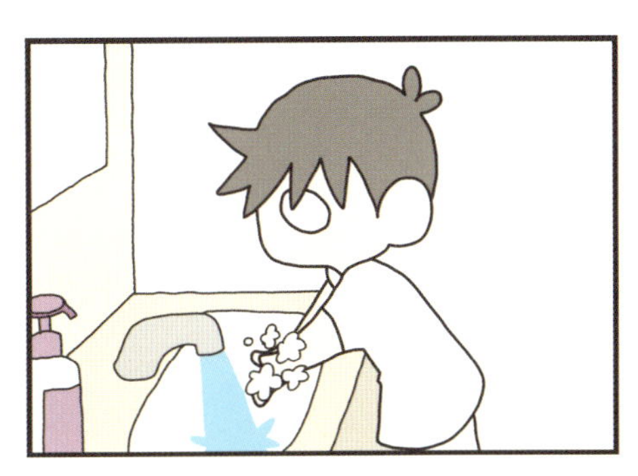

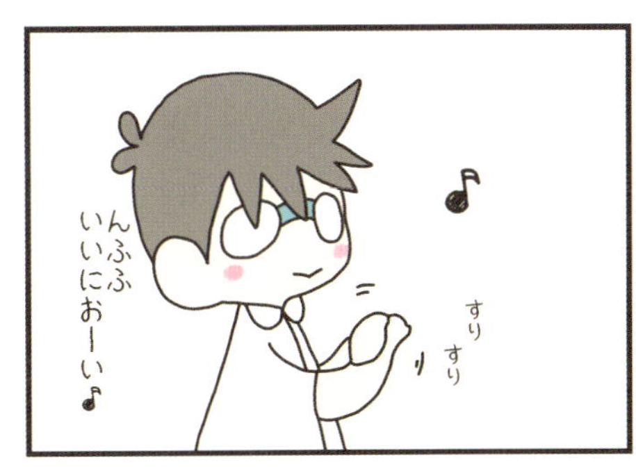

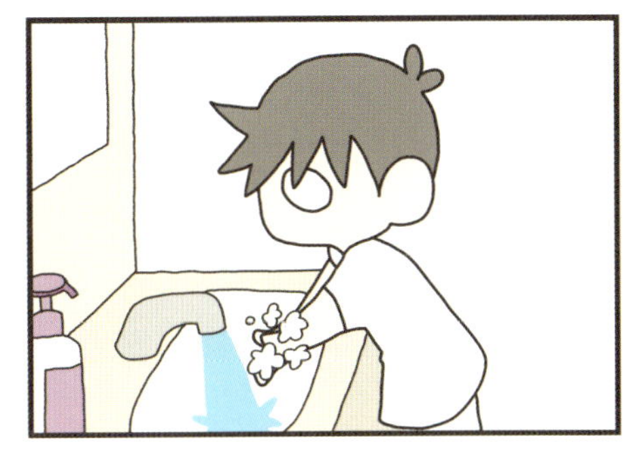

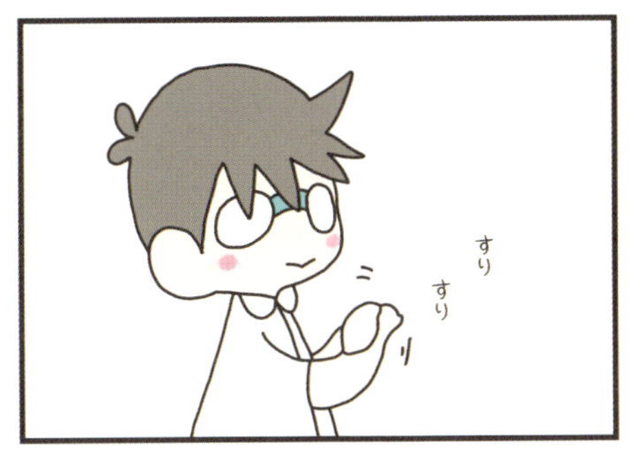

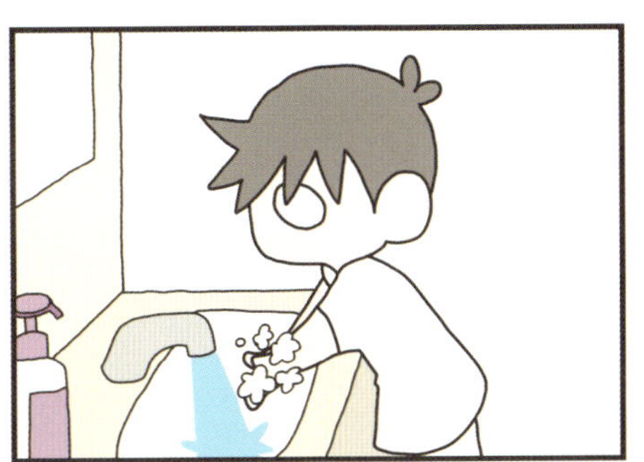

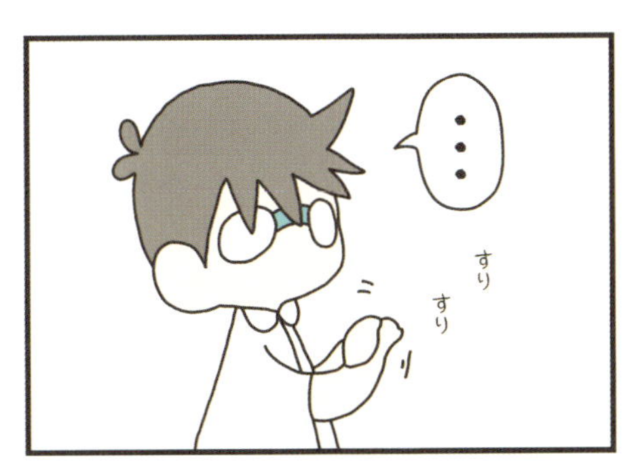

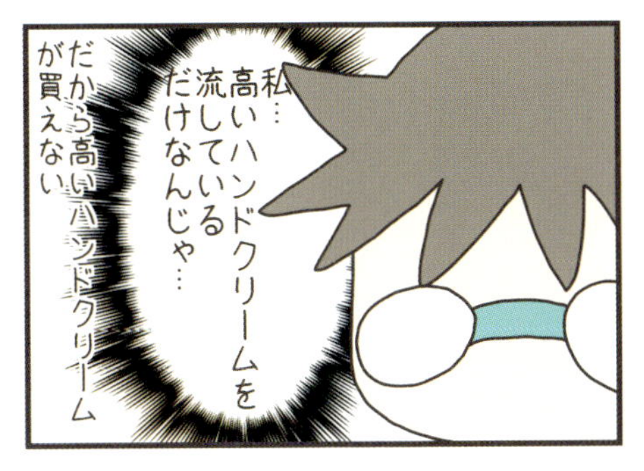

入りの葛藤

11：10
夜勤前はだらだら過ごす
今こそ憧れの腹筋を手に入れるチャンス！
朝ご飯と昼ご飯兼用のどんぶり飯

12:16
すぴー…

14:55
あぁぁあぁぁあぁ
行きたくない
行きたくない
バン
バン
バン
バン

15:32
この時間が苦痛
行きたくない行きたくない
行きたくない行きたくない
行きたくない
バンバンバンバンバンバンバン
バンバンバンバン

朝6時の葛藤

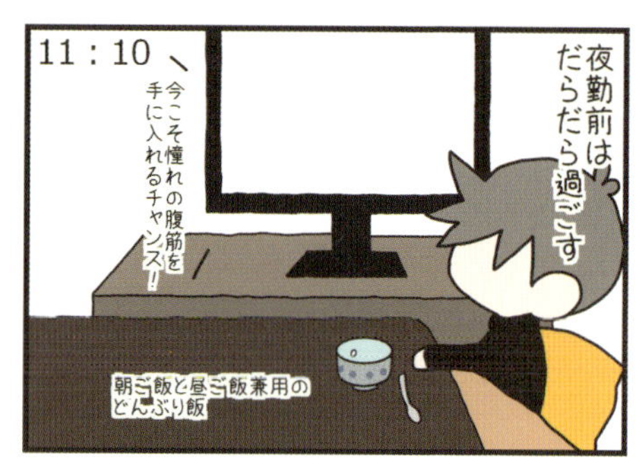

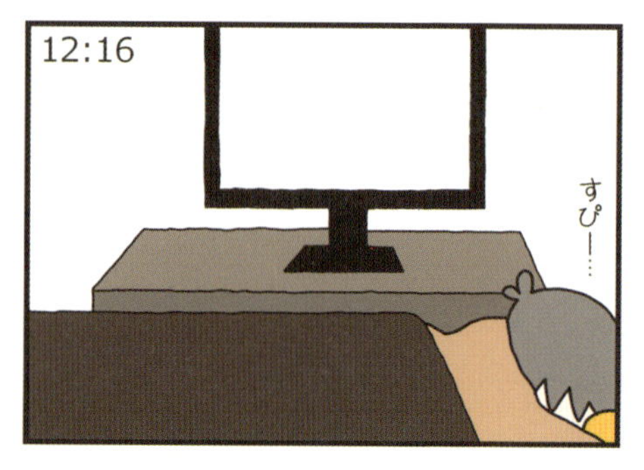

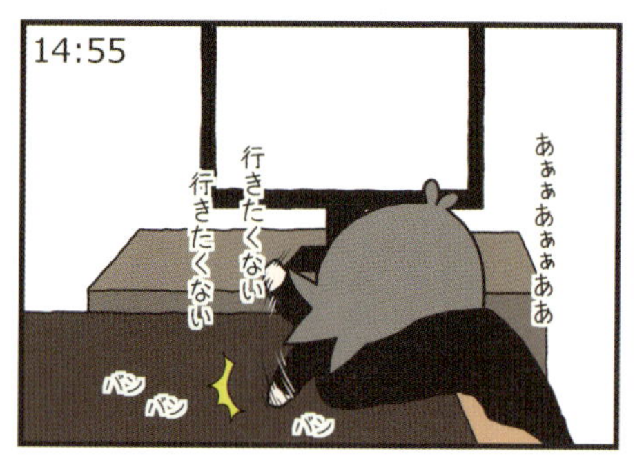

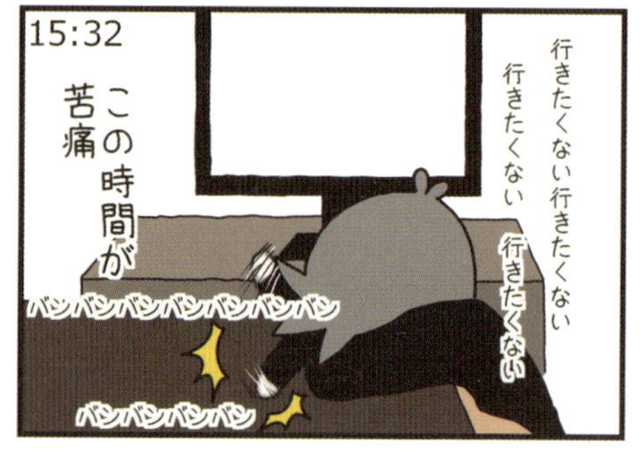

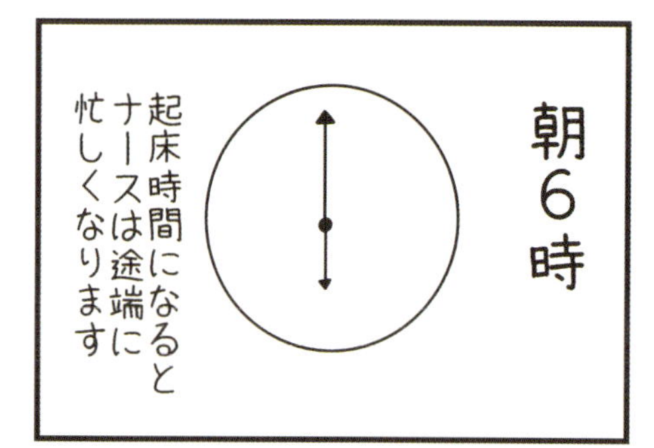
朝6時
起床時間になるとナースは途端に忙しくなります

ナスー動くよー
…
どうした？調子悪い？

…帰りたくなっちゃったぁ
らーめん食べたぁい
もうずっとごろごろしていたぁい
温泉とか入りたぁい
お布団入りたぁい
はふん

この時間は帰りたい欲がだだ漏れ
何言ってんの！誰がコールとるのよ！
30分！30分でいいからほっといてぇ！

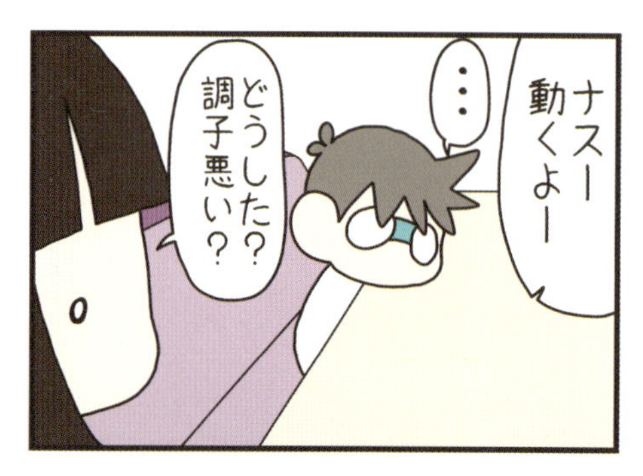

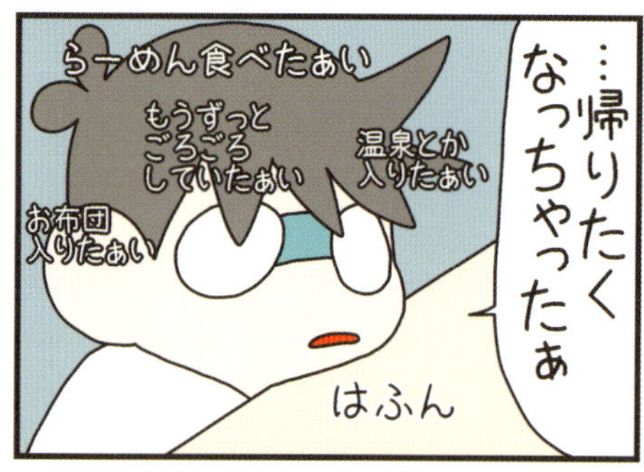

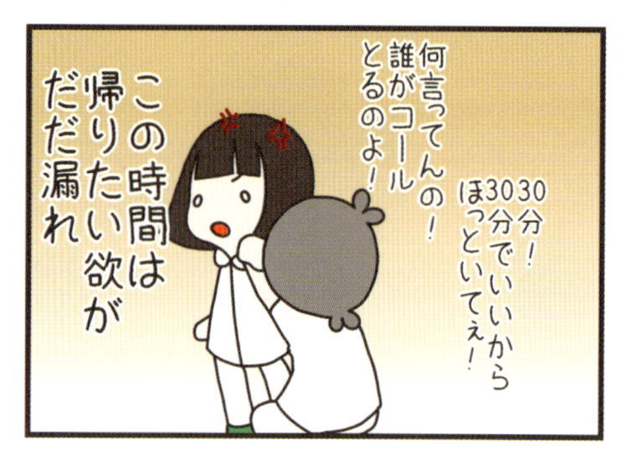

明けの葛藤

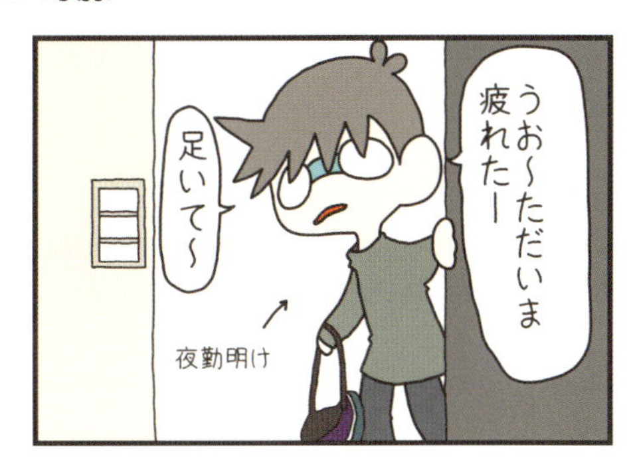
うお〜ただいま
疲れたー
足いて〜
夜勤明け

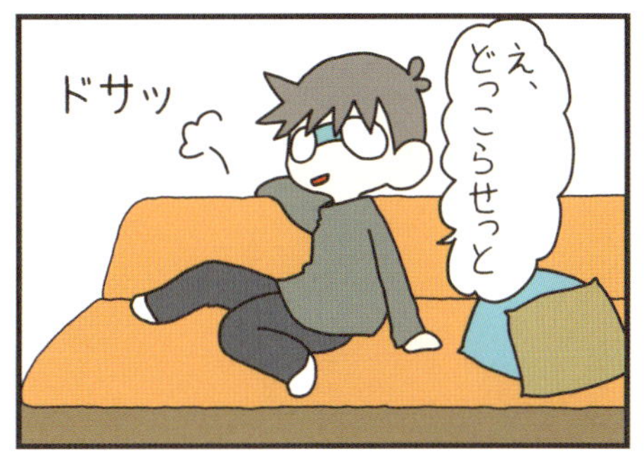
え、
どっこらせっと
ドサッ

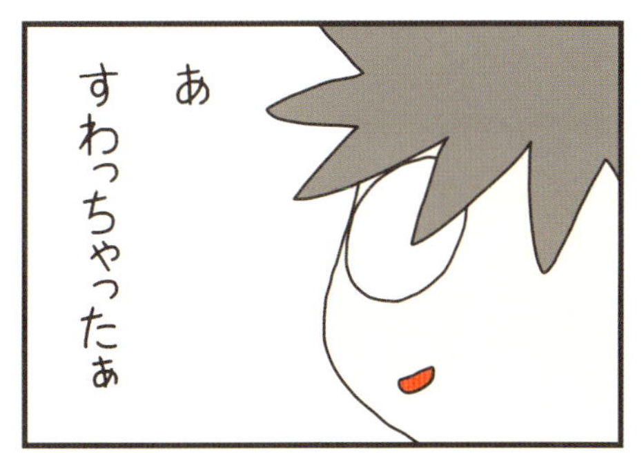
あ
すわっちゃったぁ

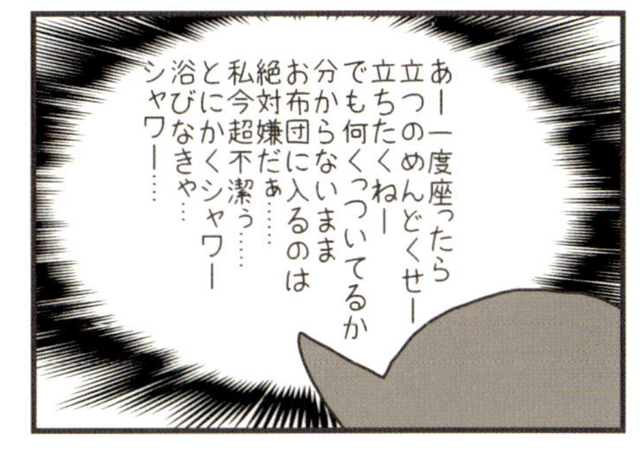
あー一度座ったら
立つのめんどくせー
立ちたくねー
でも何くっついてるか
分からないまま
お布団に入るのは
絶対嫌だぁ……
私今超不潔ぅ……
とにかくシャワー
浴びなきゃ…
シャワー……

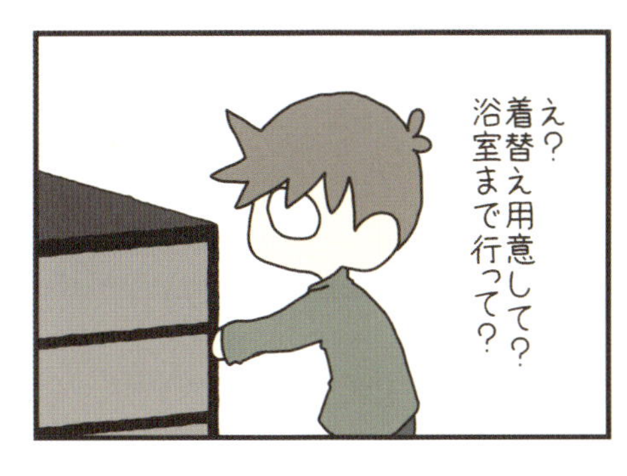
え？
着替え用意して？
浴室まで行って？

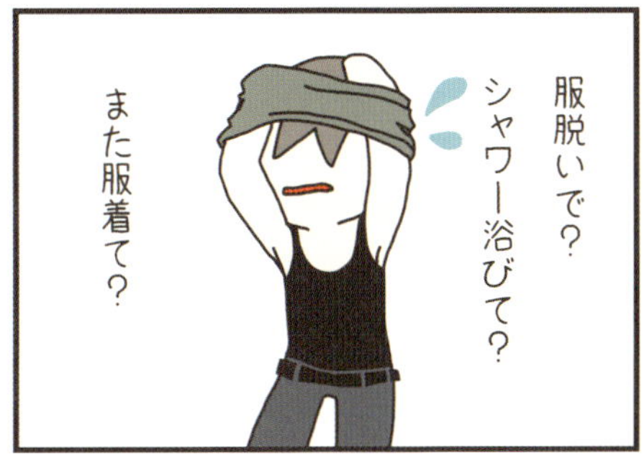
服脱いで？
シャワー浴びて？
また服着て？

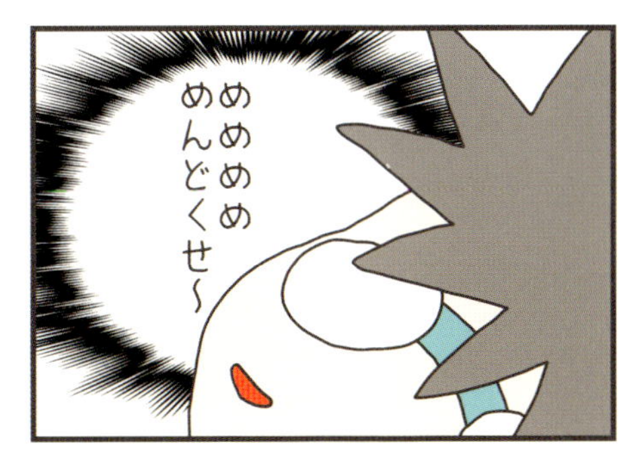
めめめめめ
めんどくせ〜

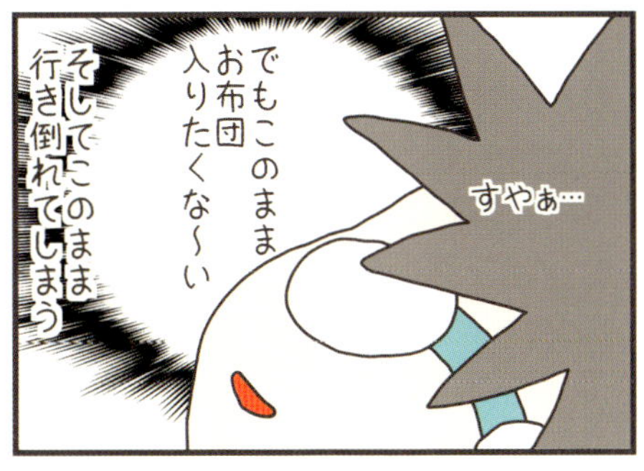
すやぁ…
でもこのまま
お布団
入りたくな〜い
そしてこのまま
行き倒れてしまう……

人による

日勤終わり
ちょっとナスさん
〇〇さんなんで
あんなとこに
ルートとってあんの？
すっごいセンスないんだけど
夜勤

あ…すみません
そのルート、私失敗
してしまって、
イトウさんがとって
くれたんですけど…

ふうん
じゃあいいわ

いいんかーい
人によってよくなる

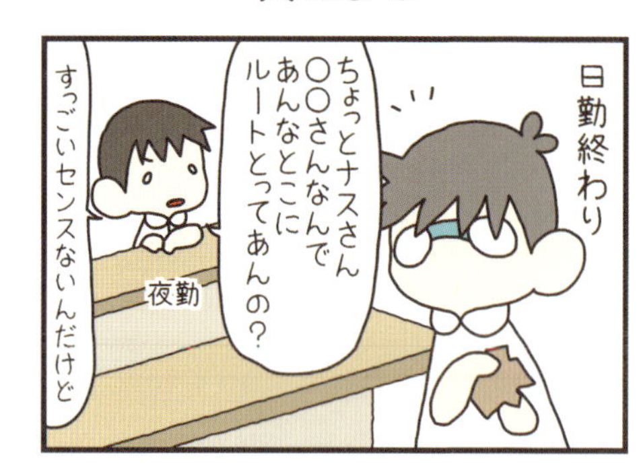

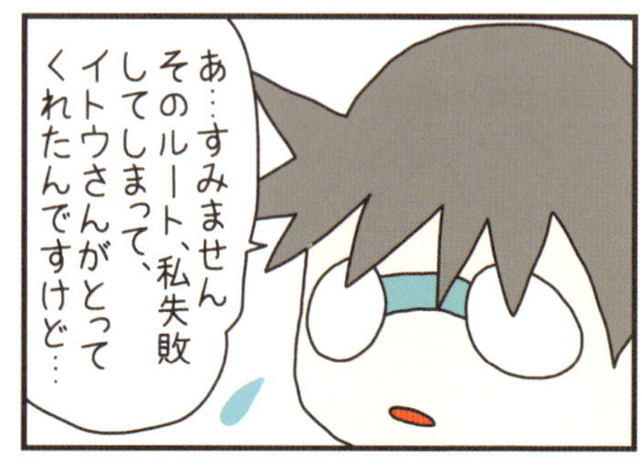

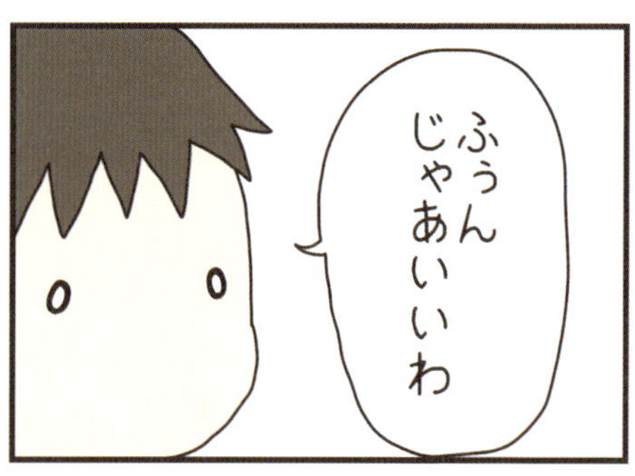

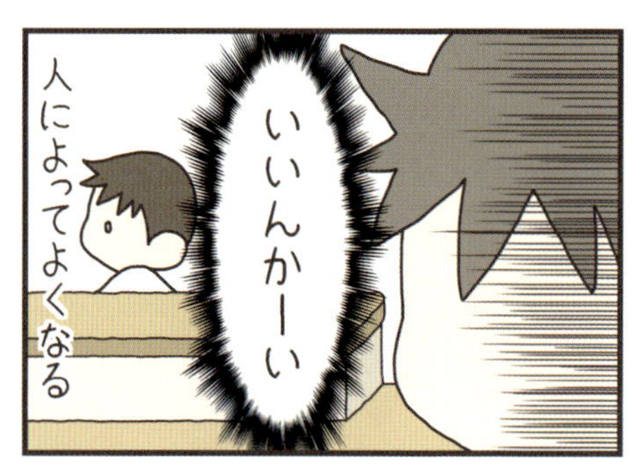

インシデントレポートの謎①

インシデントレポート
それは

こういうことがありました
（客観的な事実）

こういうことが原因で
こういう結果になりました
このような事象が
起こらないためには
こういう対応が必要です

という
医療者にとっては
避けて通れない
報告書

私たちはそれが
とても大切だと
いうことは
分かっている
分かってるけど

日勤
おくすり
おくすり♪

朝の分の薬が
配薬されず残っている
おく…

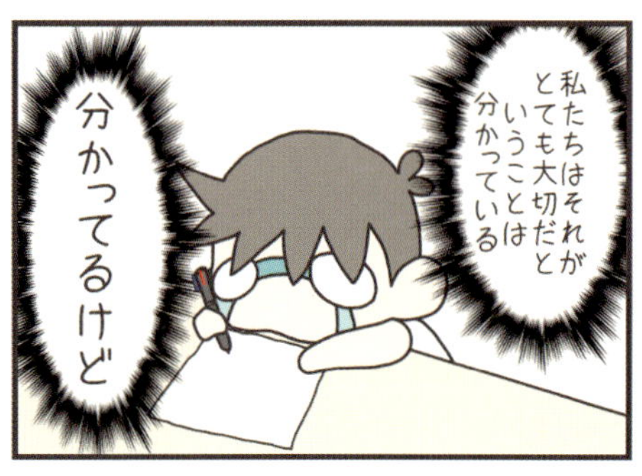

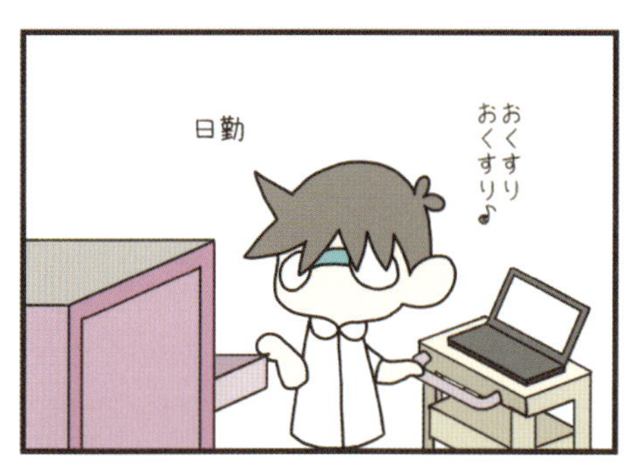

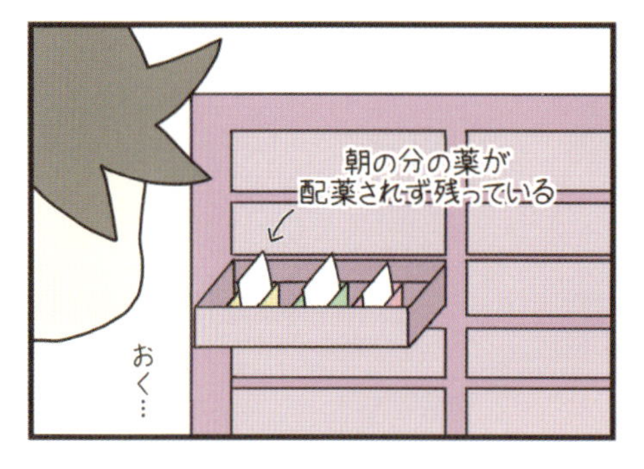

インシデントレポートの謎②

引継ぎした明けの人に電話で確認
ごめんなさい明けで休んでるところあの〇〇さんの薬朝の分…
あ、うんうん大丈夫だよねー
ごめんなさいほんと

責任者に報告
〇〇さん朝の内服配薬し忘れてしまったみたいで…

担当医に報告
すみません〇病棟のナスですが〇〇さん朝の内服配薬し忘れてしまったみたいで…
はい、はいじゃあずらして内服で…
その後責任者と共に患者さんに説明謝罪

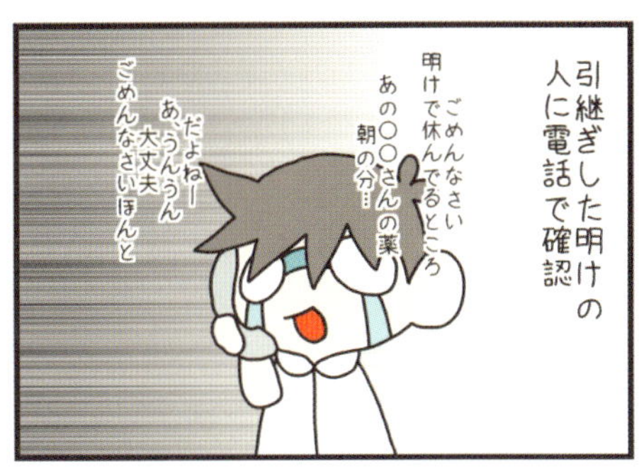

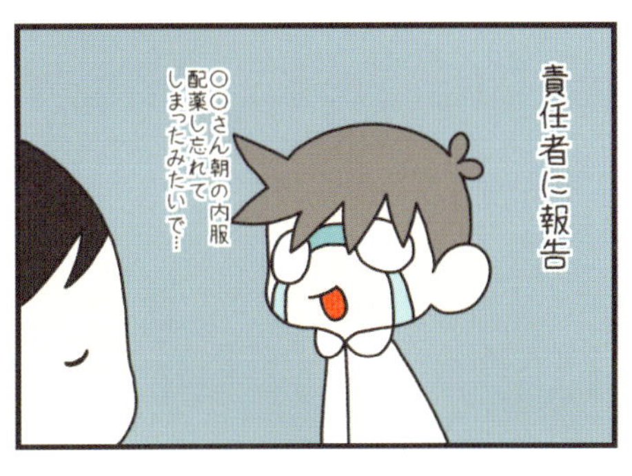

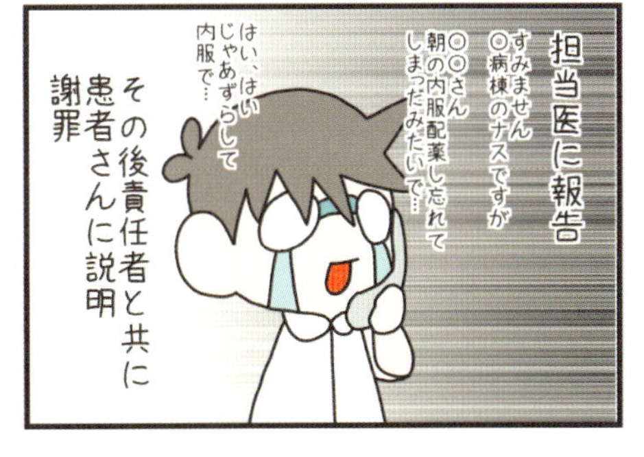

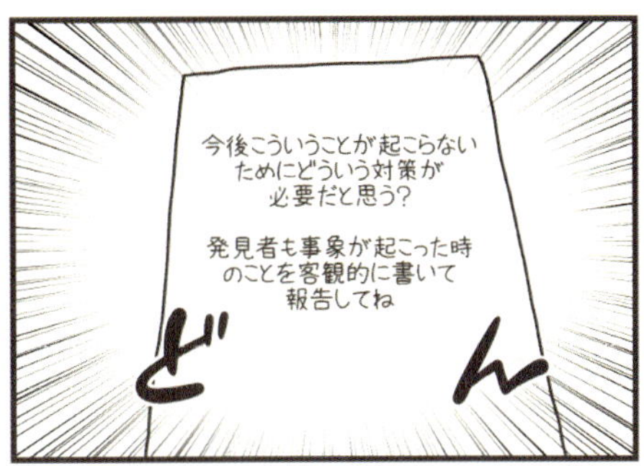
今後こういうことが起こらないためにどういう対策が必要だと思う？
発見者も事象が起こった時のことを客観的に書いて報告してね
どん

インシデントレポートの謎③

納得できない時もある
つぅ…

後日
…ナスさんほんとにすみませんでした…
いいよ…あんま気にしないで…
お互い気を遣い合う

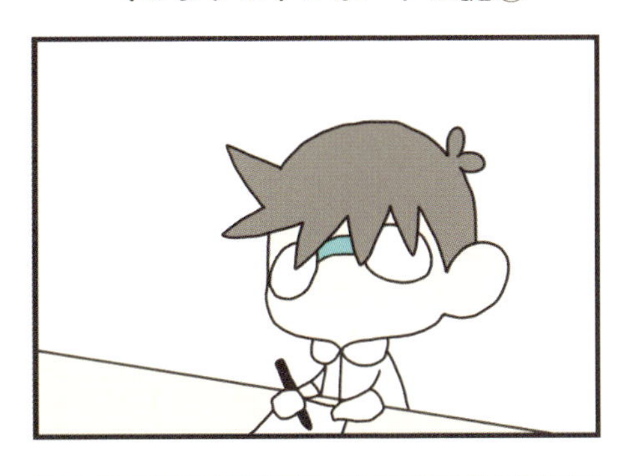

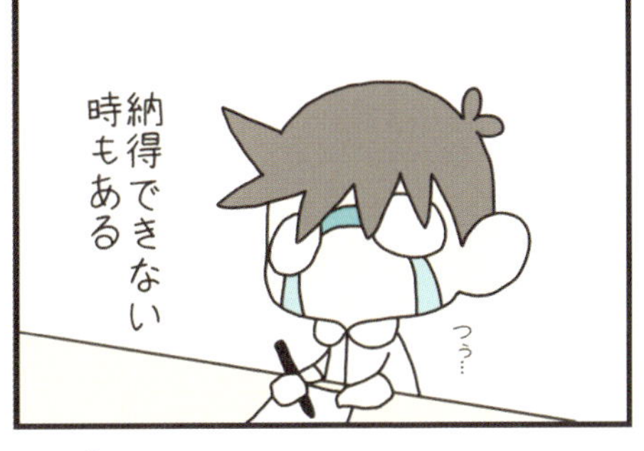

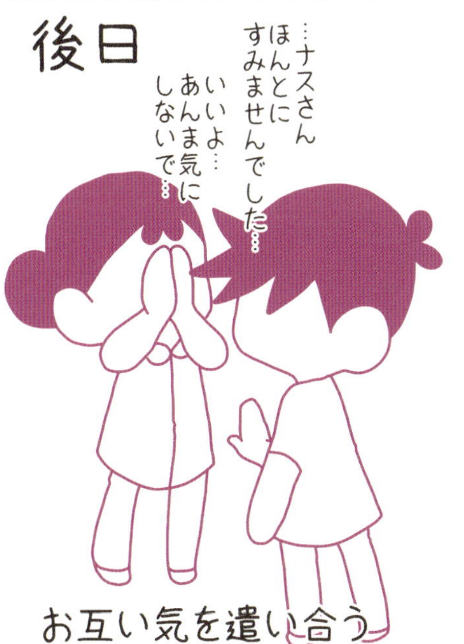

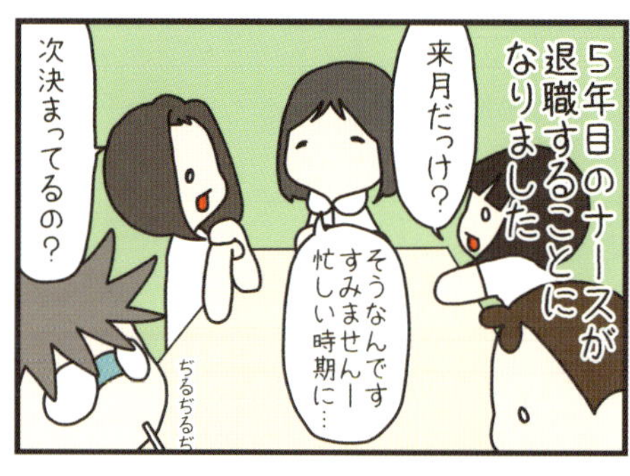
5年目のナースが退職することになりました
来月だっけ？
そうなんです すみませんー 忙しい時期に…
次決まってるの？
ぢるぢるぢ

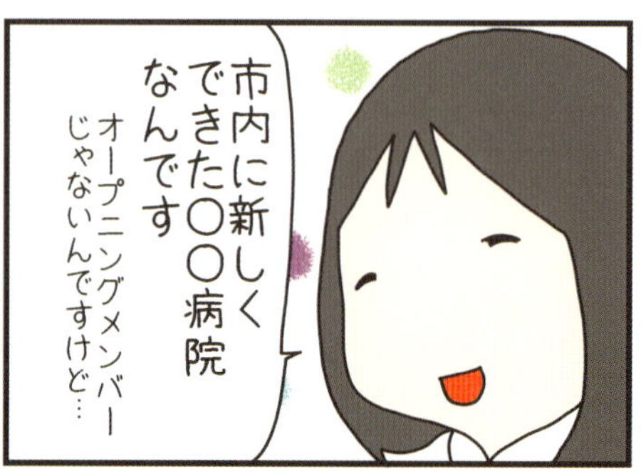
市内に新しくできた○○病院なんです
オープニングメンバーじゃないんですけど…

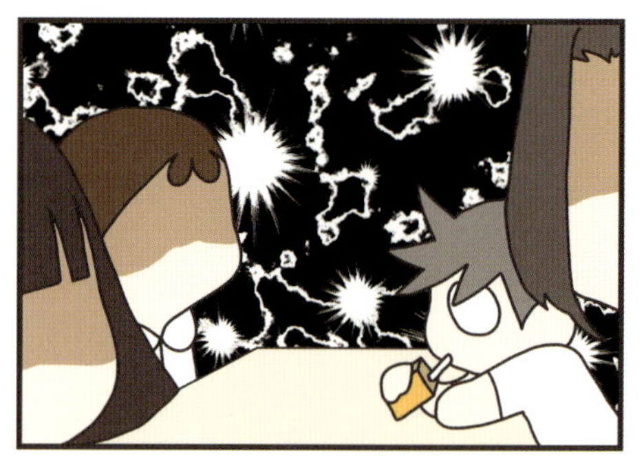

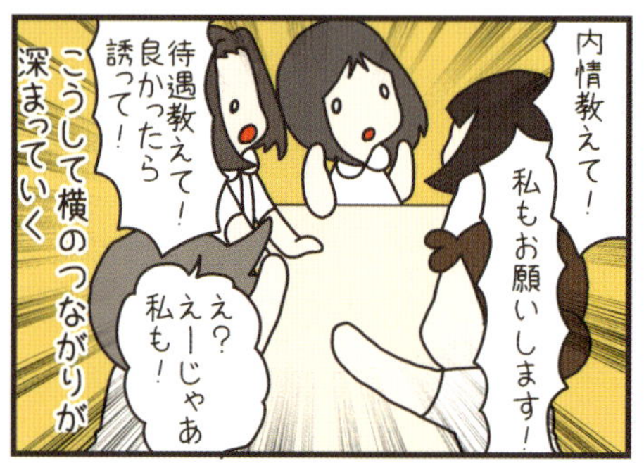
内情教えて！
私もお願いします！
待遇教えて！良かったら誘って！
え？えーじゃあ私も！
こうして横のつながりが深まっていく

●●● 勤務表が生む誤解 ●●●

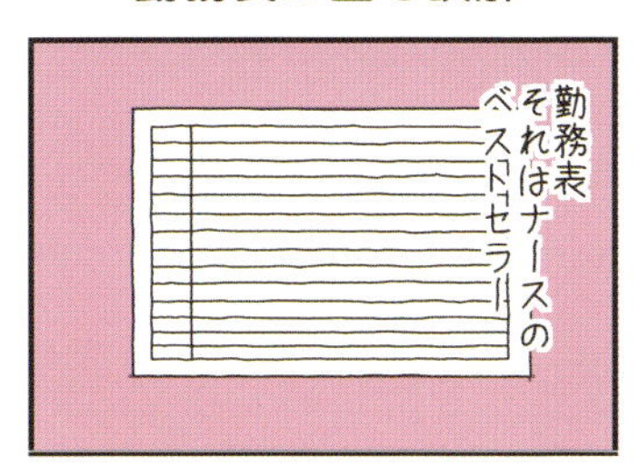
勤務表
それはナースの
ベスト「ト」セラー

今月の勤務表
見たー?
見たー!
ナスさんとワタベくん
2日も連休希望
一緒じゃない?
えー意外ー!
あ、でもそういえば
先月も…

なんかごめん
いえ
俺の方こそ…
ゲームデイに
しようかと思って
俺は実家
帰ろうと…
時々スキャンダルの種

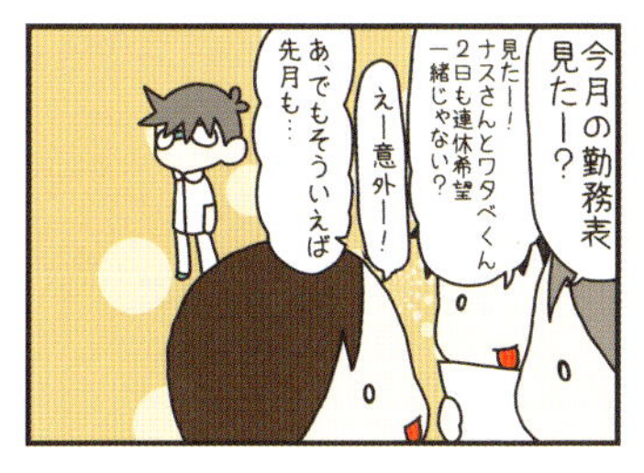

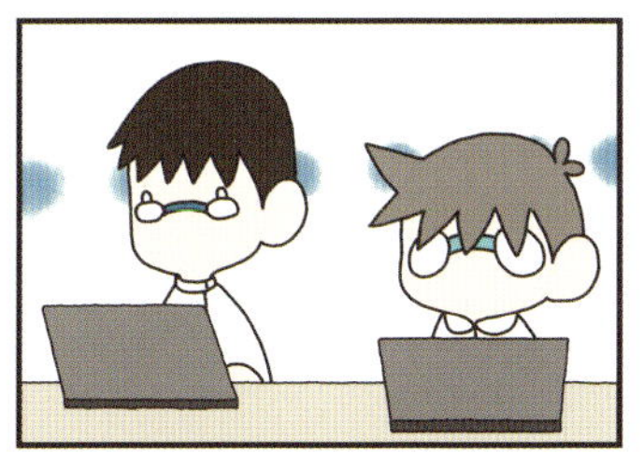

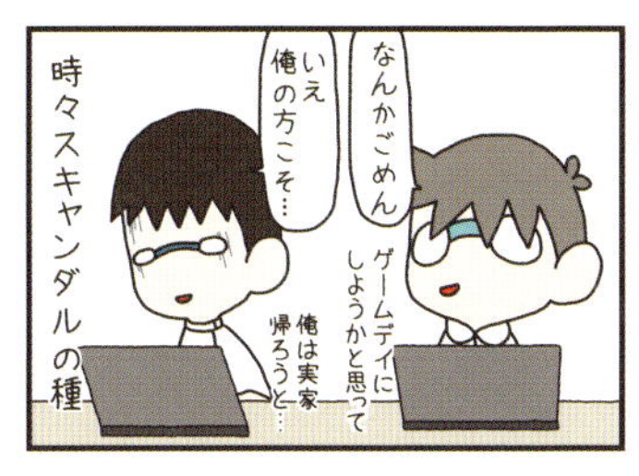

ちょっと困った話

そりゃそうだ

朝
すー…
20代男性
アッペ術後

アッペ：虫垂炎。要するに盲腸のこと

昼
かー…

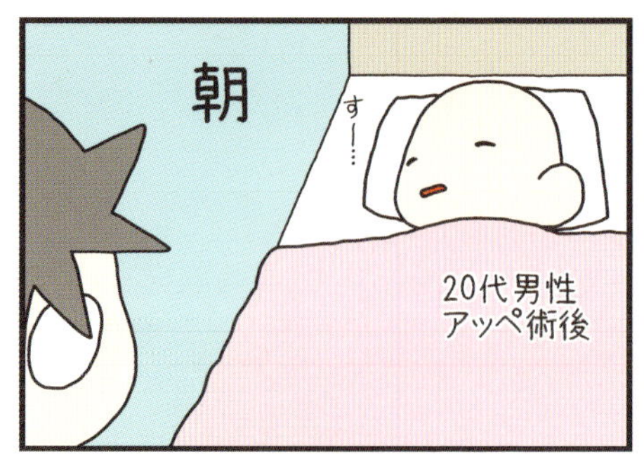

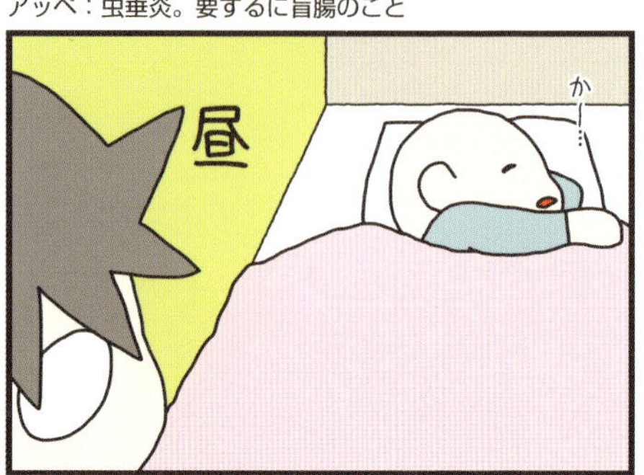

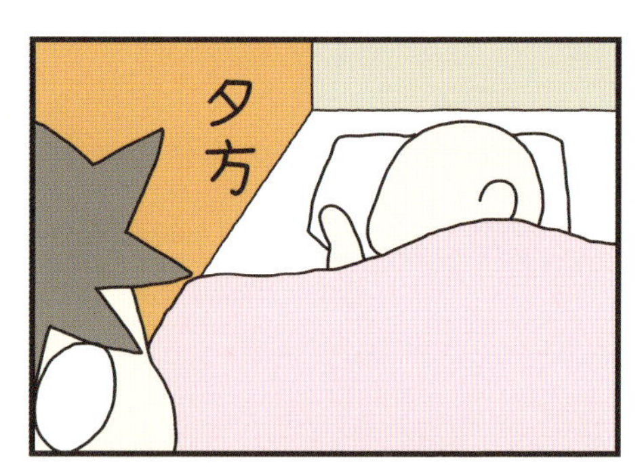
夕方

そして夜
俺、夜全然眠れなくてさー
あ、睡眠薬ちょうだい
やっぱ枕替わると駄目だねー
そうでしょうとも

歩くのに邪魔だったから

おはようございます
おはよー散歩行ってくるね
はーい

術後はあんなに痛がってたのに
あんなに元気になったんだ

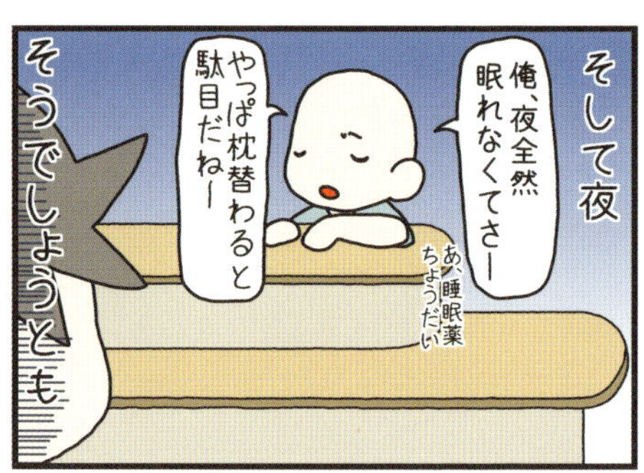

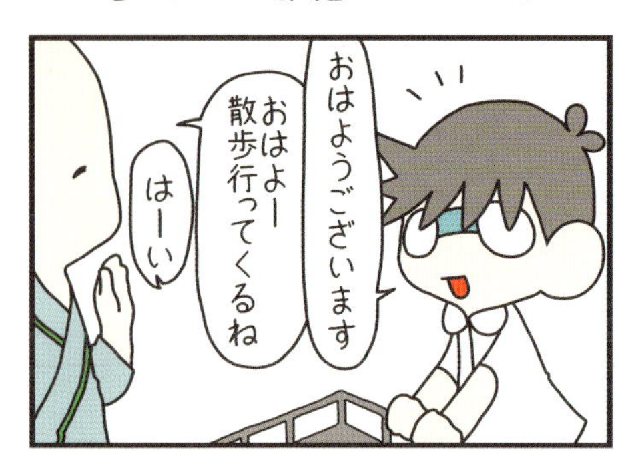

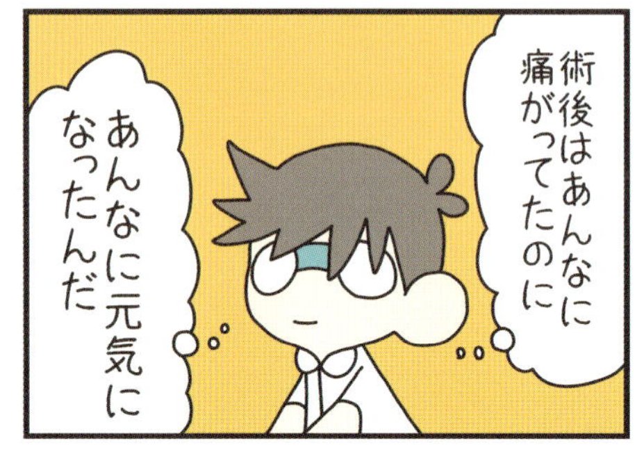

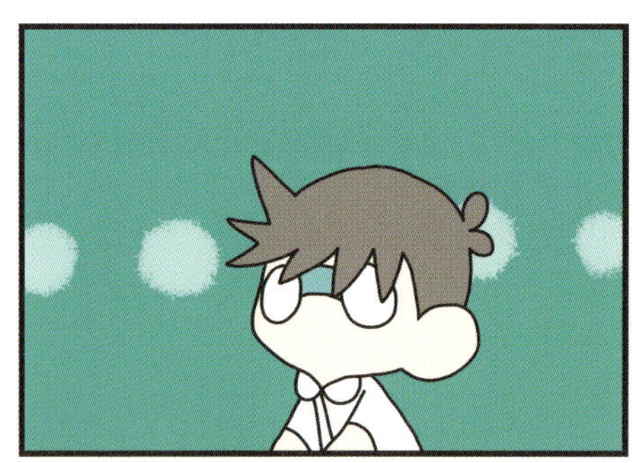

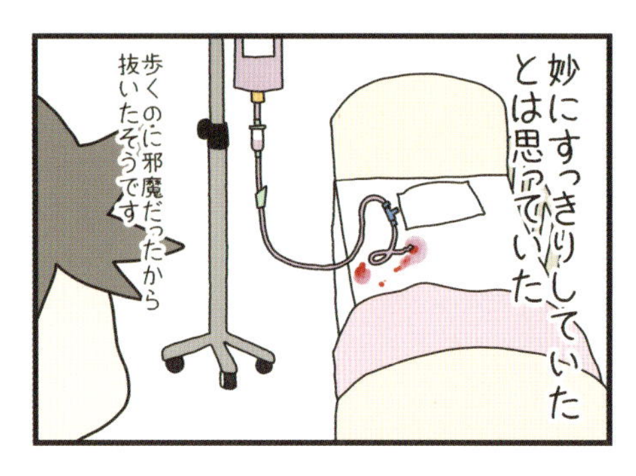
妙にすっきりしていたとは思っていた
歩くのに邪魔だったから抜いたそうです

めっちゃ結んである①

寝たきり全介助
肢体不自由の
患者さん
ごめんなさいねー
お胸見せてもらい
ますね

あれ、布団濡れてる
おしっこ漏れちゃったかな?

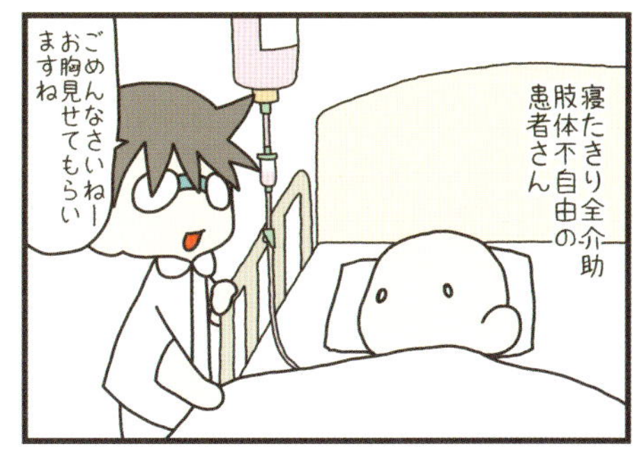

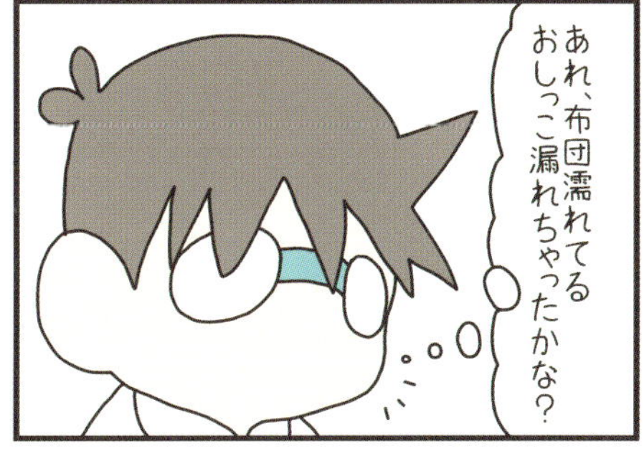

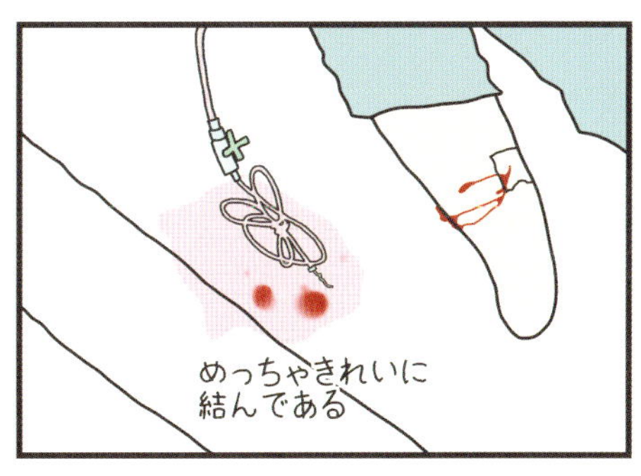
めっちゃきれいに
結んである

全介助の
はずなのに…!
ぞっ…
一体どうやって…!
みんな意外と
手先が器用

めっちゃ結んである②

すみません
おしっこで
汚しちゃって
いいよいいよー
座れるならシーツ交換の間
少し座ってましょうか

ごめんなさいねー
ちゃちゃっと
終わらせちゃうからね

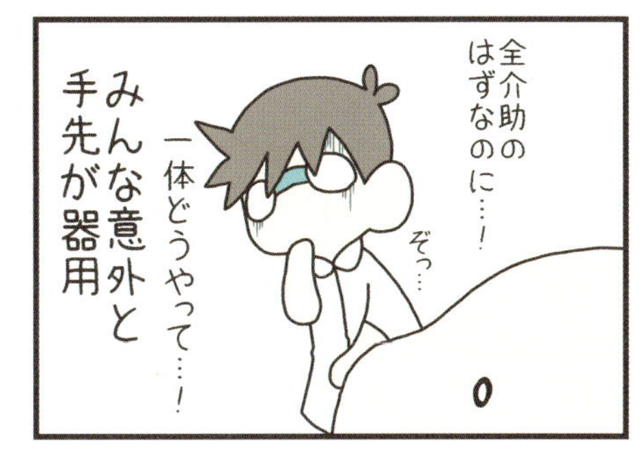

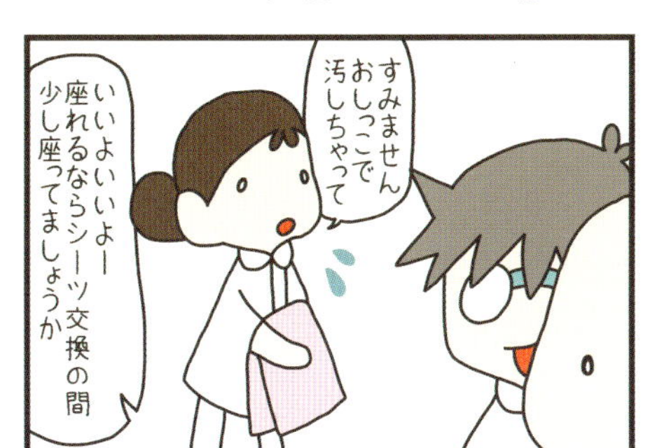

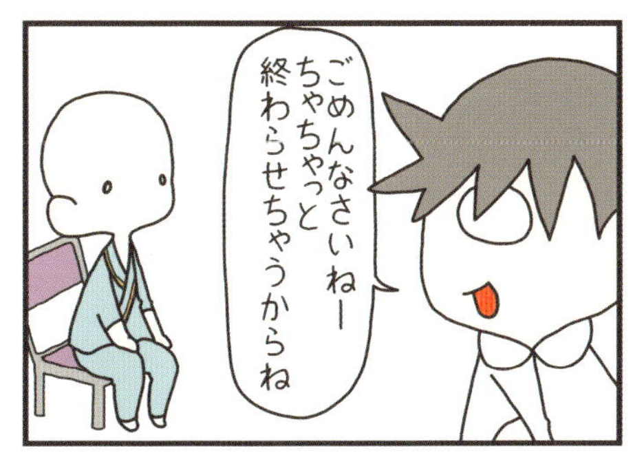

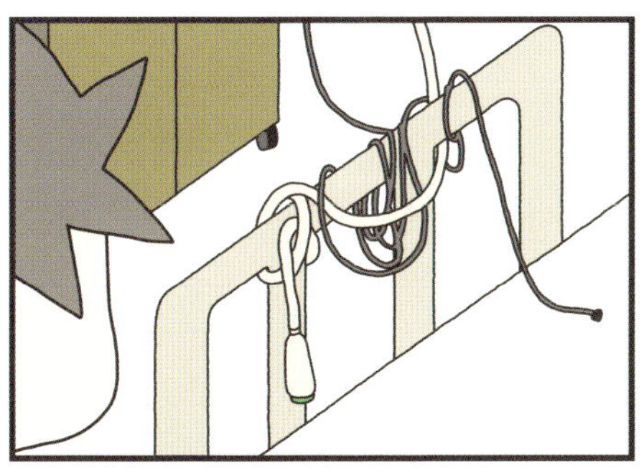

めっちゃ
結んであるー…
超大変
ベッド柵を抜くの
売店で売ってる
イヤホン
長すぎるよネー…

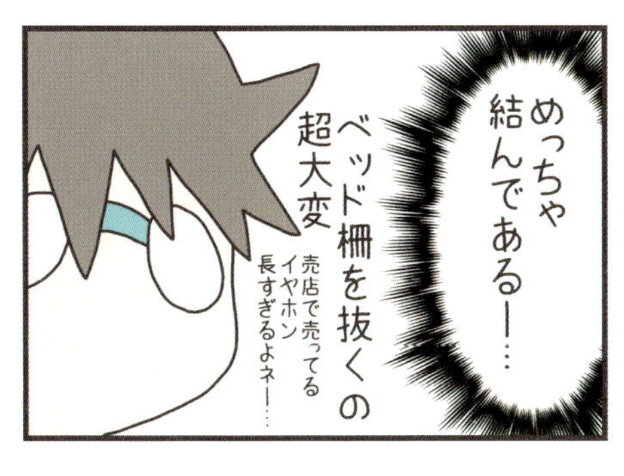

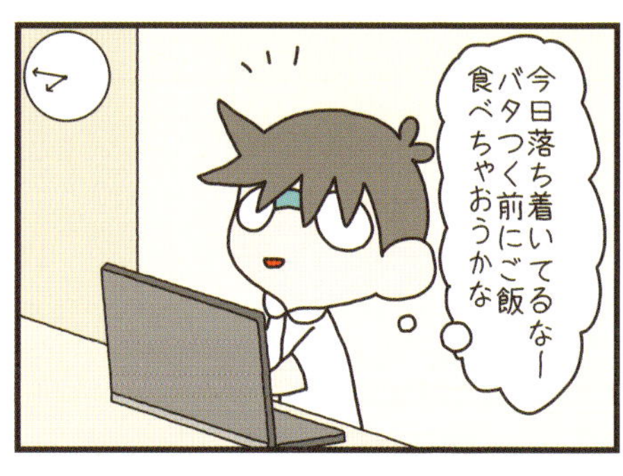
今日落ち着いてるなー
バタつく前にご飯
食べちゃおうかな

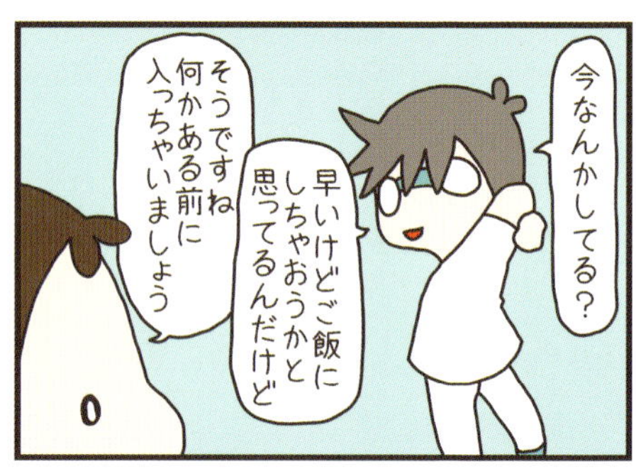
今なんかしてる？
早いけどご飯に
しちゃおうかと
思ってるんだけど
そうですね
何かある前に
入っちゃいましょう

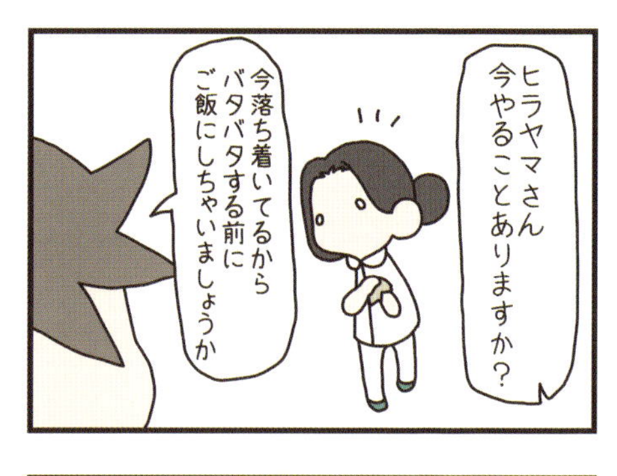
ヒラヤマさん
今やることありますか？
今落ち着いてるから
バタバタする前に
ご飯にしちゃいましょうか

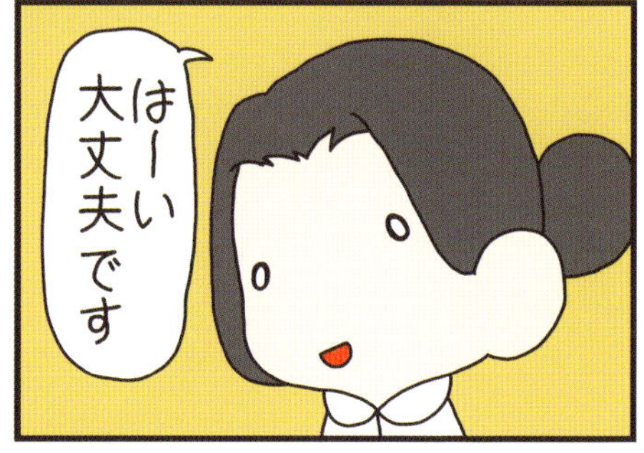
はーい
大丈夫です

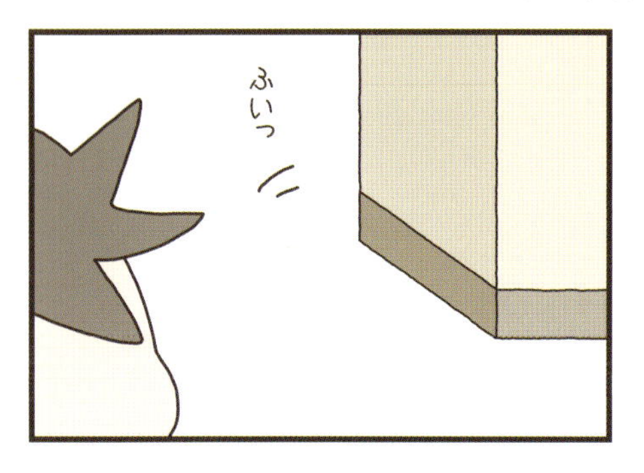
ふいっ

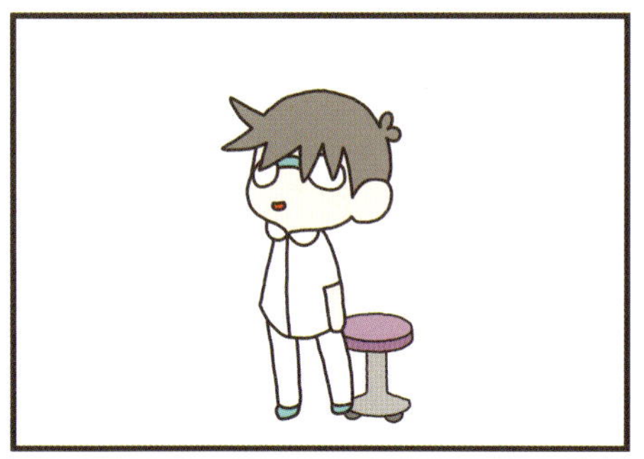

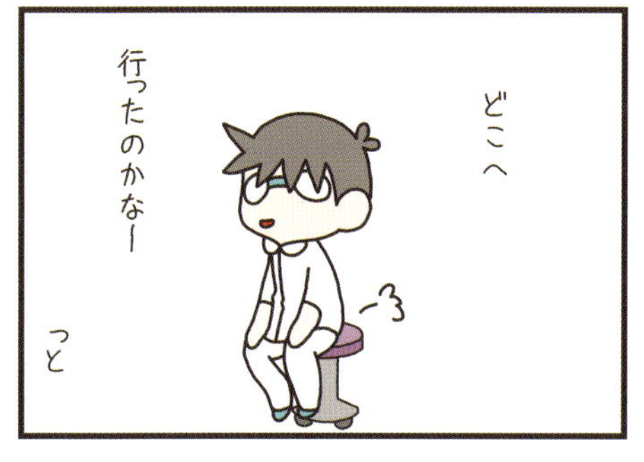
どこへ
行ったのかなー
っと

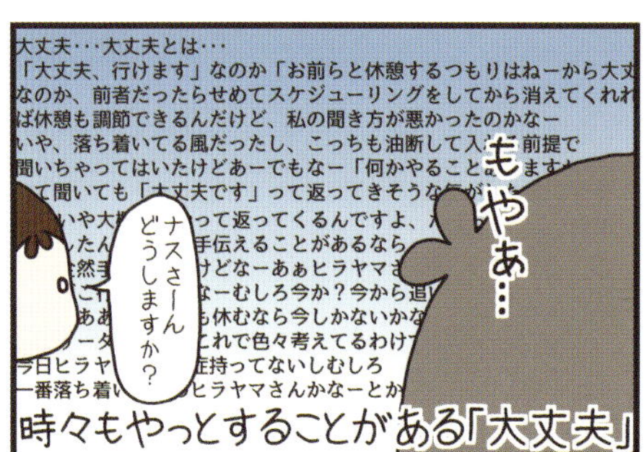
大丈夫･･･大丈夫とは･･･
「大丈夫、行けます」なのか「お前らと休憩するつもりはねーから大
なのか、前者だったらせめてスケジューリングをしてから消えてくれれ
ば休憩も調節できるんだけど、私の聞き方が悪かったのかなー
ナスさーん
どうしますか？
もやぁ…
時々もやっとすることがある「大丈夫」

気になる視線

この業界の指導形態は二人一組のことが多いので
プリセプター
の
プリセプティ
の
プリセプティ
が揃うってってことがあります

プリセプティ：指導を受ける新人看護師

指導中
じゃあ○○さんはどうして今血糖値を測っているのかな？
○○さんは膵臓の術後なので、インスリンコントロールが正常にされているかを確認するために

はっ…！

先輩が私の指導を見ている…！
…気がする…！

こんな顔かな？
ふふん まだそんなことやってるの？

いやいやこんな顔か？
あぁー またあんな教え方して…

へぇ。あなた「は」そう教えるのね
あぁー！これだなぁー…！

指導に自信が持てるようになるには時間がかかる
…ナスさん？
ぐっ…

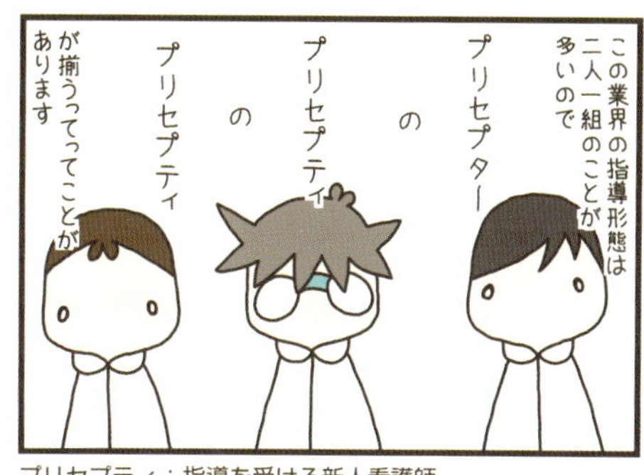

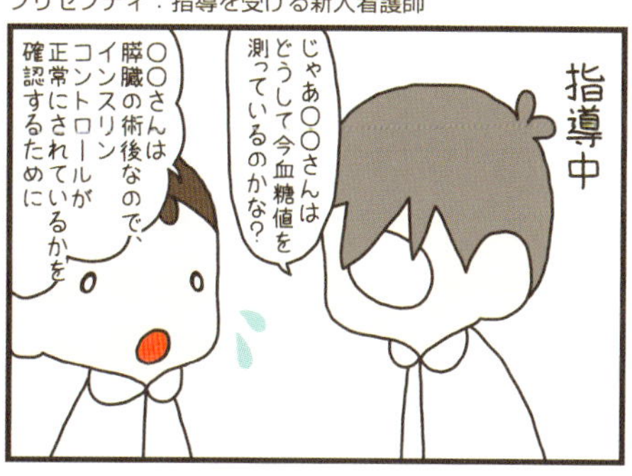

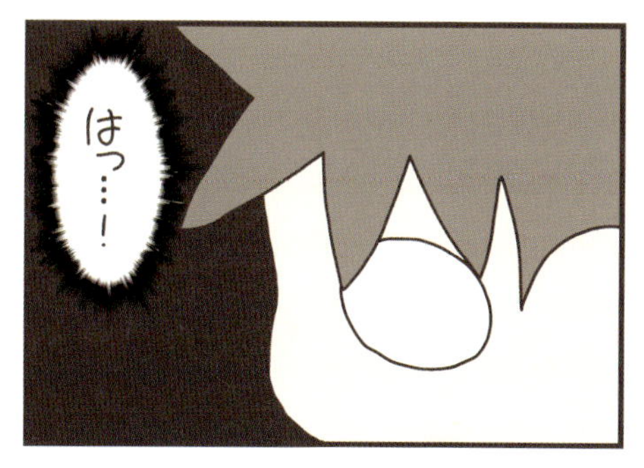

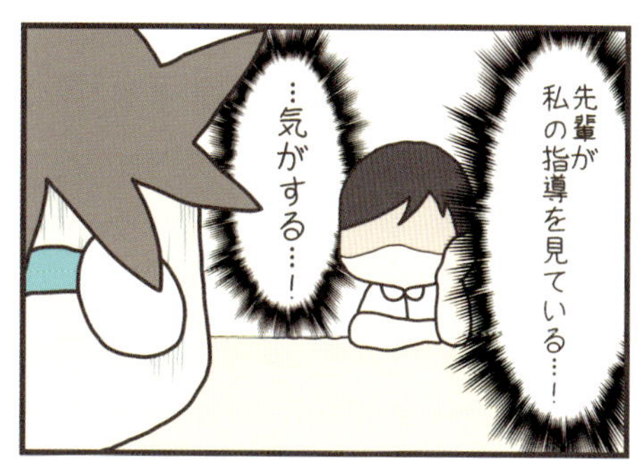

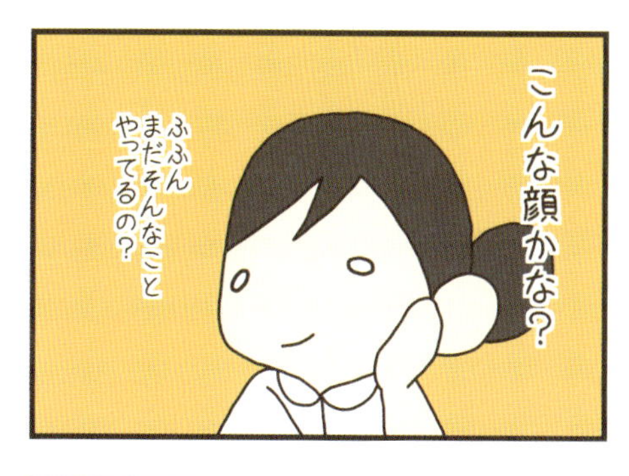

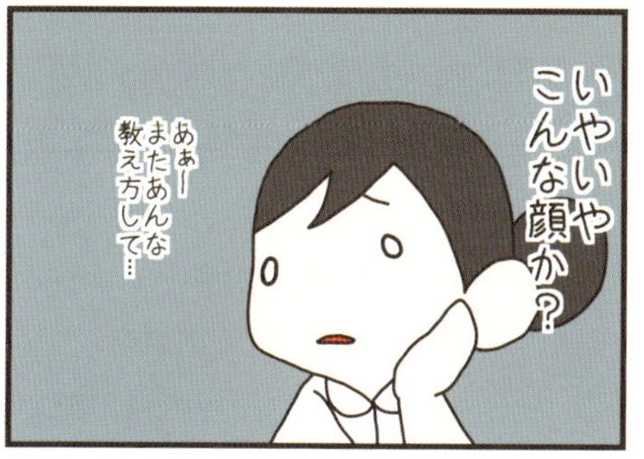

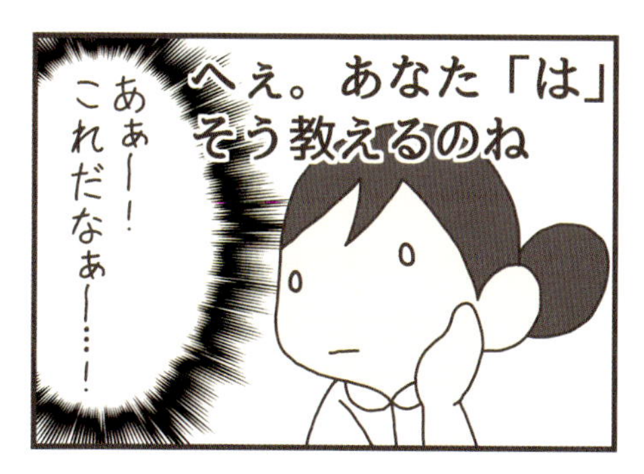

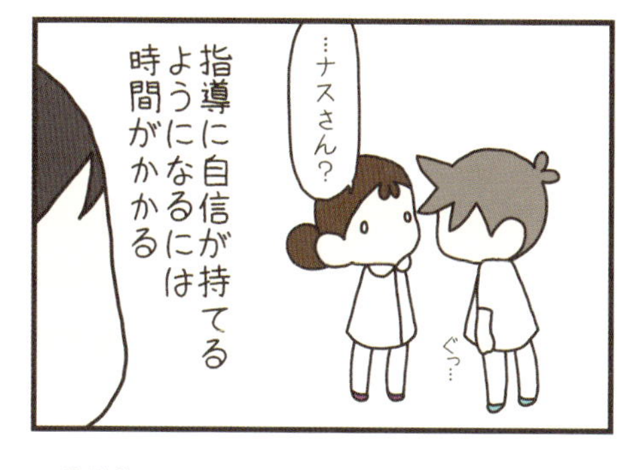

退院の日にかぎって

おはようございます！
今日退院ですねー
ありがとう
じゃあ記念に熱でも
測っておくか

長くなっちゃったけど
無事退院になって
良かったですー
いやー
看護師さんたちの
おかげだよ
はい
体温計

38.3
でもほんと
元気になって
よかt…

いやーしかし
いい天気だなぁ
退院日和だね！
ん？
ま、まぁ
そうね…
超うれしそう…
言えない…
入院が長期になって
しまった人は
高確率で退院直前に
熱を出す

本題はいずこに…？

入院時のアナムネ聴取
血圧のお薬を
飲んで
いらっしゃる
ということ
なんですが、
お薬手帳は
お持ちですか？
あーそれね
いつもかかりつけの
〇〇医院で
具合悪い時は検査
してもらっててね

アナムネ：入院前の情報を患者さんや家族から聴取すること

あ、ではお薬手帳も
〇〇医院で…
ううん、
それでその後
私脳梗塞
やっちゃってねぇ
その時一緒に
お父さんも
具合悪く
しちゃって、
〇〇医院から
××病院に
紹介してもらって
入院してたの

で、
××病院退院してから
そのあとお父さんは
△△クリニックに
かかるようになったから、
私も一緒に
診てもらうように
なってねぇ
あ…では
お薬手帳は
△△クリニックで…

それから△△クリニックに
かかるようになって
そしたらね、あれ
血液サラサラのお薬、
あれいつも飲むように
なってるんだけど、
検査はいつも××病院で
お父さんも診てもらってた
病院だから…
…
本題がすっかり迷子

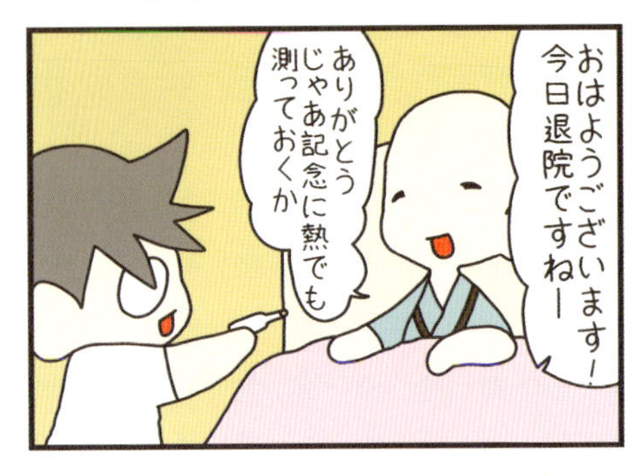

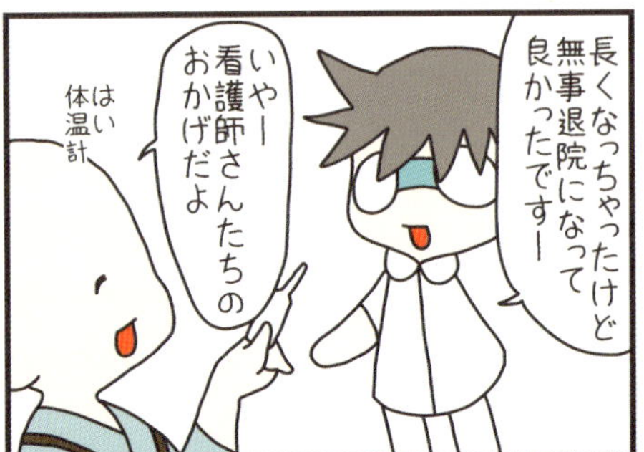

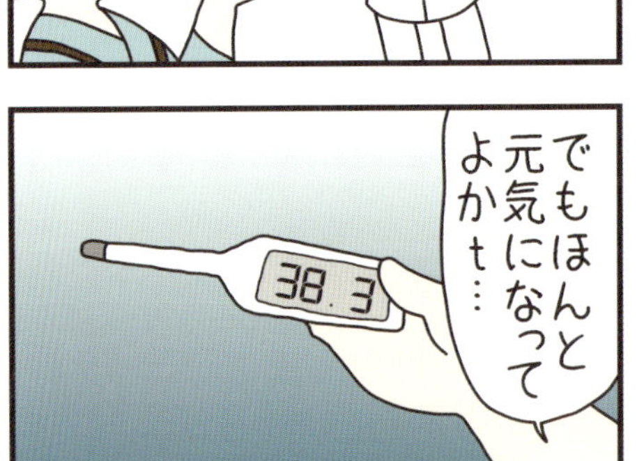

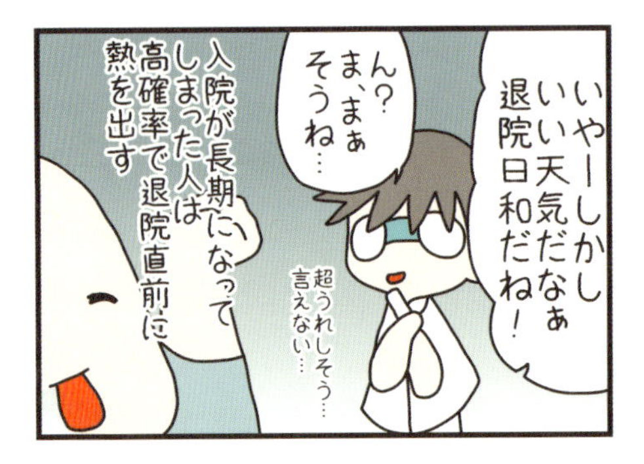

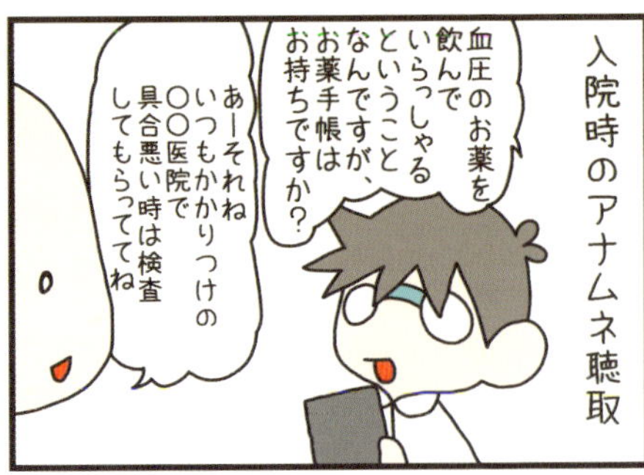

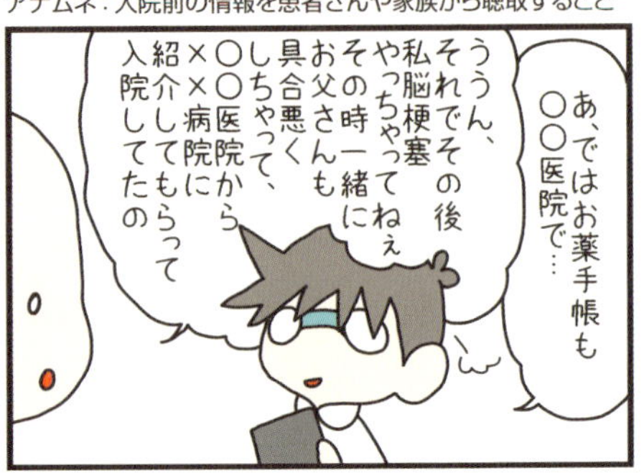

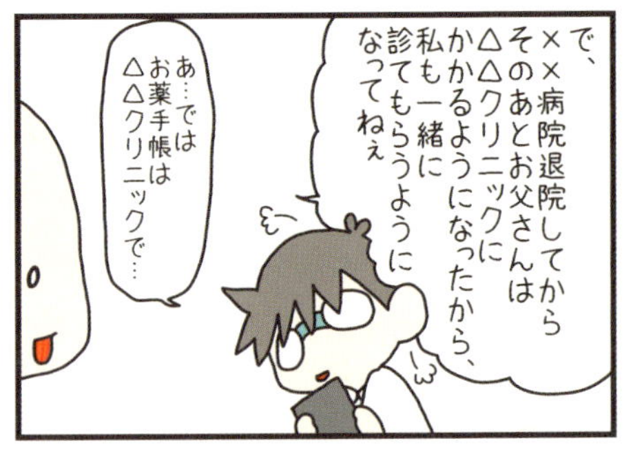

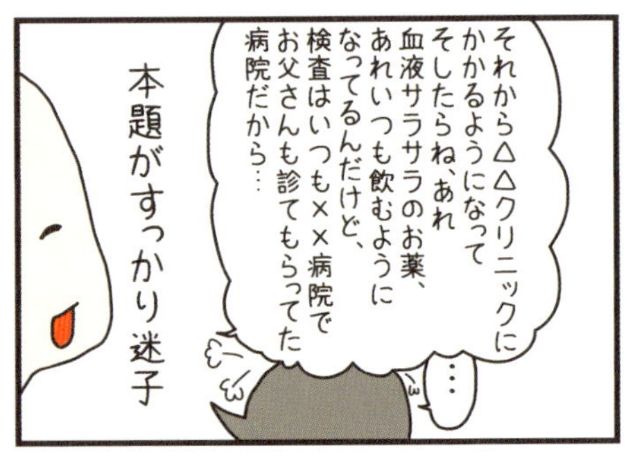

うがいだけにしておいて

手術前は絶飲食と言って
最近は直前までOS1等を飲んだりすることも
基本的に飲んだり食べたりが厳禁になります

今日手術なのでうがいだけにしておいてくださいねー
ばーい
がらがらがらがら
終わったら点滴はじめますねー

がらがらがらがら
ごくん

ぶんぶん
…飲んだ？
たまに我慢できない人もいます
ぶんぶん

病院不信きわまれり

すごく医療不信の患者さんがいました
病院なんて人をだまして金を巻き上げてるんだ俺は信用しないぞ俺のばあちゃんの時もそうだったんだ

ご家族さんが入院された時何かありましたか？
私たち精一杯やらせて頂きますから…
…俺のばあちゃんは去年なぁ…

せっかく九十九歳まで生きたのに病院で死んだんだ！

百まで生かせねぇ病院なんて信用しねー
ぷいっ
家族は気にするなって言ってるけどなっ
それは…大往生じゃダメですか
言わないけど

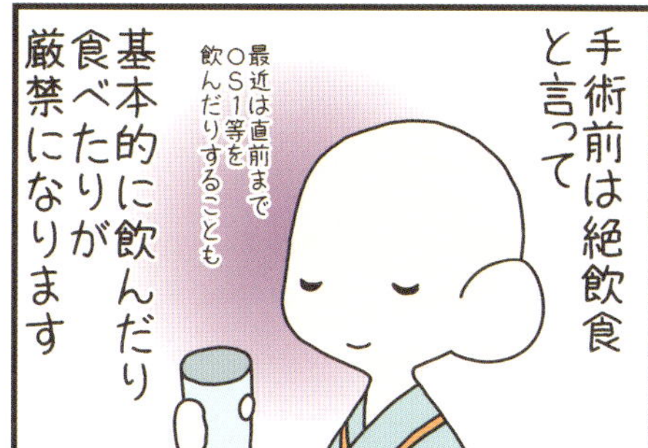

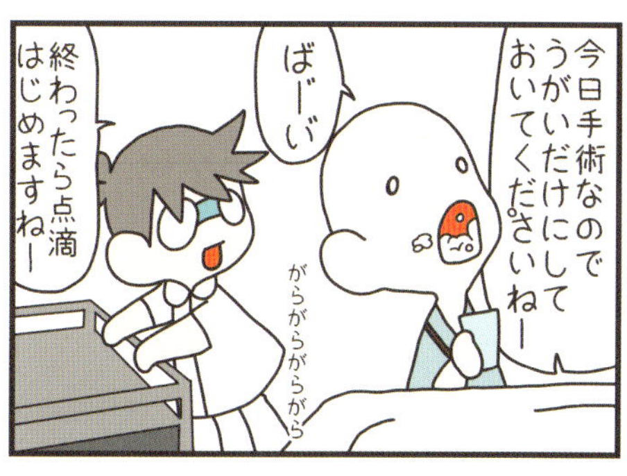

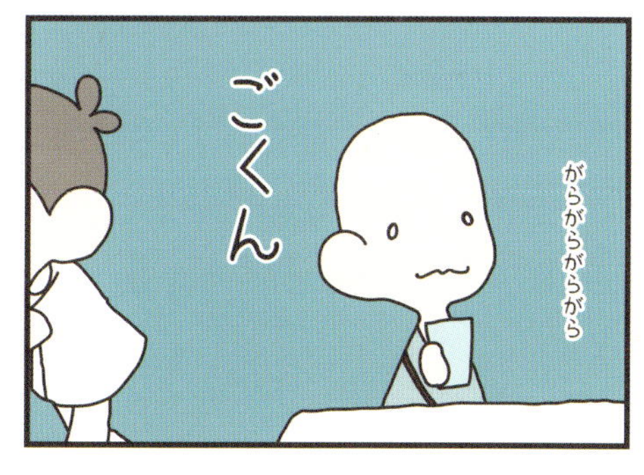

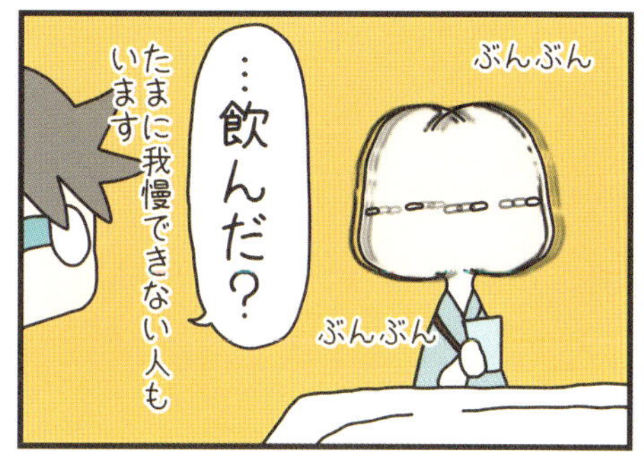

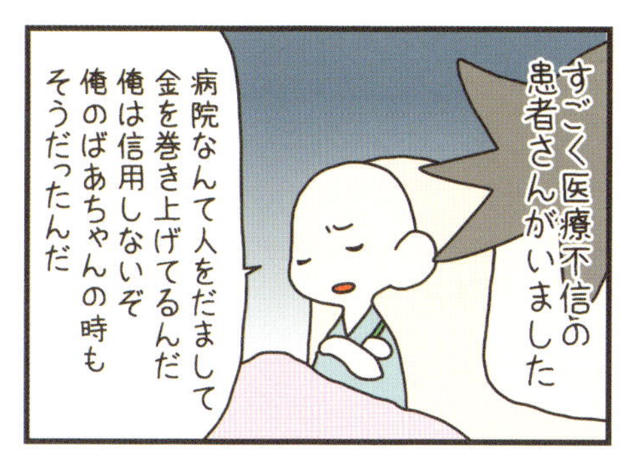

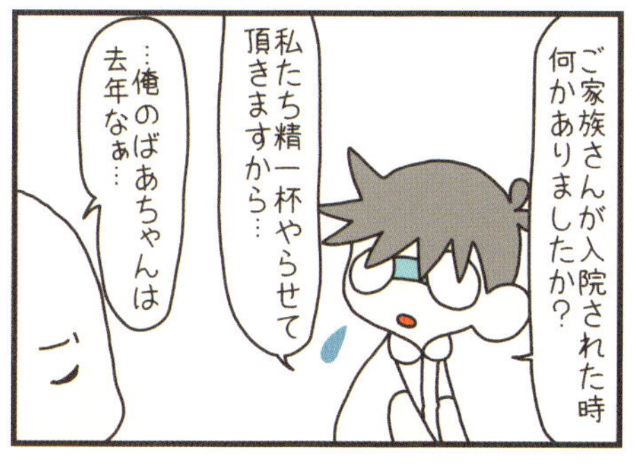

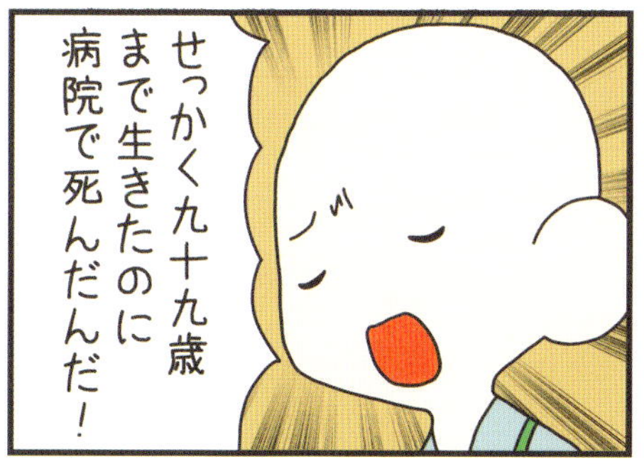

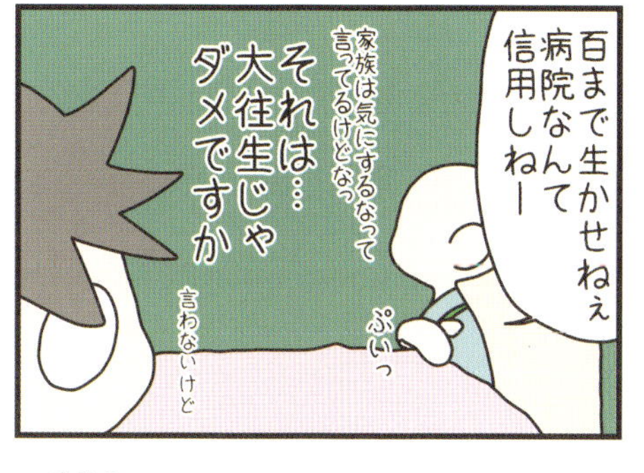

そこは出すところ

消化器外科にいると時々遭遇するのが

肛門内異物挿入

✳

※画像はイメージであり本文とは何の関係も云々

ナスさん、今オペ終わった方ご家族にICしたいんですけど…
はーい
…これ…返すべきだと思います？
？何それ？

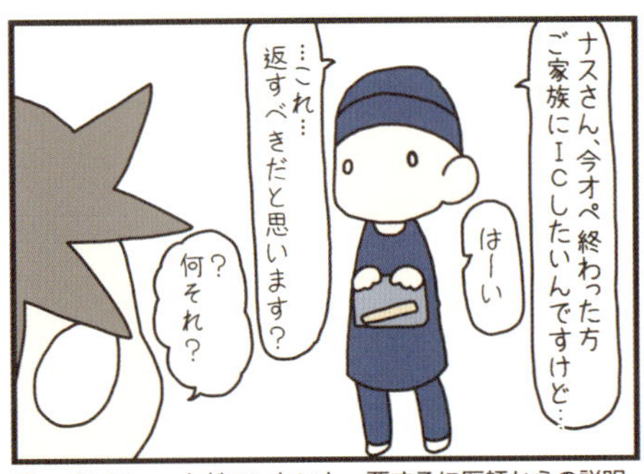

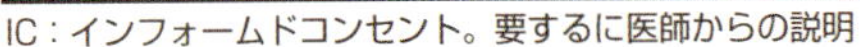

IC：インフォームドコンセント。要するに医師からの説明

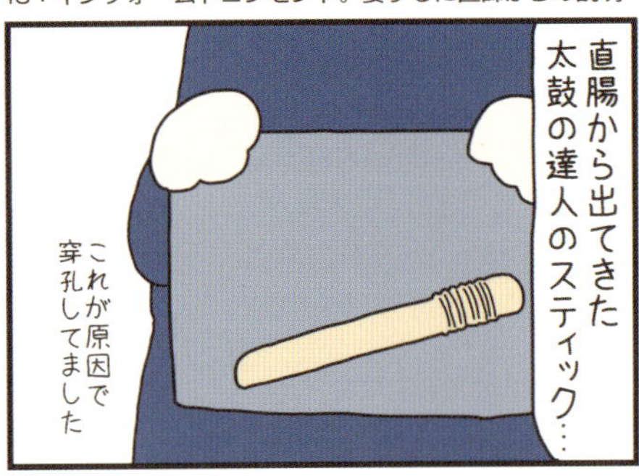

直腸から出てきた太鼓の達人のスティック…
これが原因で穿孔してました

一応私物だし一本だけじゃプレイできませんよね？
…そういう問題かなぁ…
みんなほんとに色々突っ込んでくるよね…
捨ててくれって言われました

鼓膜がピンチ

難聴の方と話をしていると、だんだん声が大きくなってしまう
おしっこの！けんさ！
うすかわのえんび？
お！しっこ！の！け！ん！さ！
こしかけのえんさ？
おしい！

ご家族さんもそうなのか

○○さんのご家族さんから外線です

はーい

はい、○○病棟看護師ナスで…
お世話になっております。○○の家内ですけれども

お電話頂いたようでありがとう
いいえー！こちらこそお世話になってます！
電話から顔を離すので自然と大声になる
10cm
びんびん
みんな声が大きくなるね

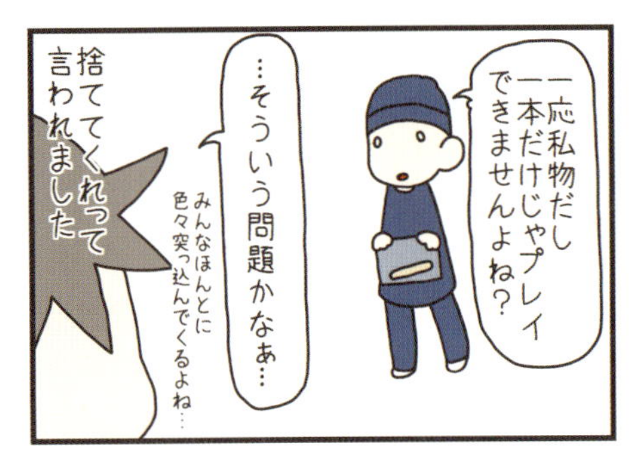

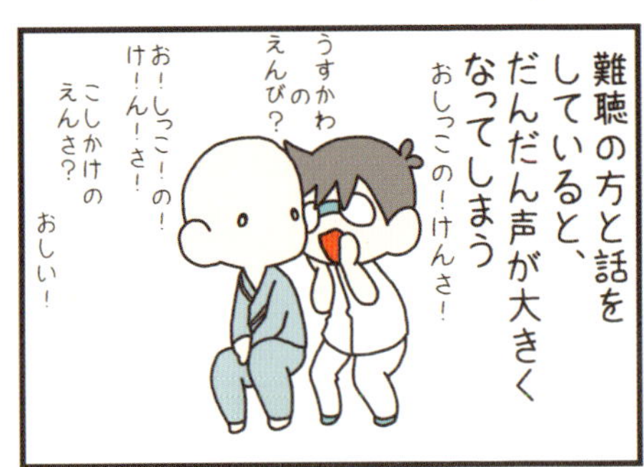

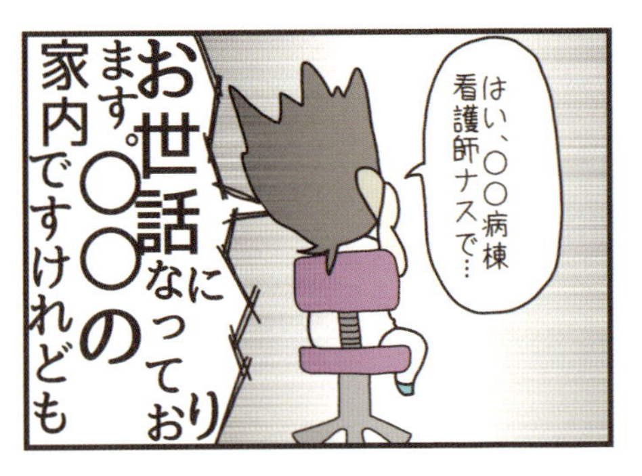

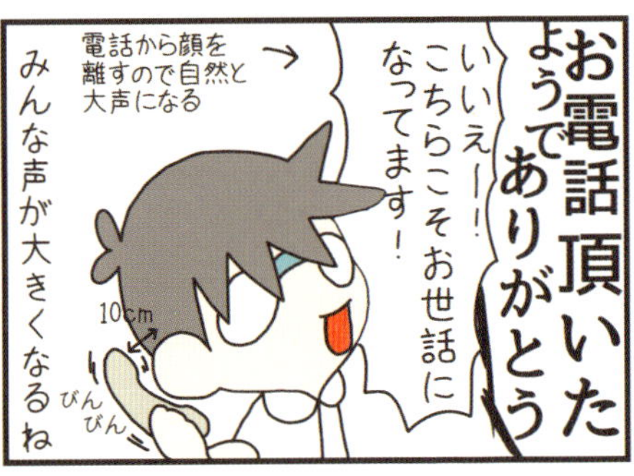

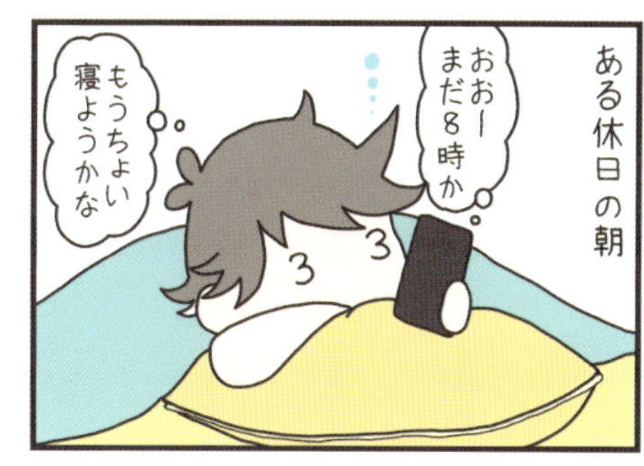
ある休日の朝
おお～まだ8時か
もうちょい寝ようかな

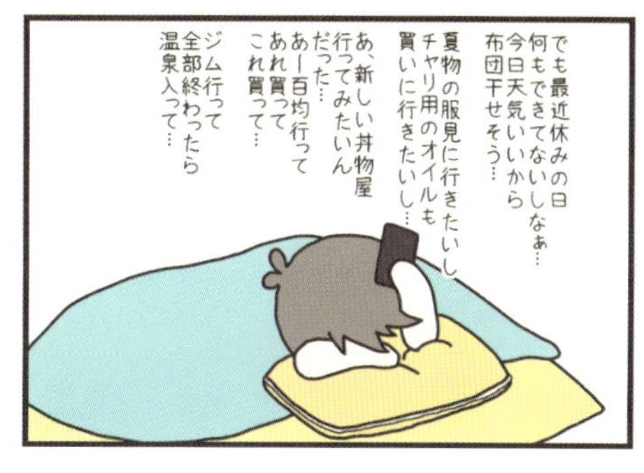
でも最近休みの日
何もできてないしなぁ…
今日天気いいから
布団干せそう…
夏物の服見に行きたいし
チャリ用のオイルも
買いに行きたいし…
あ、新しい丼物屋
行ってみたいんだった…
あー百均行って
あれ買って
これ買って…
ジム行って
全部終わったら
温泉入って…

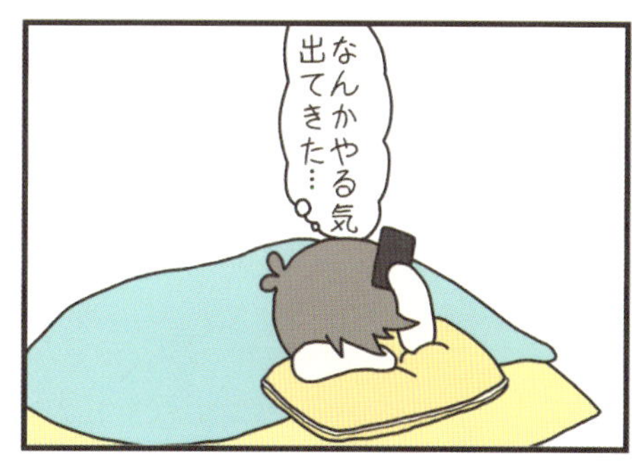
なんかやる気出てきた…

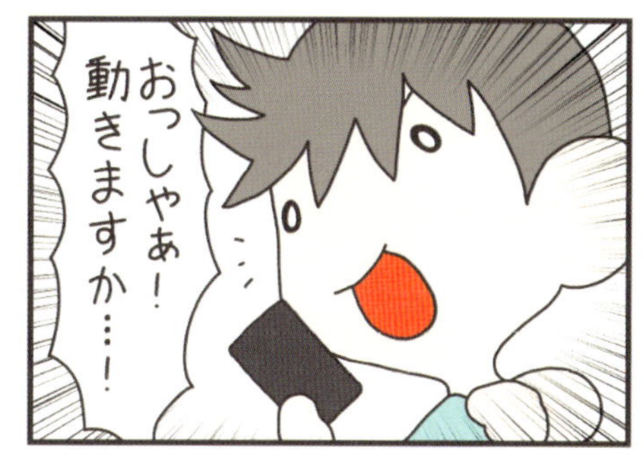
おっしゃあ!
動きますか…!

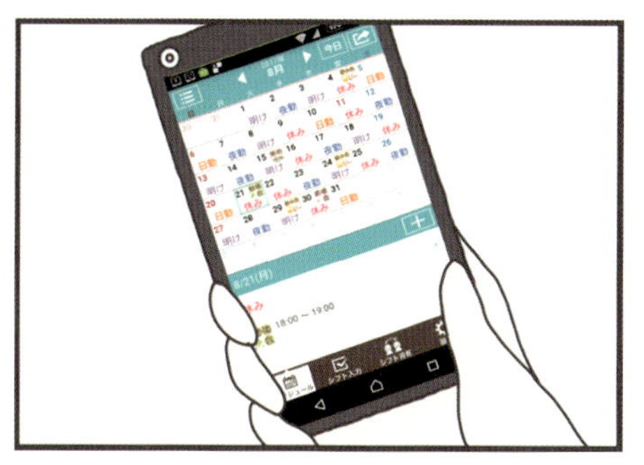

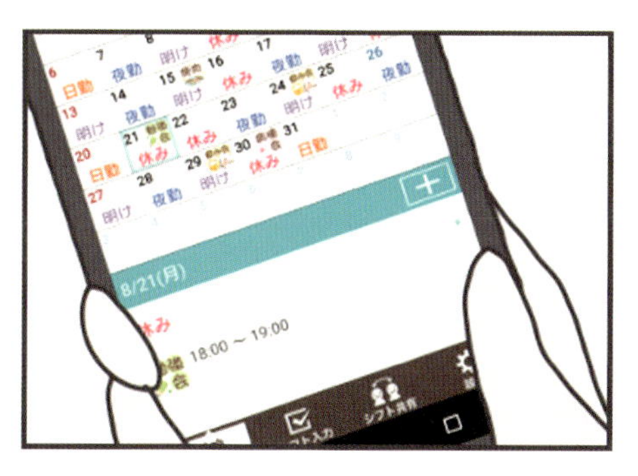
8/21(月)
休み
18:00 ～ 19:00

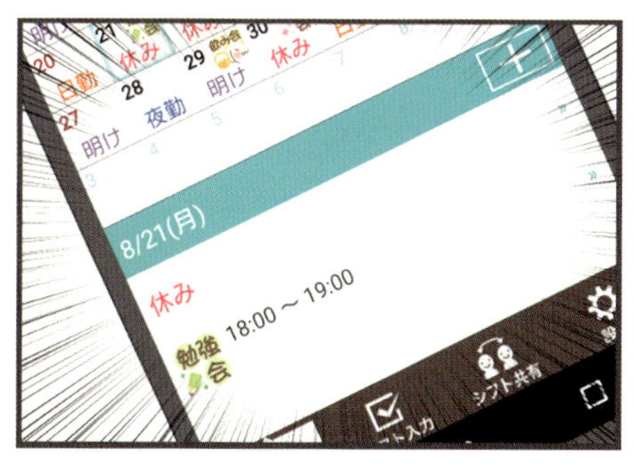
8/21(月)
休み
18:00 ～ 19:00
勉強会
シフト共有

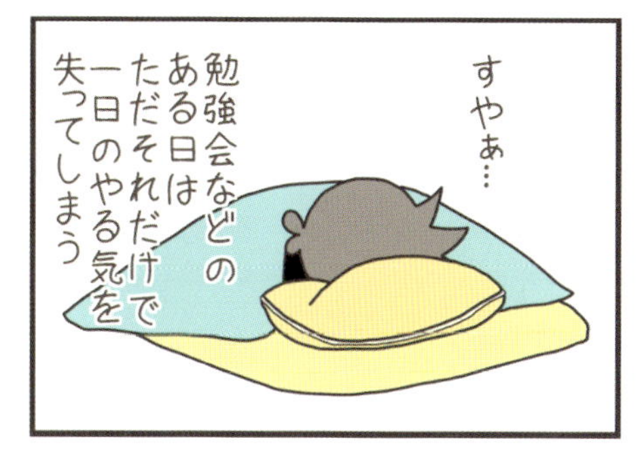
すやぁ…
勉強会などのある日はただそれだけで一日のやる気を失ってしまう

夜勤はこわい

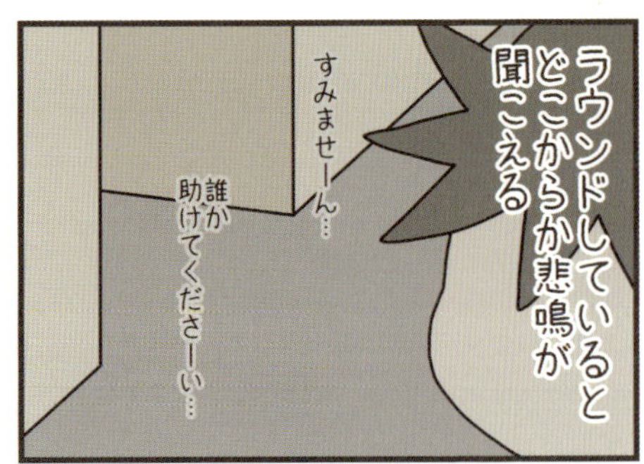
ラウンドしていると
どこからか悲鳴が
聞こえる
すみませーん…
誰か
助けてくださーい…

ひょい

ああっナスさん
助けてください!
動けなくなっちゃったんです!

やっぱり夜勤はこわい
なんでナースコール押さないの!
両手ふさがってるんですよー
あぁっ○○さん頑張って!
だんだん力尽きる

夜勤明けもこわい

うっかり夜勤明けで
買い物なんて行っちゃうと
街が歪んで見える
お日様きいろー♪

お似合いですよー
ほんとですかー?

これいいー!
今この形
人気ですよねー

とんでもない
無駄遣いをする
漫画の単行本一気買い
何これ私…
何がしたいの…
普段絶対使わない
バッグや服

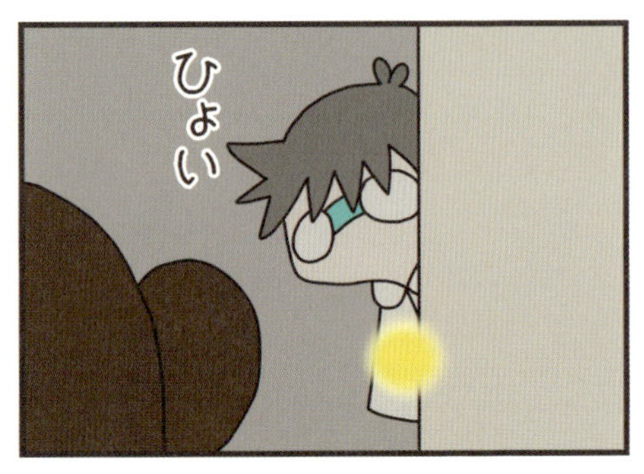

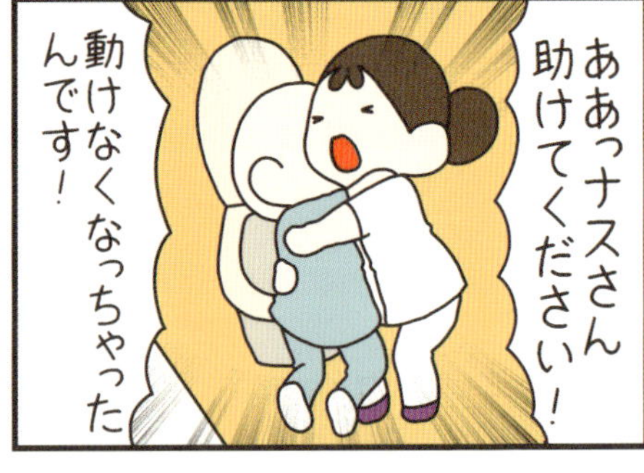

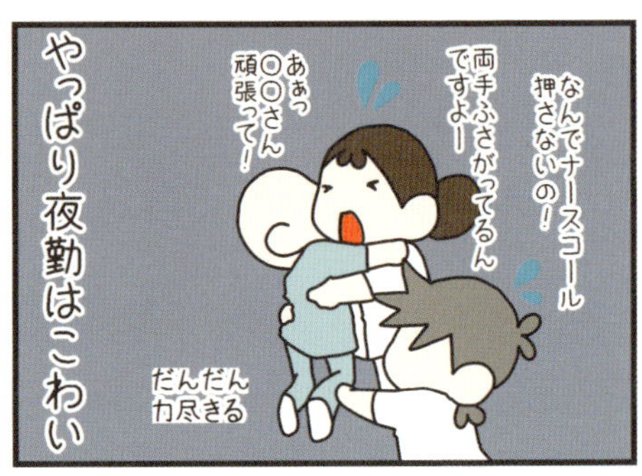

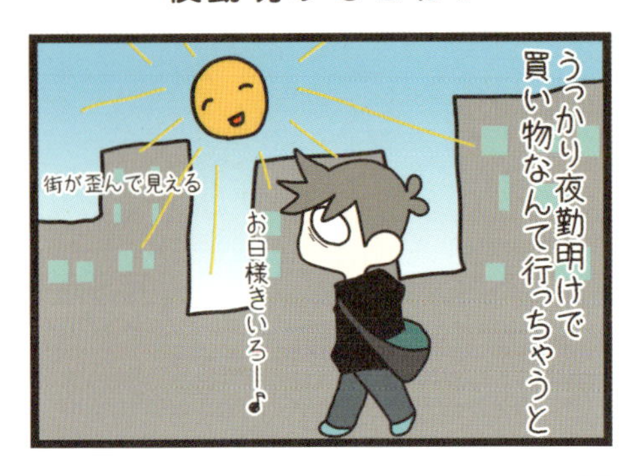

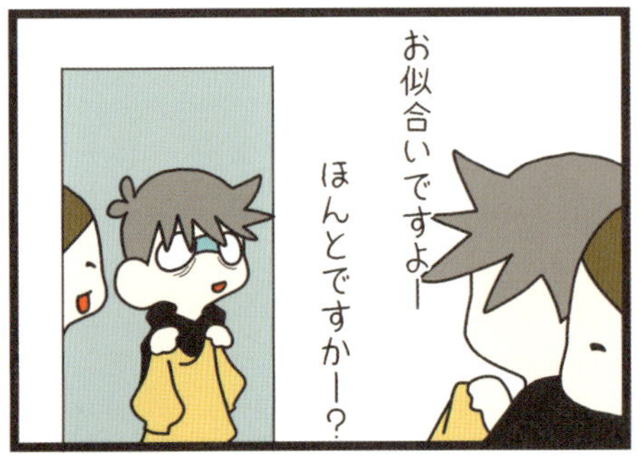

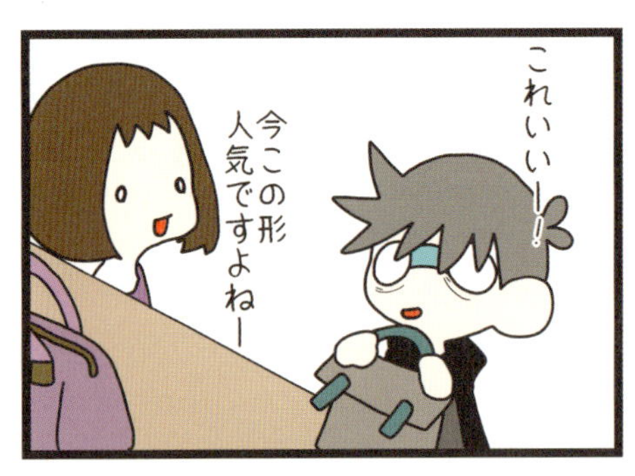

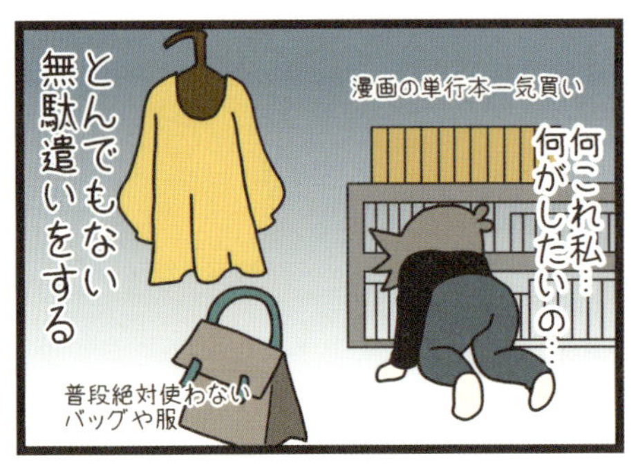

懺悔したいこと

ご飯来ちゃったんだけど
○○さん熱出てて
検査になるから
これ一旦スキップ
するわ
片づけます

全く手を付けていないご飯
を

全部捨てる
ざー

こんな罪深いことを続けて
私はいつか地獄に
落ちるのでは…
罪悪感ハンパない

鏡は見ない

ナースの着ている
白衣は結構残酷で
んっふっふー♪
サエコは気にしない
ですけどねっ
割と体型丸わかり

エレベーター内の鏡

疲れた顔
丸い背中
ベルトラインに
乗った腹

現実って厳しい…
見ないもん…

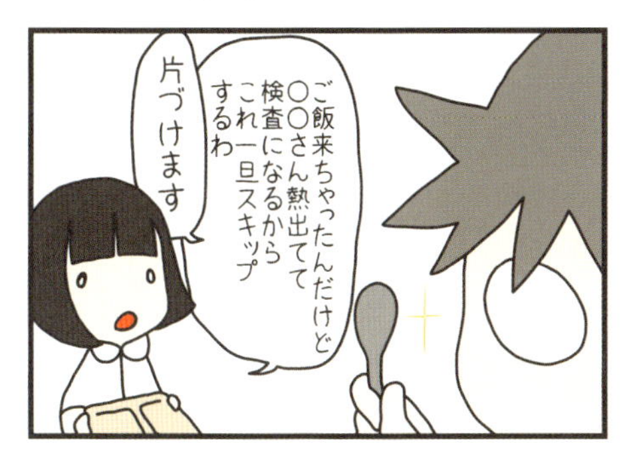

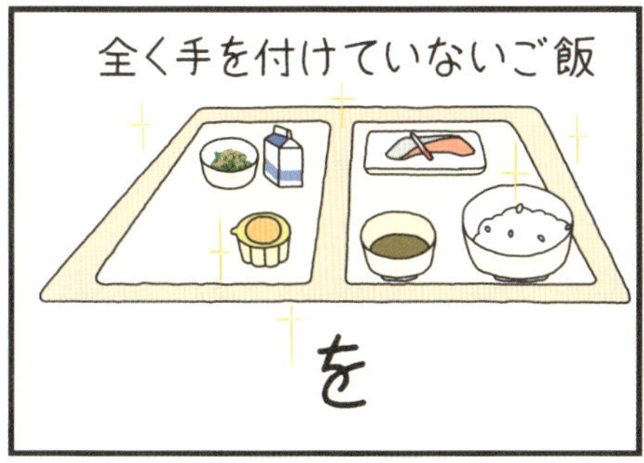

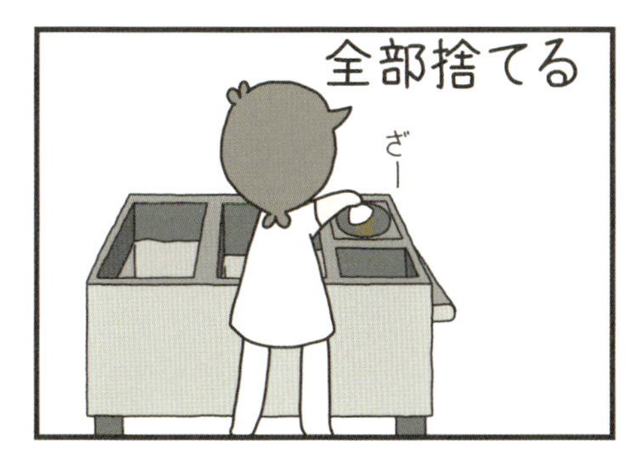

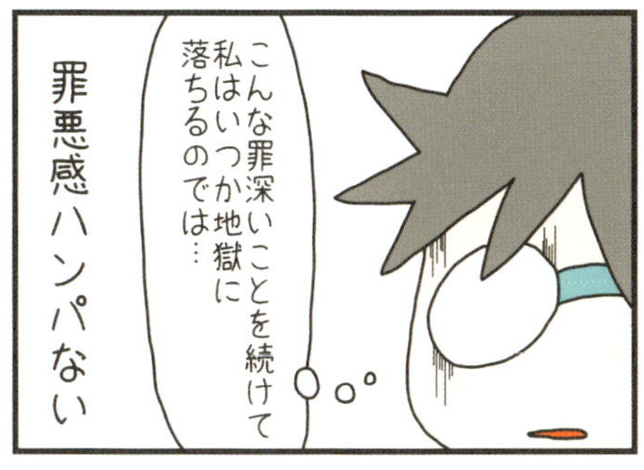

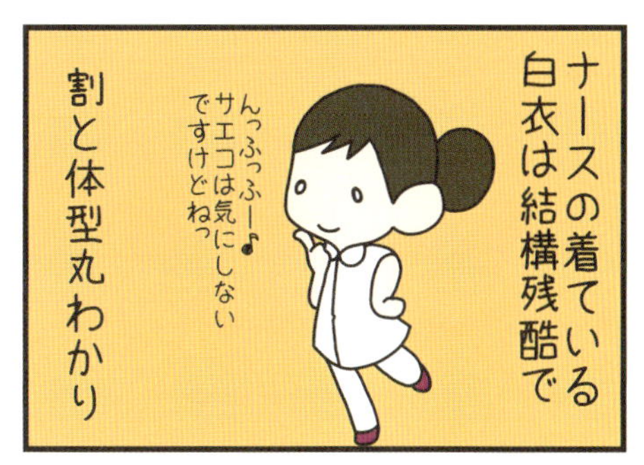

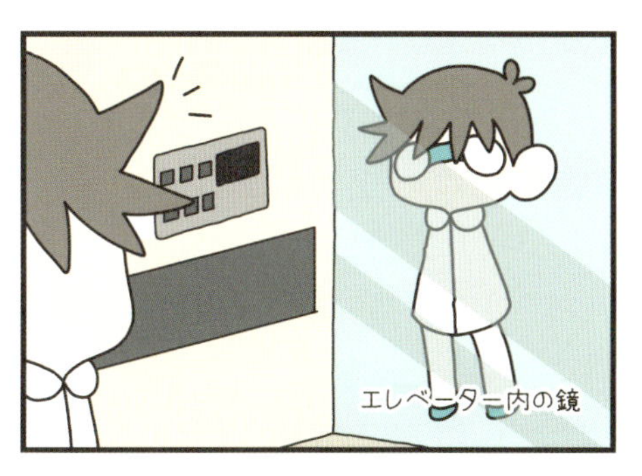

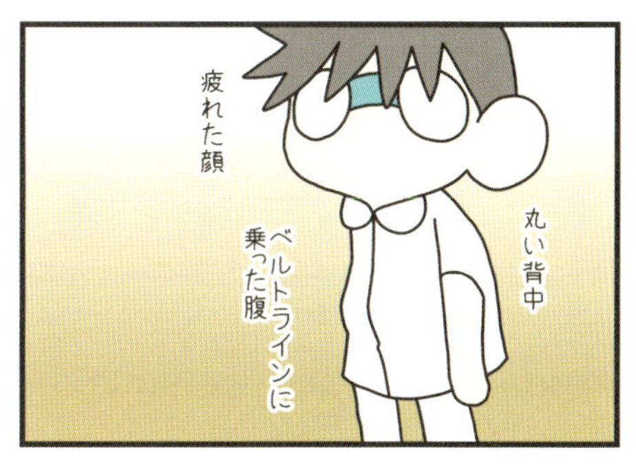

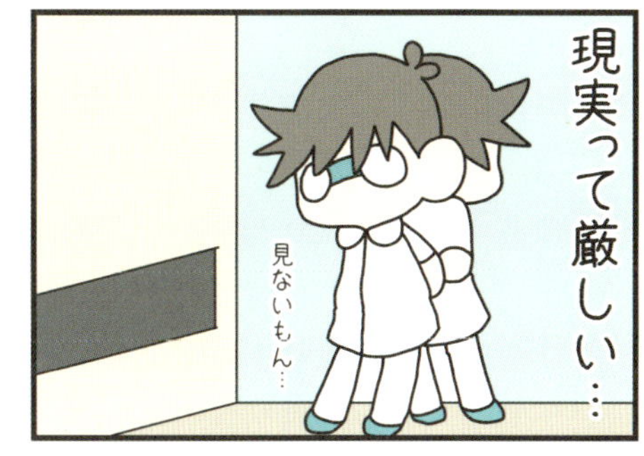

オシャレな料理

こちらヒラメのムース小松菜とコンソメのジュレ添えでございます

同僚の結婚式
わーきれい！
・・・
ここお料理素敵ですよね
おめかし

とろっ

…ミキサー食っぽいと思ってるわね
ミキサー食っぽい
たまにおしゃれな名前でミキサー食が出てくる
好きだけど

ミキサー食の宿命

年始年末のイベント時は
患者さんのご飯もちょっと豪華

すごーい！今日は豪華ですね！
ほんと！きれいねー最近の病院てすごいのね
常食の方はいいのですが
なぜかドヤ顔

ミキサー食(とろみ付き)

すまねぇ…すまねぇ…
常食とミキサー食の方が向かいのベッドだったりすると余計気まずい

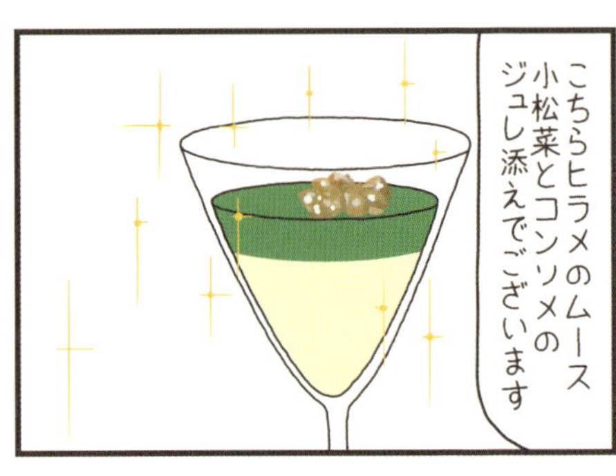

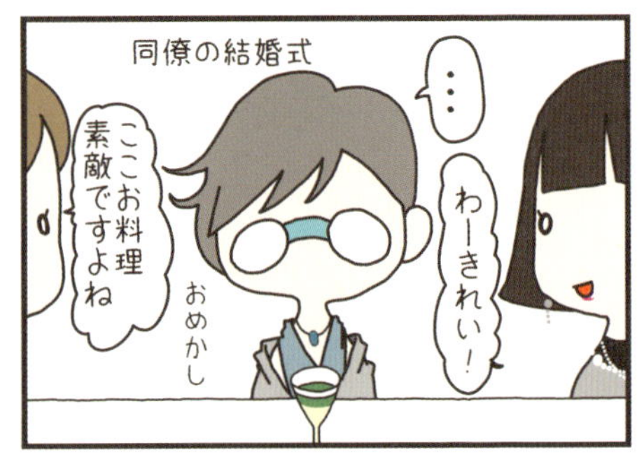

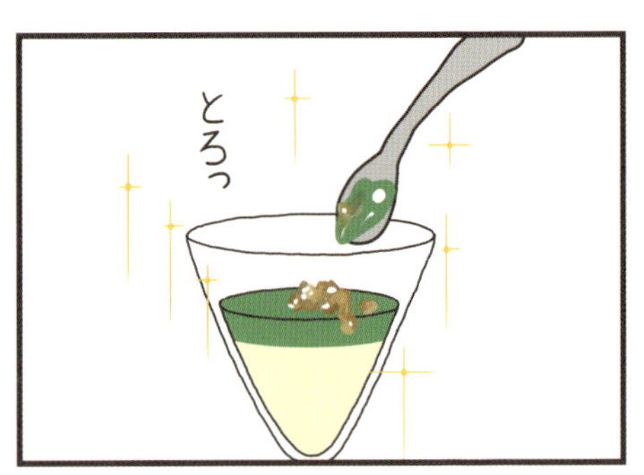

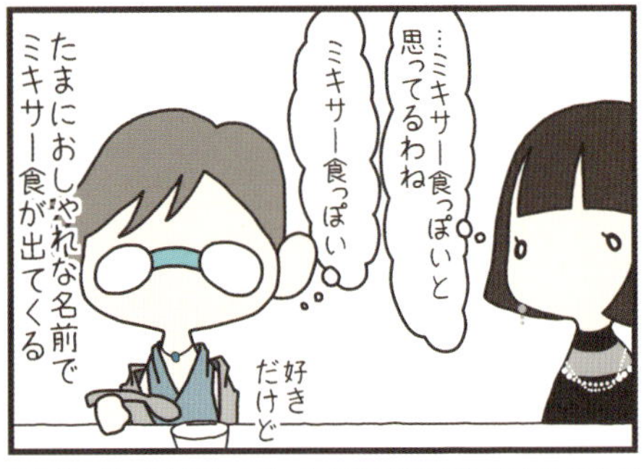

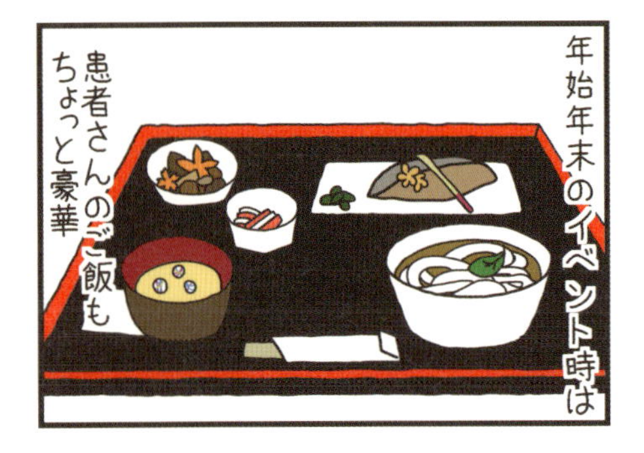

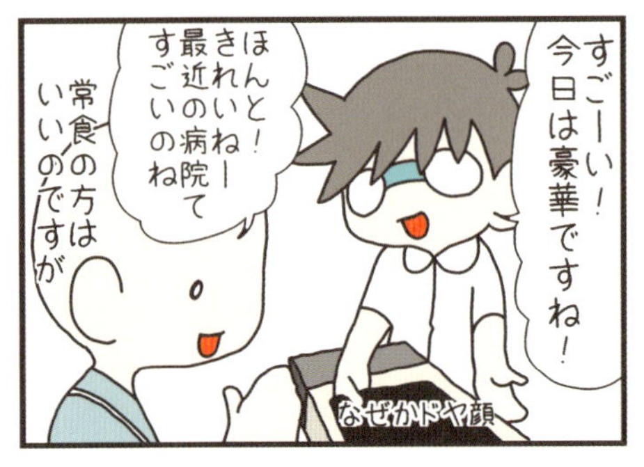

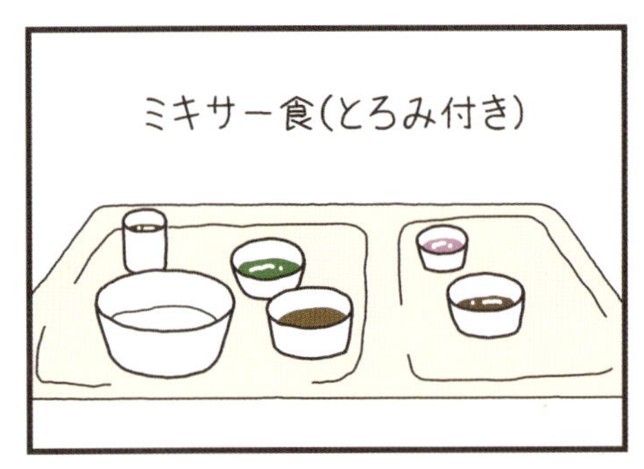

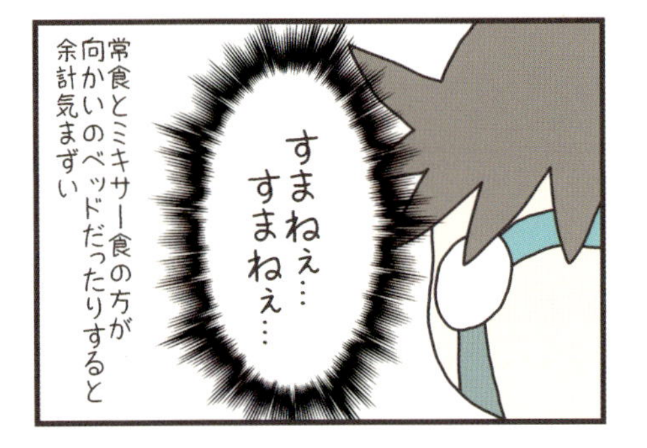

ミキサー食：食材をミキサーにかけて飲み込みやすくしたもの

色々落ちる

ナースの胸ポケットには色々な物が入っています
※ボールペン、ハンコ、体温計、PHS等…

何かの拍子にボールペンが落ちる

拾おうとかがむと体温計が落ちる

…
色々落ちる

つけすぎ注意

輪ゴムはちょっと業務の間に、あると便利ないと不便
手首に巻くと不潔だし業務の邪魔になるので名札にかけている看護師は多くいます
ICTが来たら外せー

ICT：院内において感染対策を行う感染対策チーム

ナスさん輪ゴムあるー？
あるよーちょっと待ってね

ごちゃ…

うむ、外れぬ
…減らしたら？
つけすぎ注意

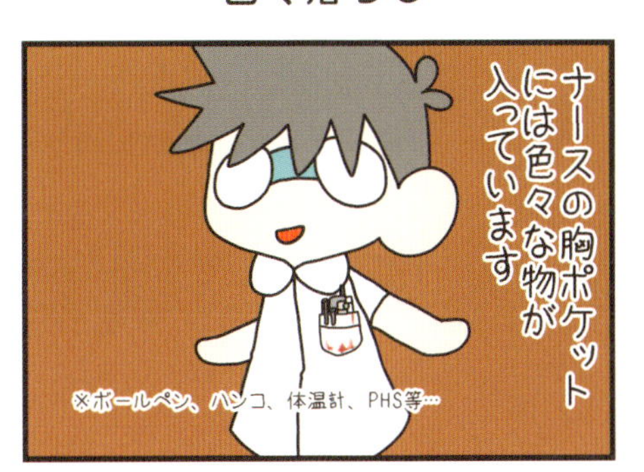

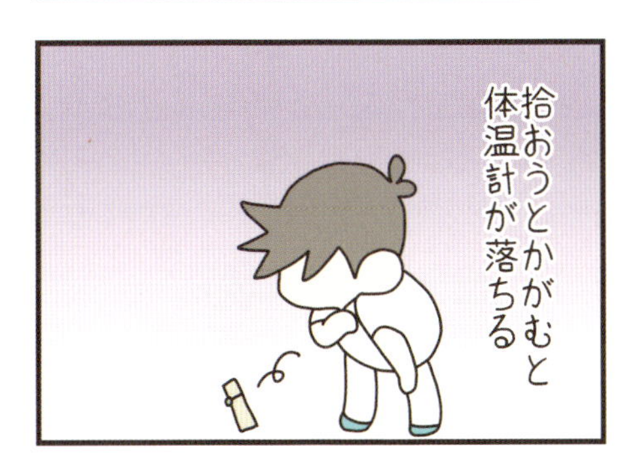

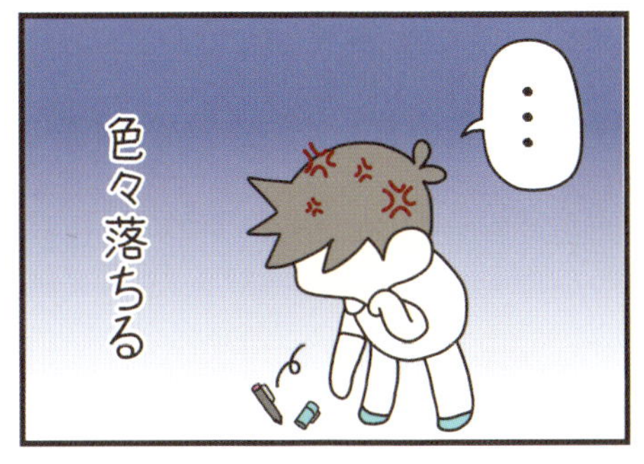

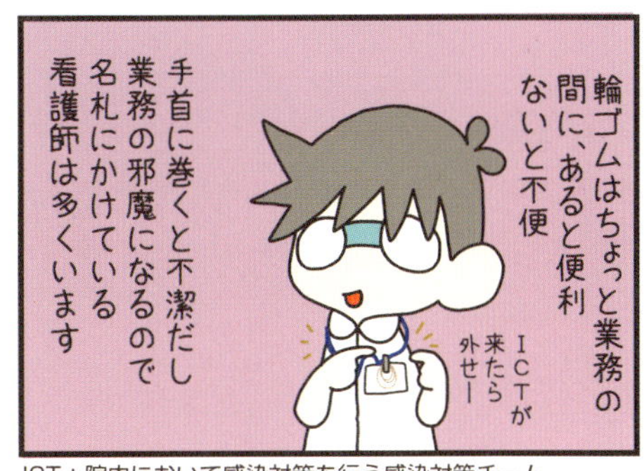

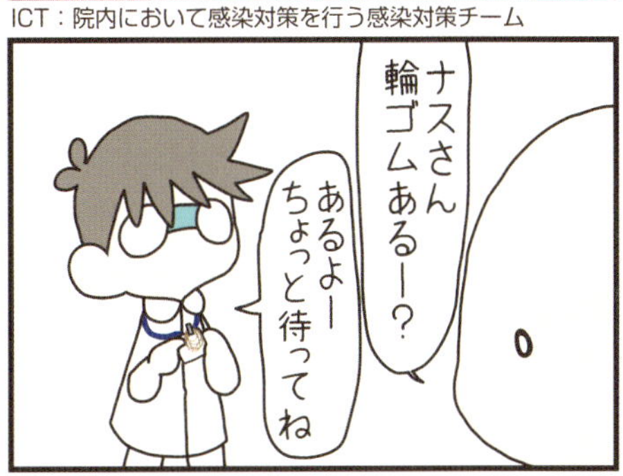

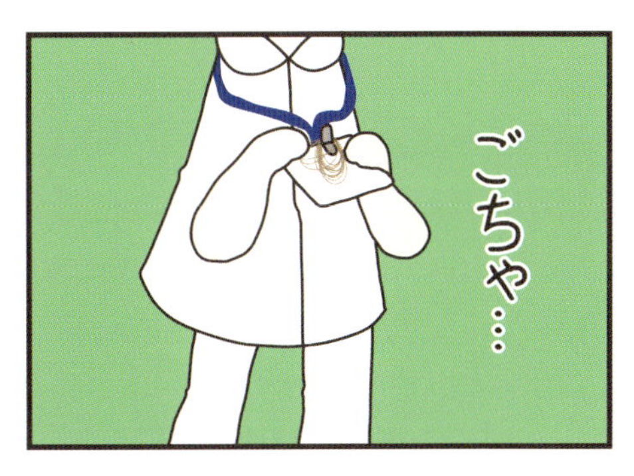

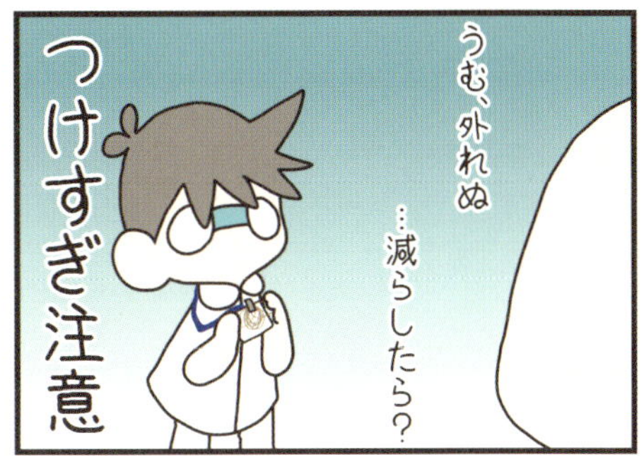

こっちも負けてない

ドラマで見る医療者はかっこいい
美男美女しかいない
病院なのでマスクはいらない
毎日奇跡的なイベントが起きる

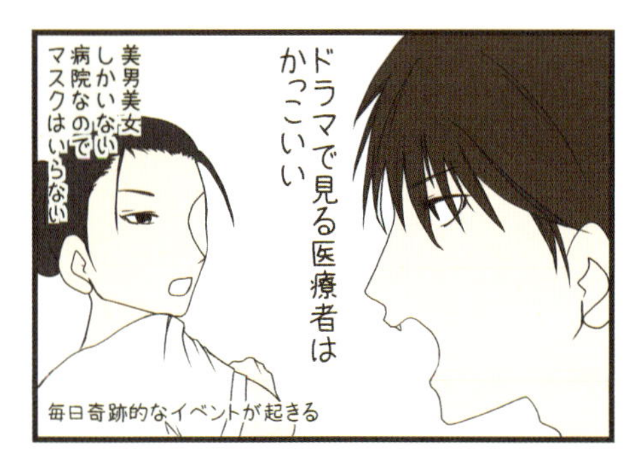

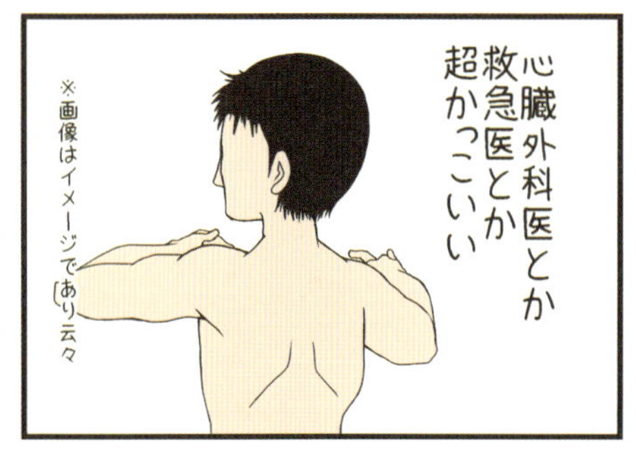
心臓外科医とか救急医とか超かっこいい
※画像はイメージであり云々

ドラマのように毎日感動的なイベントがあるわけじゃないけど
お通じ出ました?
あーよかった!
じゃあ変えちゃおう!
ドラマでは絶対ないであろうシーン

普通に働いてる私達もかっこいい!
あのドラマの患者さんもいずれ病棟にやってくるのさ…
このポーズは腰が痛い訳ではない…
…と思いたいぞ

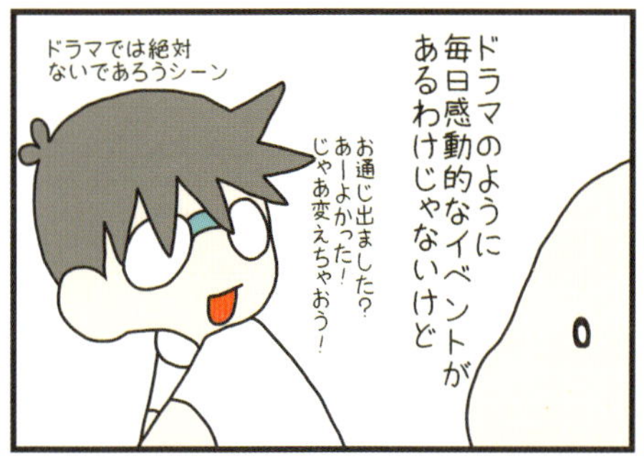

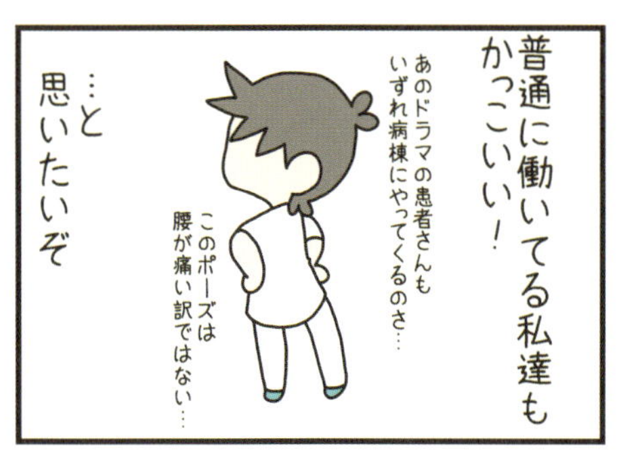

こんな日もある

病棟の奇跡

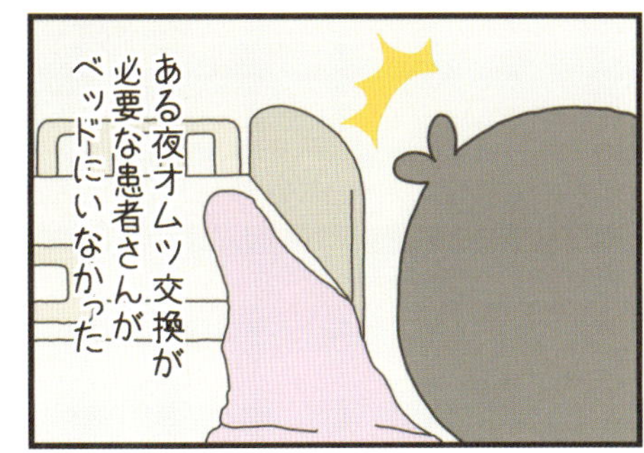
ある夜オムツ交換が
必要な患者さんが
ベッドにいなかった

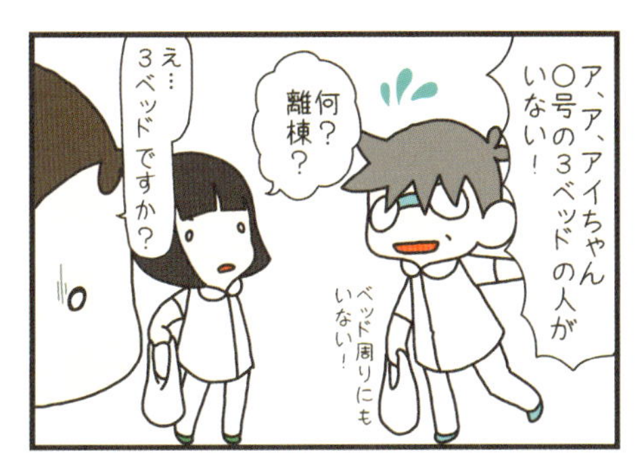
ア、ア、アイちゃん
○号の3ベッドの人が
いない！
何？
離棟？
え…
3ベッドですか？
ベッド周りにも
いない！

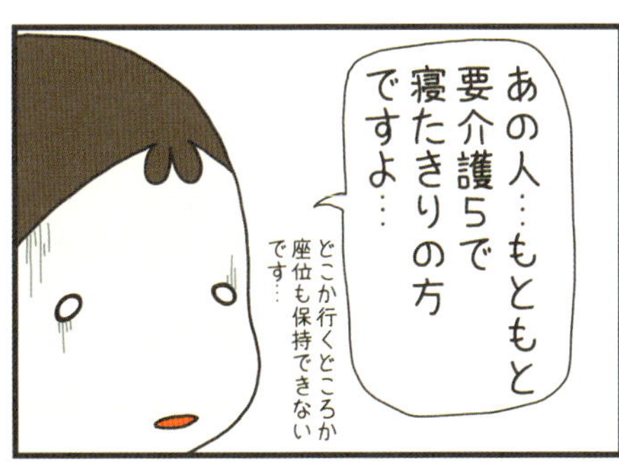
あの人…もともと
要介護5で
寝たきりの方
ですよ…
どこか行くどころか
座位も保持できない
です…

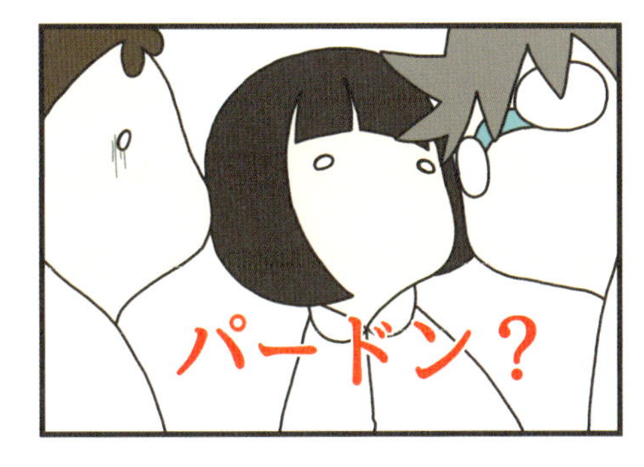
パードン？

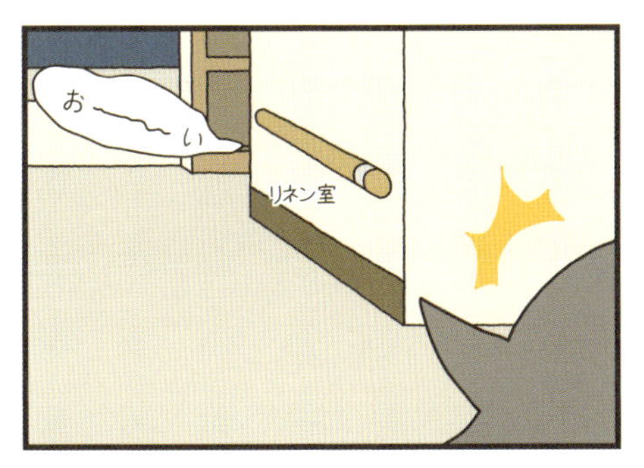
お〜〜〜い
リネン室

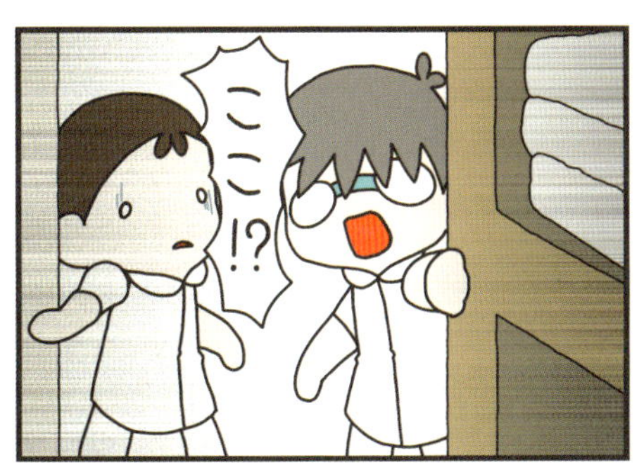
ここ!?

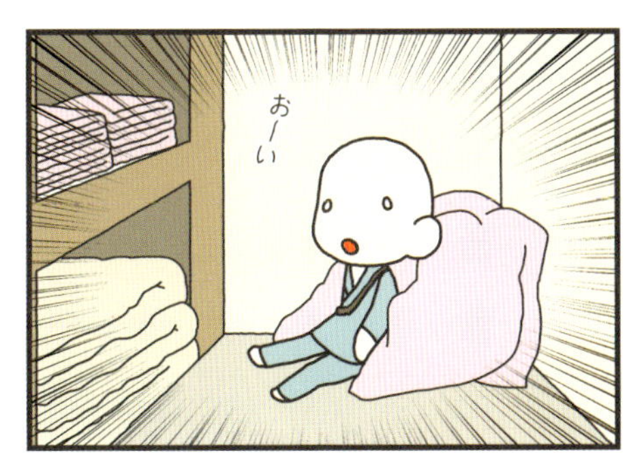
お〜い

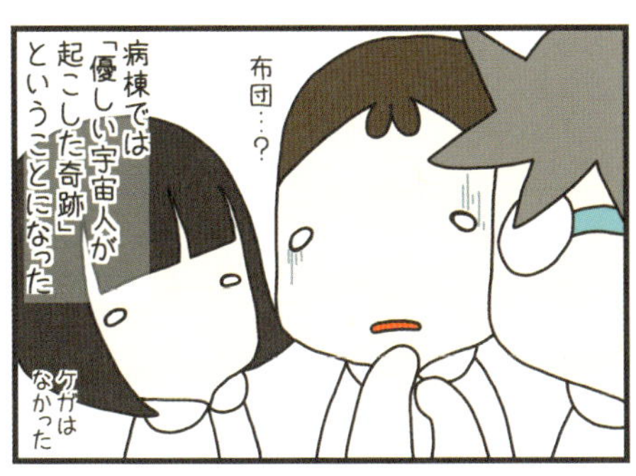
病棟では
「優しい宇宙人が
起こした奇跡」
ということになった
布団…？
ケガは
なかった

根気比べ

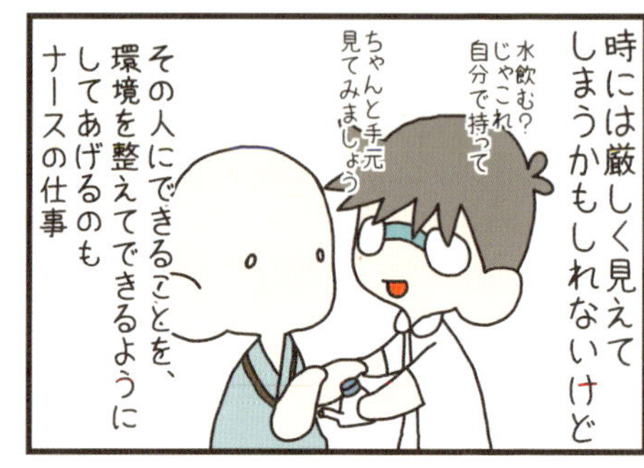
時には厳しく見えてしまうかもしれないけど
水飲む？じゃこれ自分で持って
ちゃんと手元見てみましょう
その人にできることを、環境を整えてできるようにしてあげるのもナースの仕事

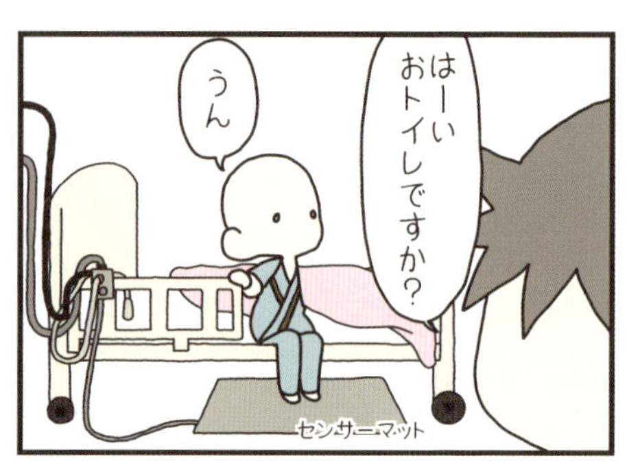
はーいおトイレですか？
うん
センサーマット

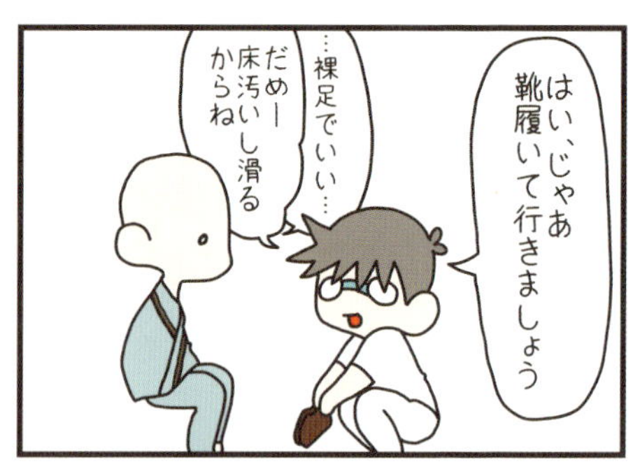
はい、じゃあ靴履いて行きましょう
…裸足でいい…
だめー床汚いし滑るからね

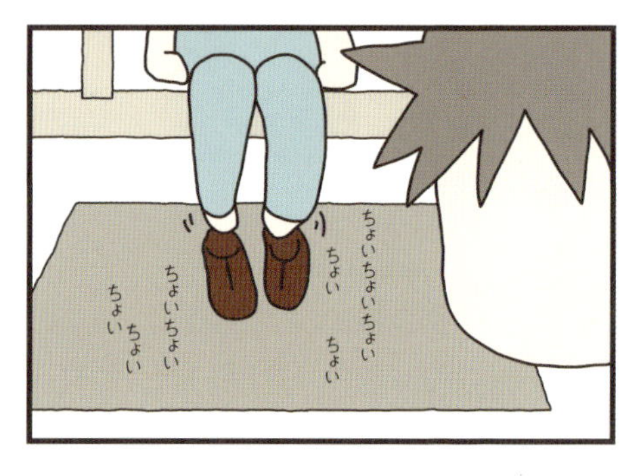
ちょいちょいちょい
ちょい　ちょい
ちょいちょい
ちょい　ちょい

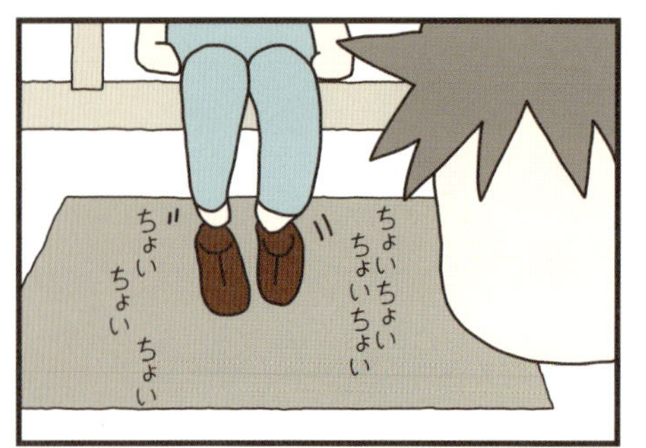
ちょいちょい
ちょいちょい
ちょい
ちょい　ちょい

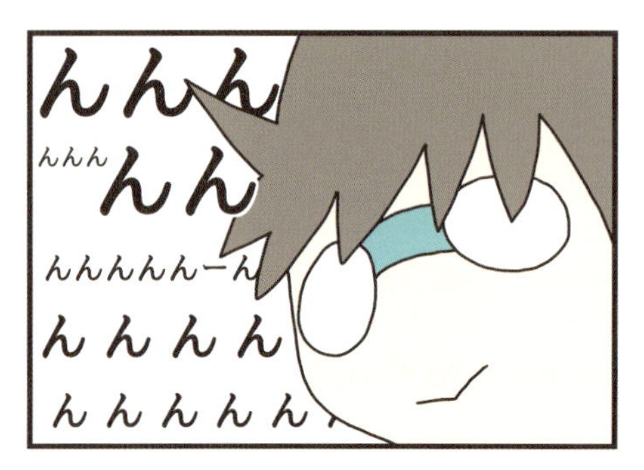
んんん
んんん
んん
んんんんんーん
んんんん
んんんんん

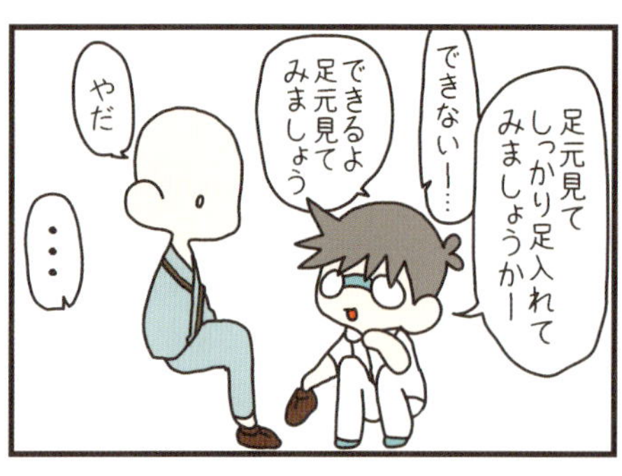
足元見てしっかり足入れてみましょうかー
できないー…
できるよ足元見てみましょう
やだ
…

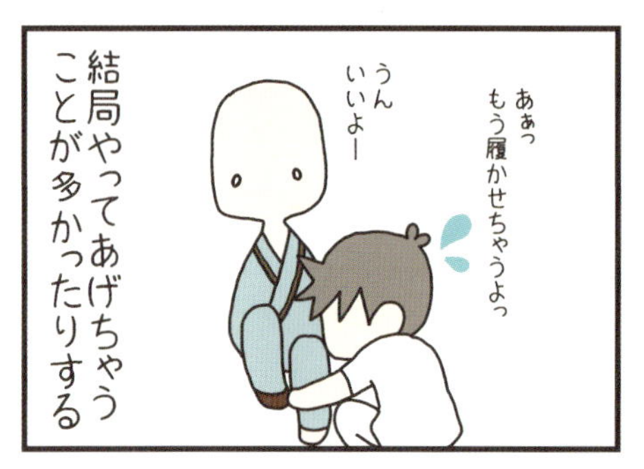
あぁっもう履かせちゃうよっ
うんいいよー
結局やってあげちゃうことが多かったりする

その時に向けて

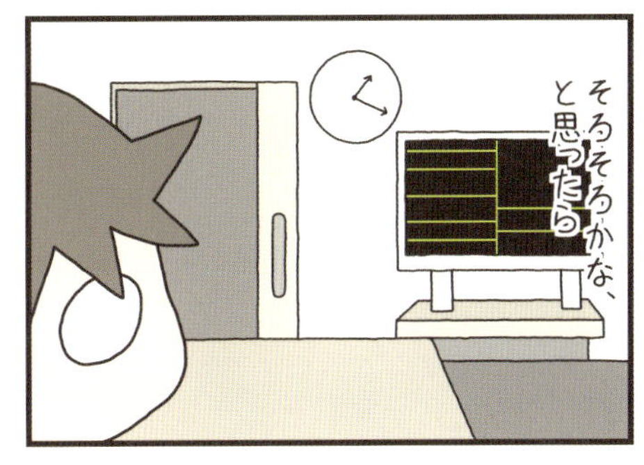
そろそろかな、
と思ったら

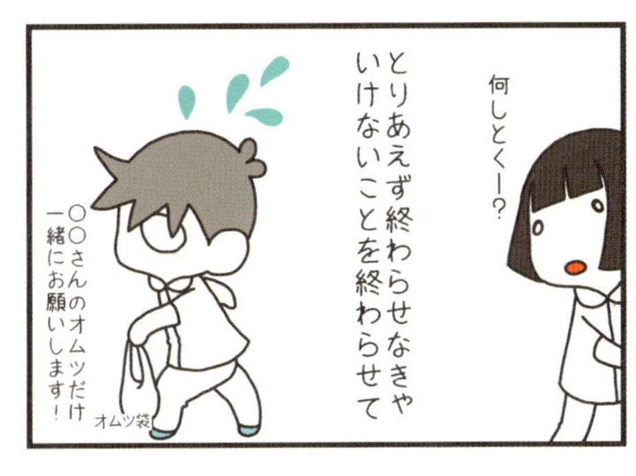
何しとくー?
とりあえず終わらせなきゃ
いけないことを終わらせて
○○さんのオムツだけ
一緒にお願いします!
オムツ袋

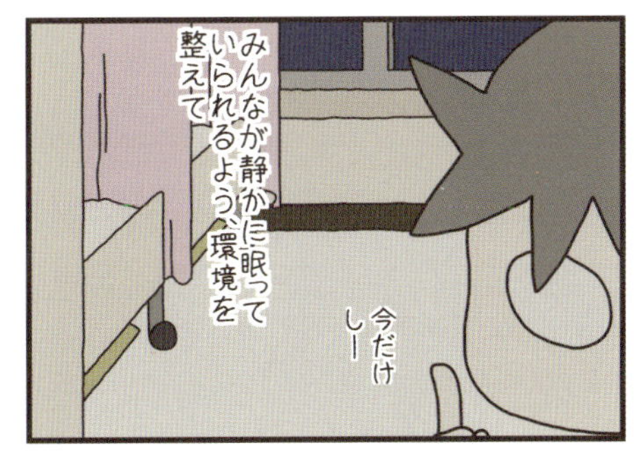
みんなが静かに眠って
いられるよう環境を
整えて
今だけ
しー

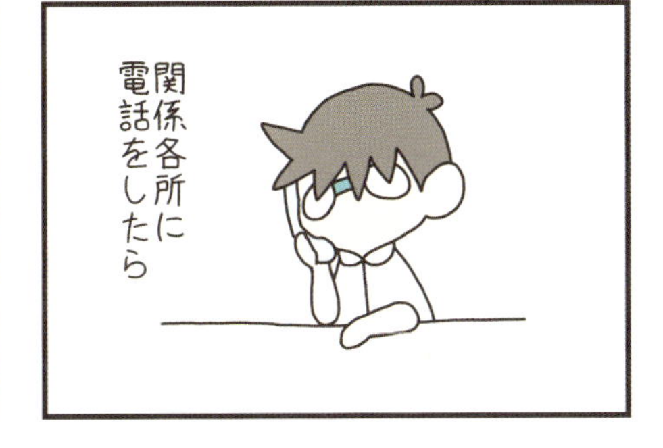
関係各所に
電話をしたら

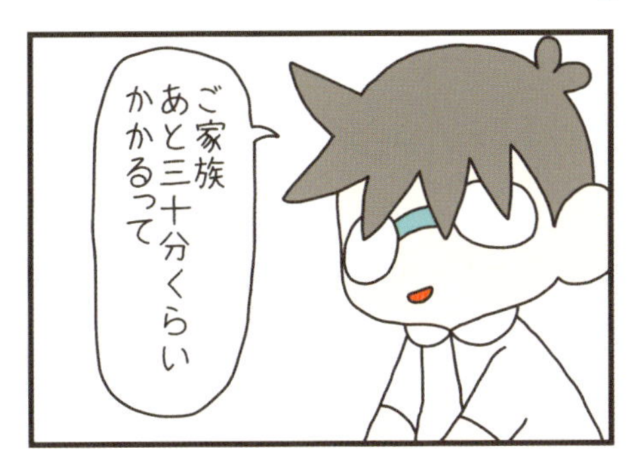
ご家族
あと三十分くらい
かかるって

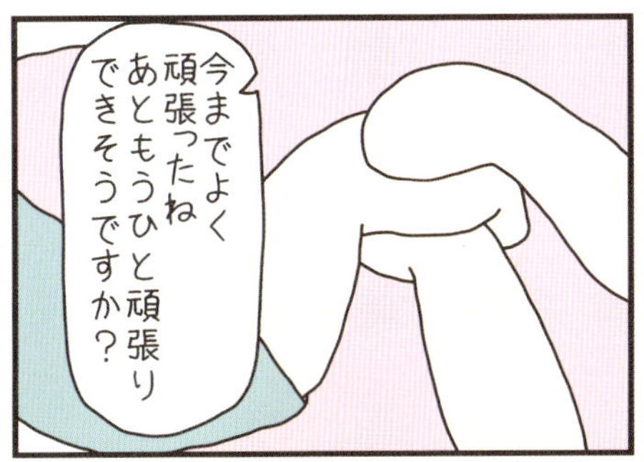
今までよく
頑張ったね
あともうひと頑張り
できそうですか?

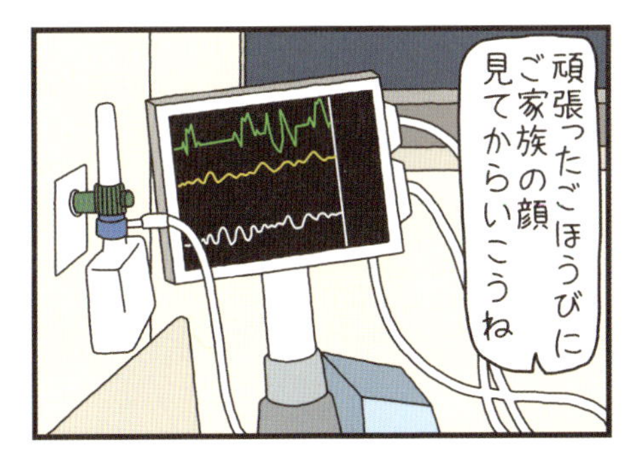
頑張ったごほうびに
ご家族の顔
見てからいこうね

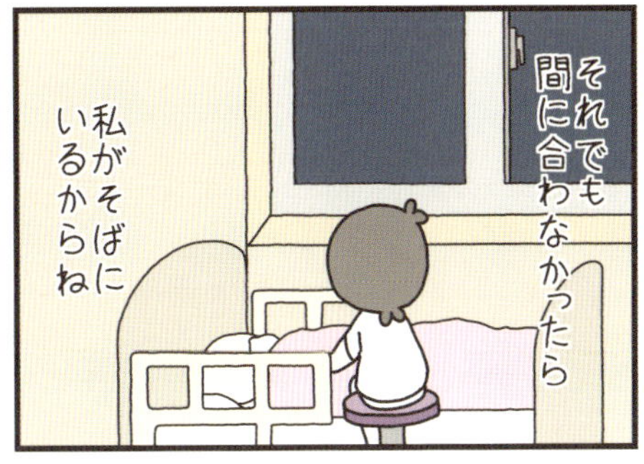
それでも
間に合わなかったら
私がそばに
いるからね

いつもと違う病棟

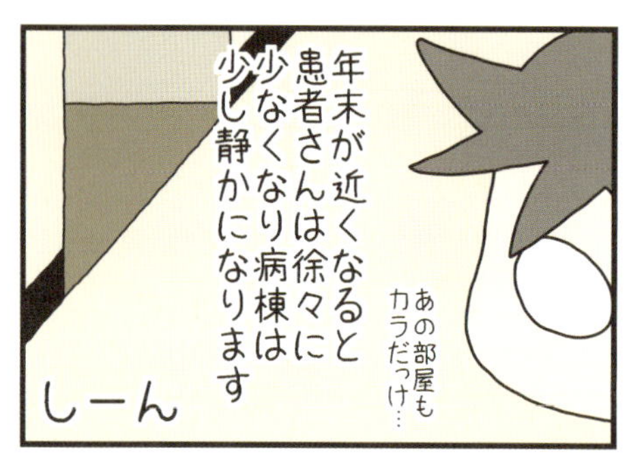
年末が近くなると
患者さんは徐々に
少なくなり病棟は
少し静かになります
あの部屋もカラだっけ…
しーん

おはようございまーす
眠れました?
あ、おはよう
四人部屋に一人

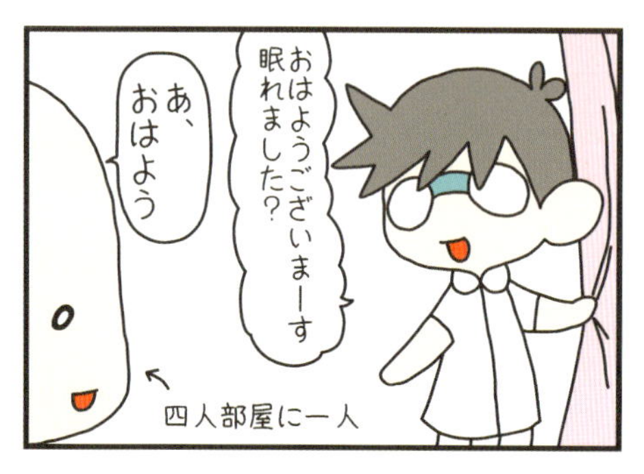

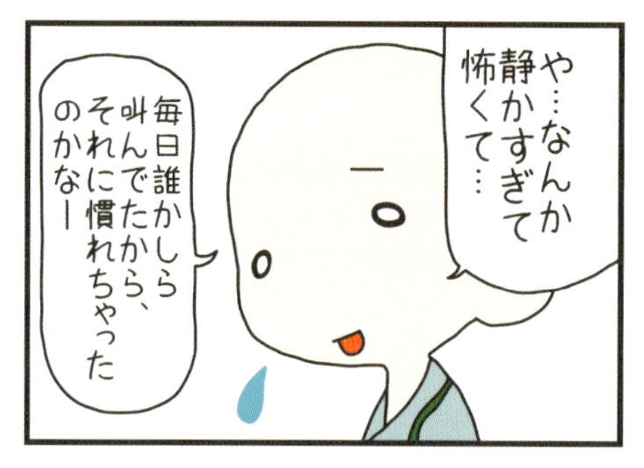
や…なんか
静かすぎて
怖くて…
毎日誰かしら
叫んでたから、
それに慣れちゃった
のかなー

なんか
ごめんなさい…
病院って
静かじゃ
なかったんだねー
うん…
普段の病院は
静かではない
ドラマとかと
全然違うよね

冷めないうちに食べて

クリスマスなど年末の
イベント時の夜勤は
お疲れ様でーす
ドクターからでーす
おじいさんが作る
スパイシーな
チキンです
ドクターや病棟から
差し入れがあったりする
Fooooooooo!

お腹すきましたー
今日は落ち着いてるし
休憩行くよー
チキンが待ってる!

モニタ!
VT連発!
先生に電話して!

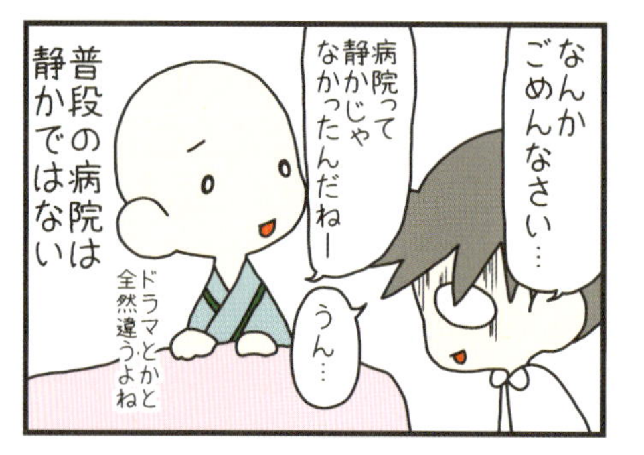

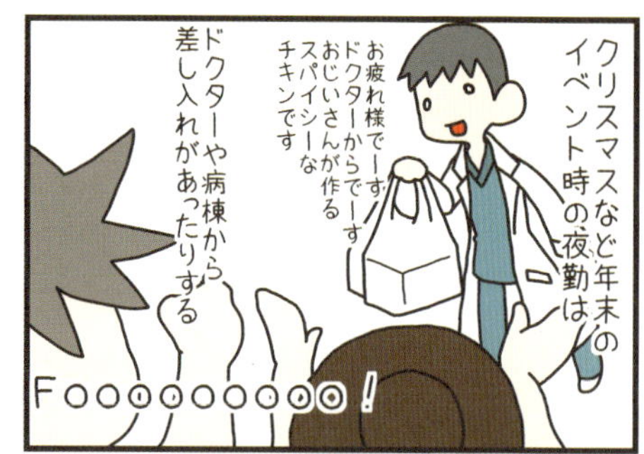

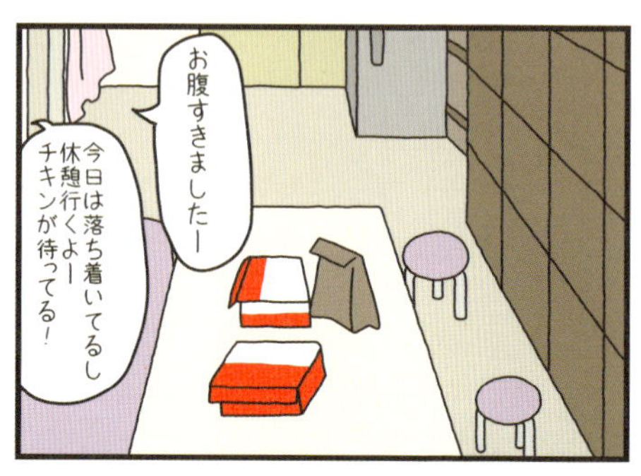

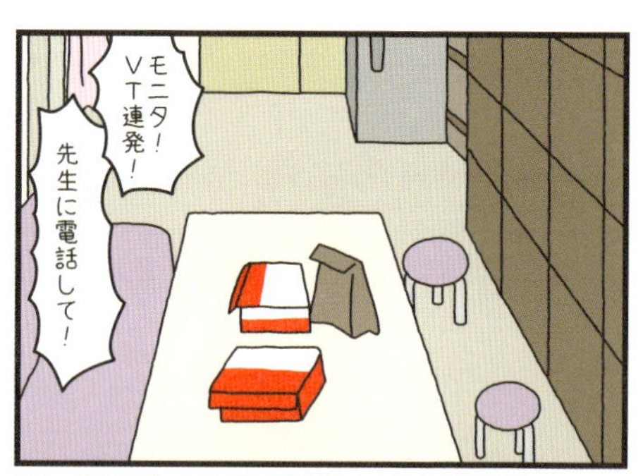

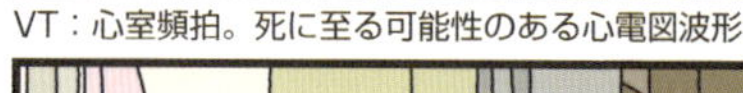
VT：心室頻拍。死に至る可能性のある心電図波形

…
バタタタタタタ…
いつでも美味しく
頂ける訳ではない

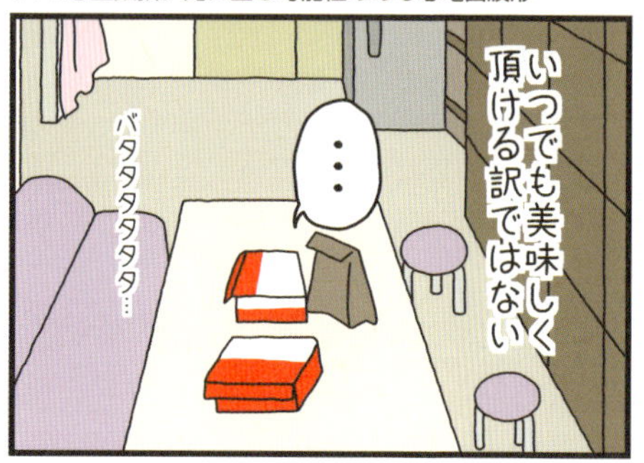

静かな夜に①

大晦日
今日は寒そうね
そうですねー 外は結構冷えてますけど…
ぱきゃっ

あ、雪だ

雪です!雪!
あら じゃあ冷えるわねー
まだちらちらですけど 月も出てて すごくきれい!
台風とかで テンションあがる タイプ

へぇ… 見てみたいなぁ

静かな夜に②

え?じゃあ 車いすで見に 行きません?
こんな時間に? ナスさん大丈夫なの?
今日は患者さん 少ないんで 大丈夫です!

あ

お散歩行ってきまーす
あら 夜のお散歩?
ふふ、こんな時間に 悪いことしてる みたいね
今日は特別に私たち 悪い子なんでーす♪

やっぱり! こっちの窓からの 方が断然 きれいですよ!
本当ね… 家ではこんなに眺め よくないから なんだか入院してて 得しちゃったみたい

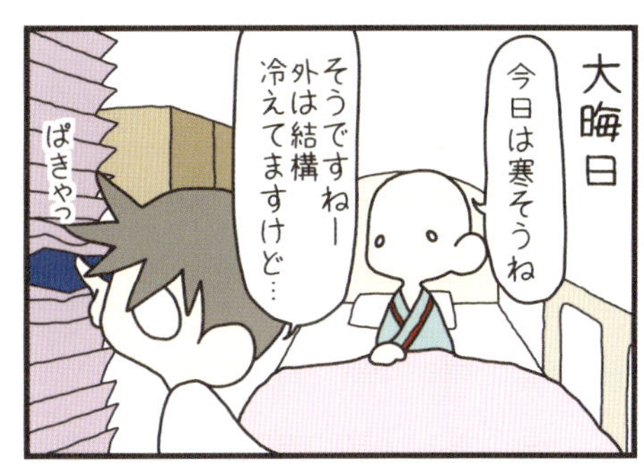

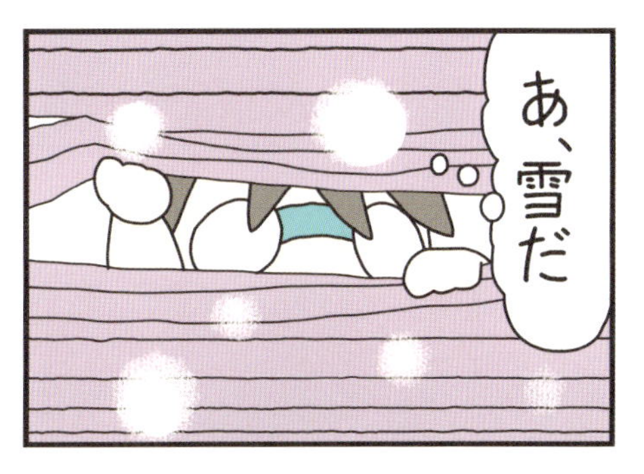

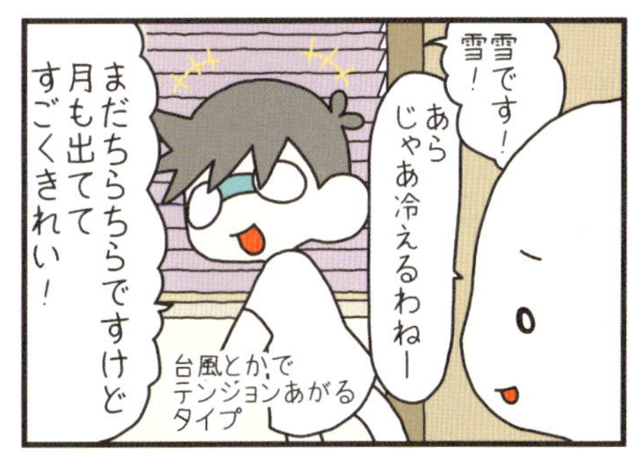

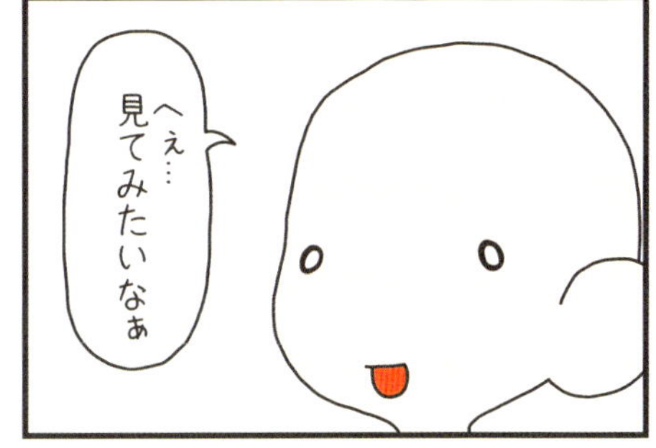

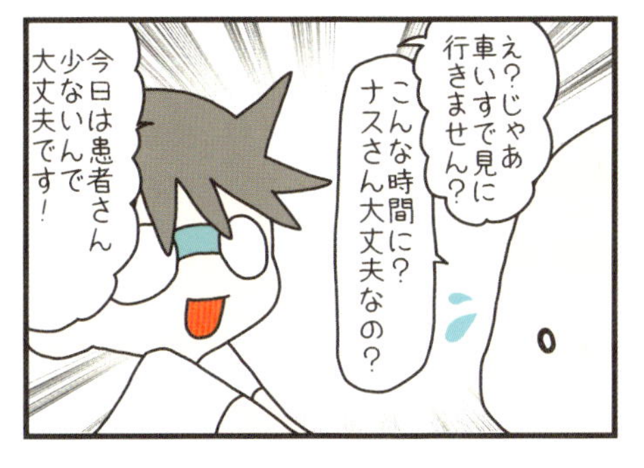

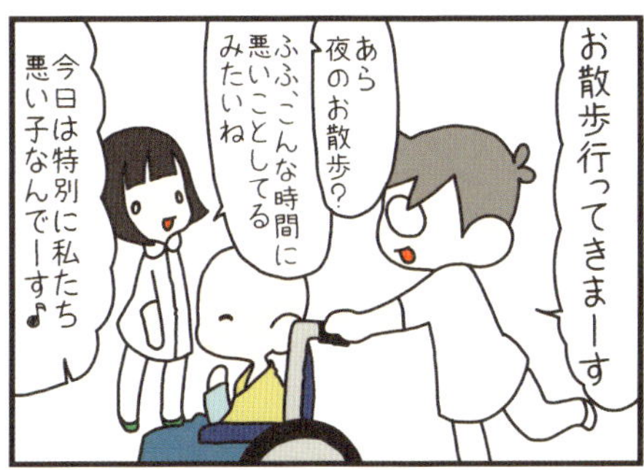

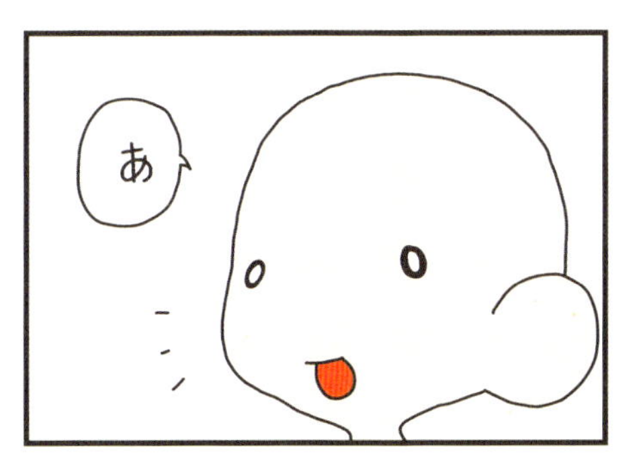

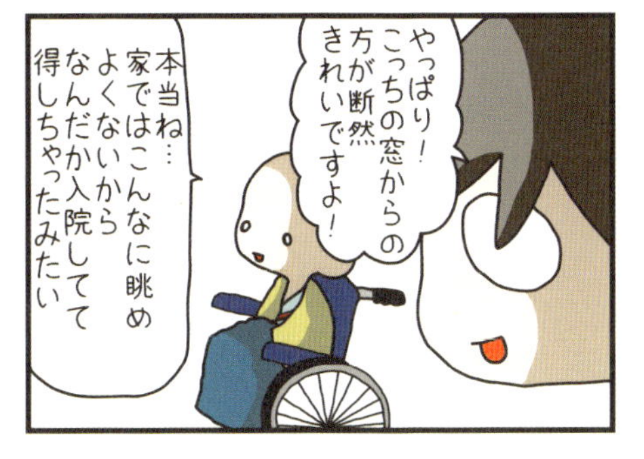

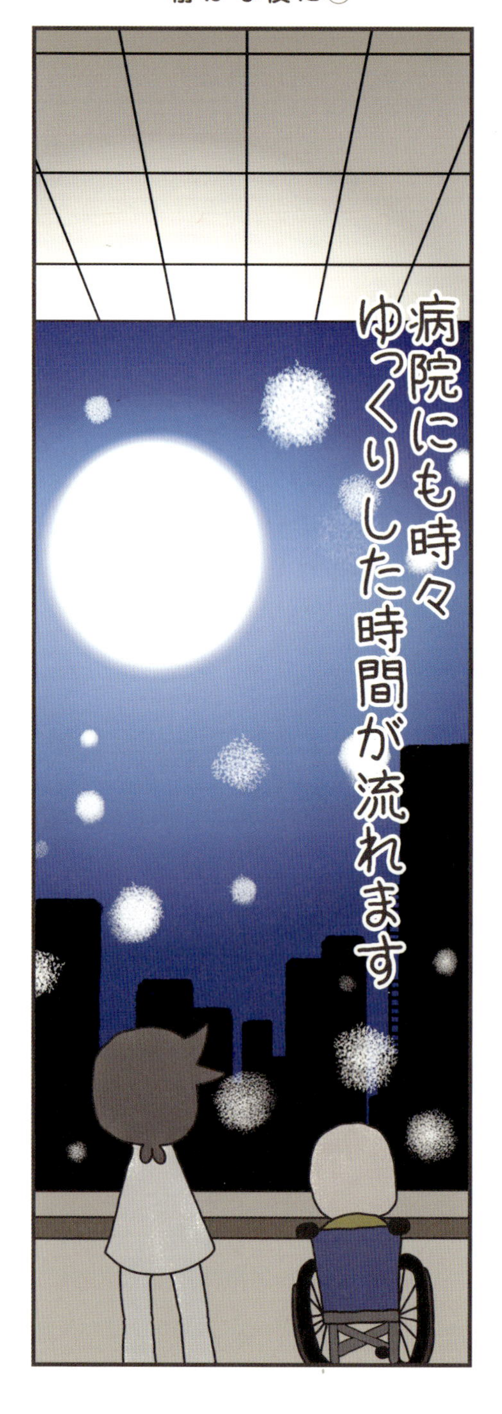
病院にも時々
ゆっくりした時間が流れます

『ぴんとこなーす』
特別付録

看護師になりたいキミへ

ぷろぺら

「将来看護師になりたいんだけど…」
親戚の子・シホちゃんに相談されたナスさん。
看護師になるにはどんな方法があるのか?
どんな能力が必要なのか?
そして意外な話をシホちゃんから
打ち明けられて……。

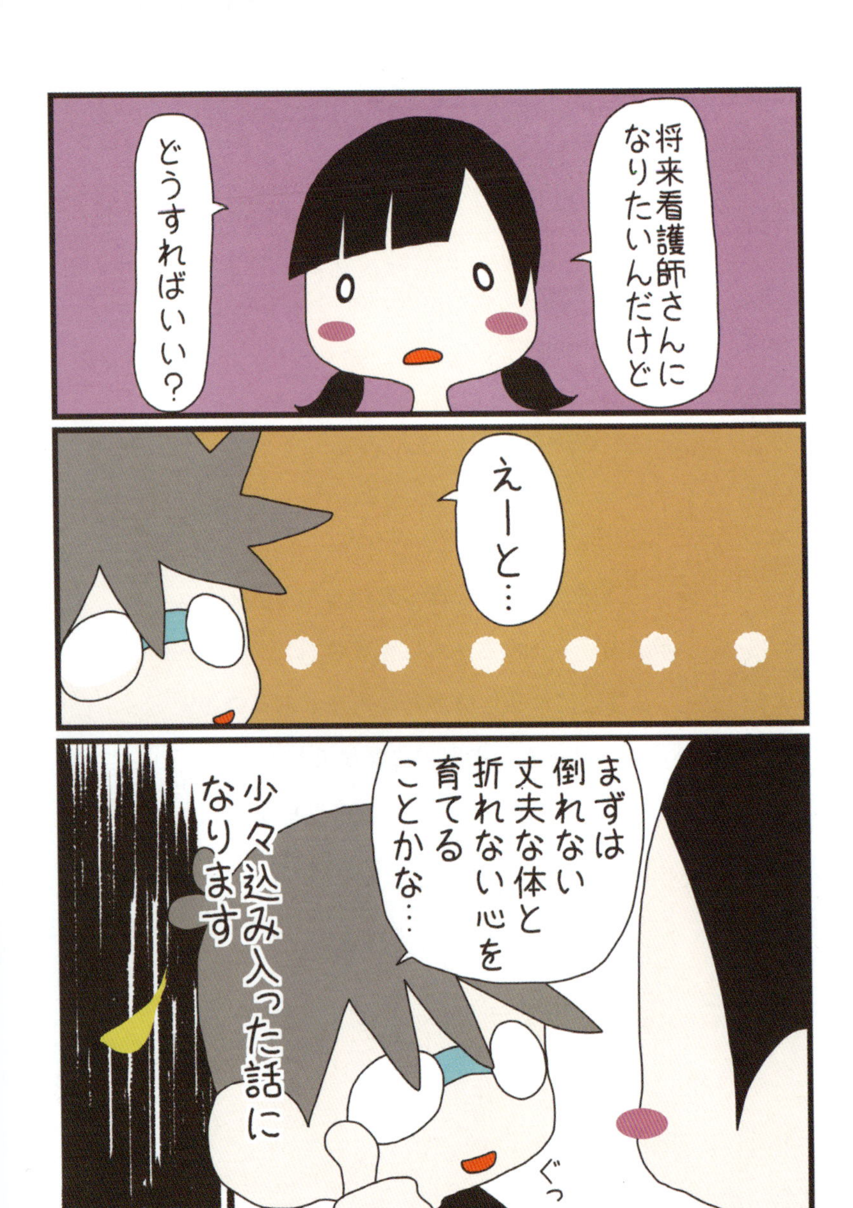
将来看護師さんになりたいんだけど
どうすればいい？
えーと…
まずは倒れない丈夫な体と折れない心を育てることかな…
少々込み入った話になります
ぐっ

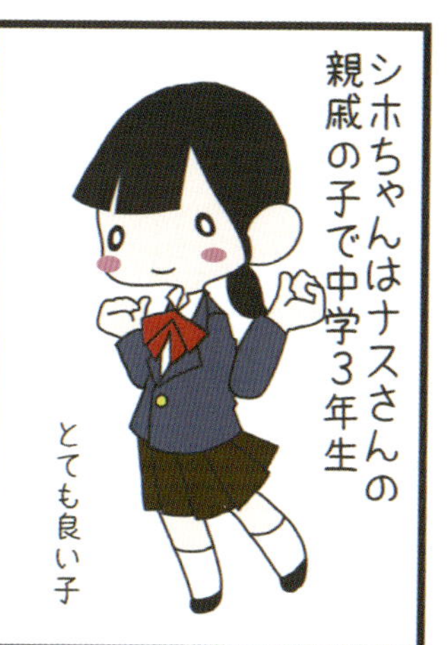
シホちゃんはナスさんの親戚の子で中学3年生
とても良い子

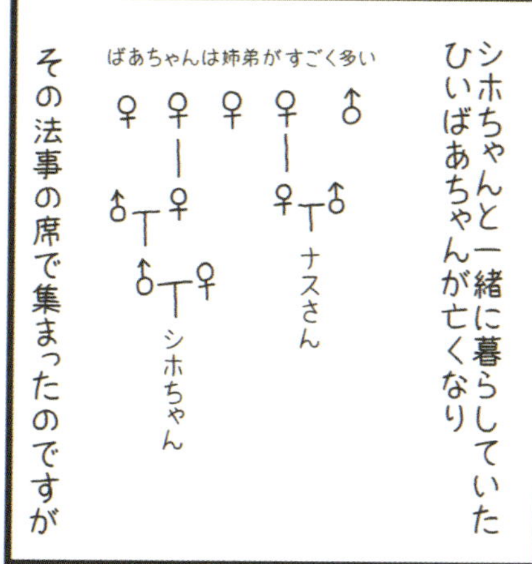
シホちゃんと一緒に暮らしていたひいばあちゃんが亡くなり
ばあちゃんは姉弟がすごく多い
ナスさん
シホちゃん
その法事の席で集まったのですが

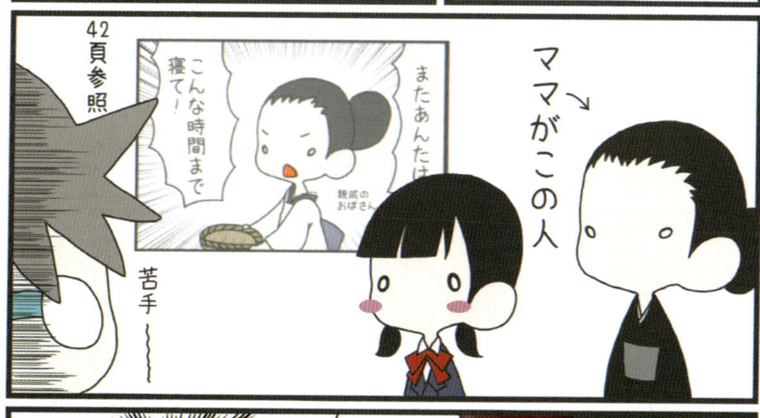
ママがこの人
またあんたはこんな時間まで寝て!
親戚のおばさん
苦手〜〜〜
42頁参照

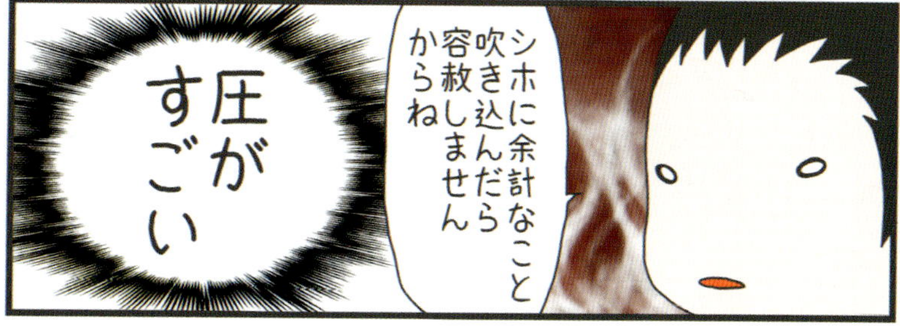
シホに余計なこと吹き込んだら容赦しませんからね
圧がすごい

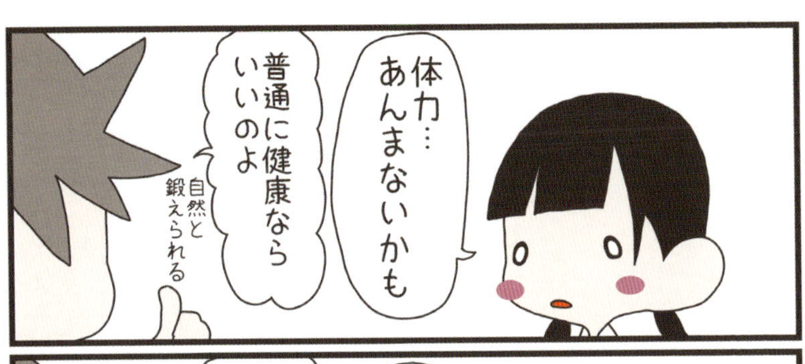
体力…
あんまないかも
普通に健康なら
いいのよ
自然と
鍛えられる

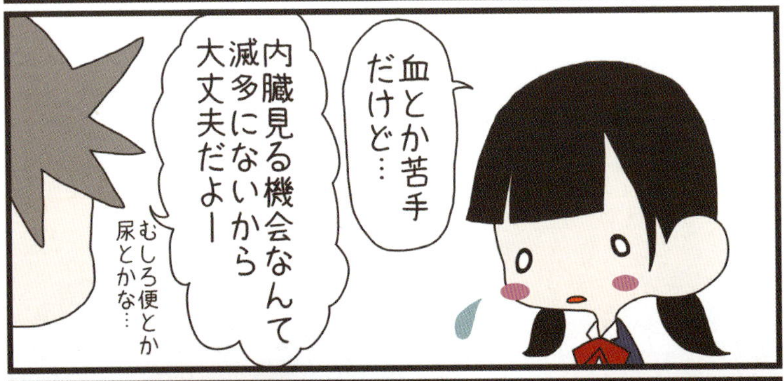
血とか苦手
だけど…
内臓見る機会なんて
滅多にないから
大丈夫だよー
むしろ便とか
尿とかな…

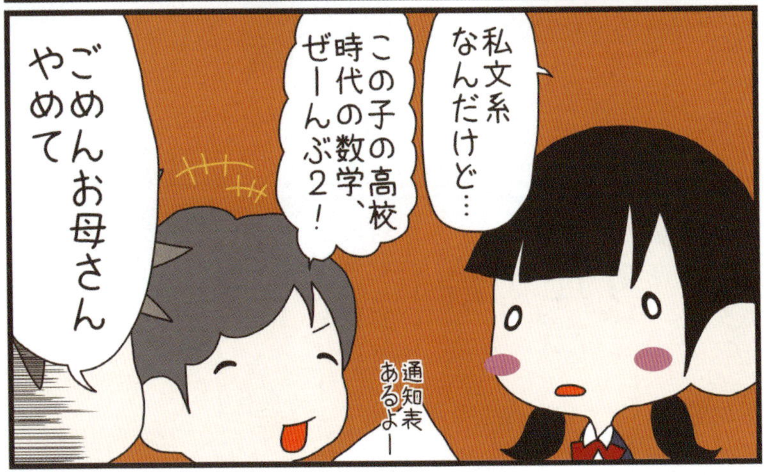
私文系
なんだけど…
この子の高校
時代の数学、
ぜーんぶ２！
通知表
あるよー
ごめんお母さん
やめて

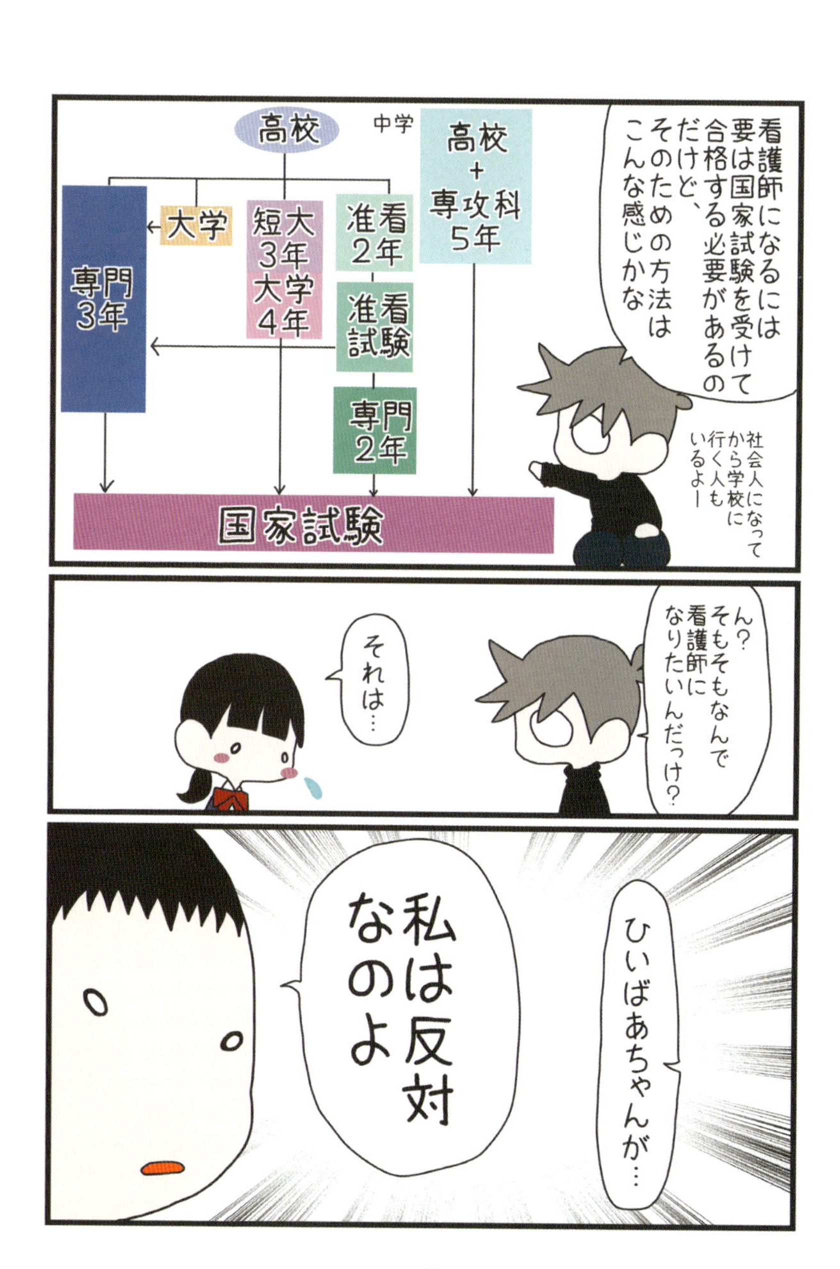
看護師になるには要は国家試験を受けて合格する必要があるのだけど、そのための方法はこんな感じかな
高校
中学
高校+専攻科5年
大学
短大3年
大学4年
准看2年
准看試験
専門2年
専門3年
国家試験
社会人になってから学校に行く人もいるよー
ん？そもそもなんで看護師になりたいんだっけ？
それは…
ひいばあちゃんが…
私は反対なのよ

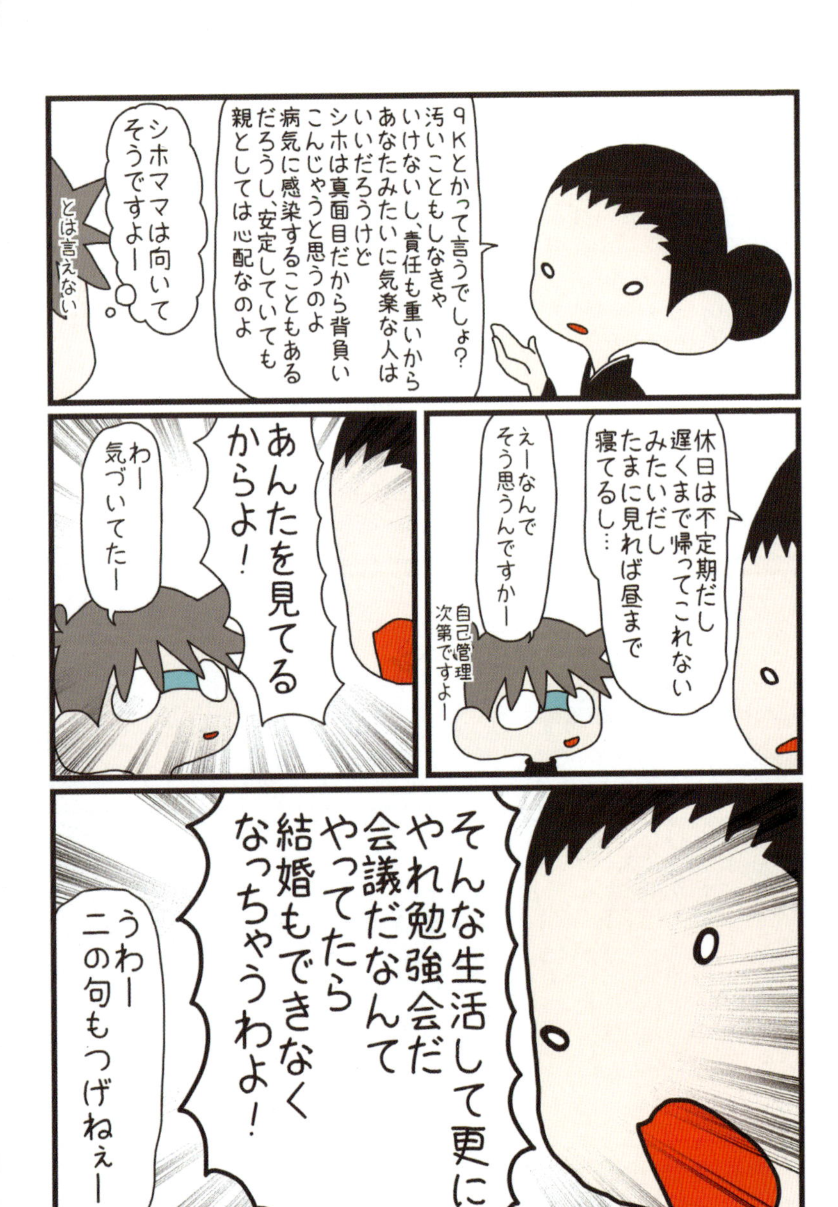
9Kとかって言うでしょ？汚いこともしなきゃいけないし、責任も重いからあなたみたいに気楽な人はいいだろうけどシホは真面目だから背負いこんじゃうと思うのよ病気に感染することもあるだろうし、安定していても親としては心配なのよ
シホママは向いてそうですよー
とは言えない
休日は不定期だし遅くまで帰ってこれないみたいだしたまに見れば昼まで寝てるし…
えーなんでそう思うんですかー
自己管理次第ですよー
あんたを見てるからよ！
わー気づいてたー
そんな生活して更にやれ勉強会だ会議だなんてやってたら結婚もできなくなっちゃうわよ！
うわー二の句もつげねぇー

待って

ママはそう言うけど
私が看護師さんに
なりたいと思った
きっかけも
お姉ちゃんなの

お姉ちゃんと
呼んでくれるの
かい…？

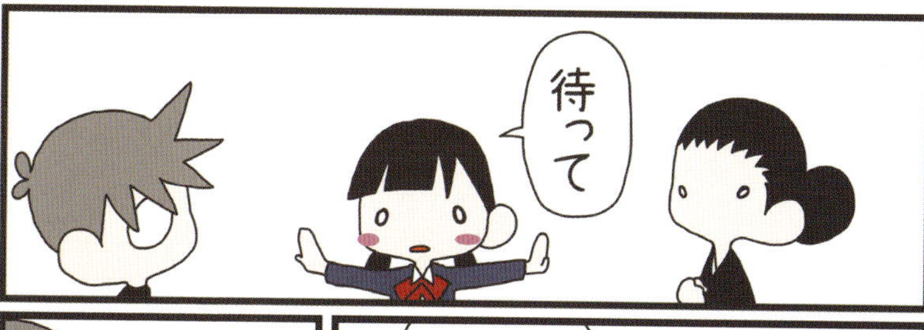

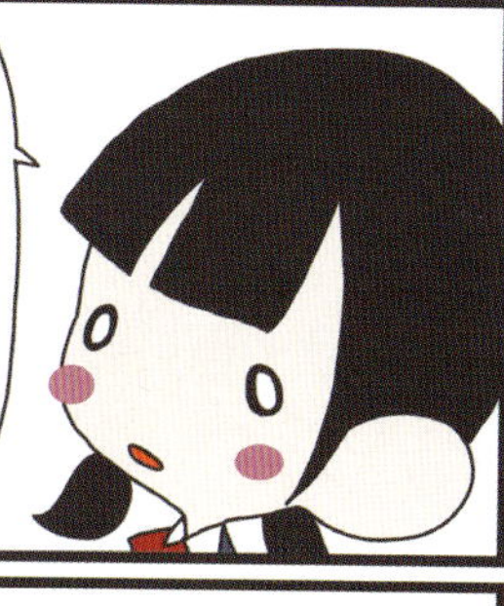

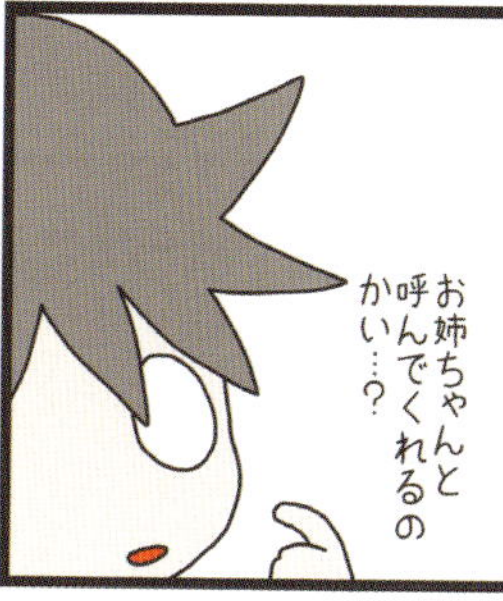

亡くなる前のおばあちゃん、
それまで元気だったのに
あっという間に
動けなくなっちゃったでしょ

往診にきた先生も
「老衰です」って
点滴してくれたけど
ご飯全然食べなくて

私、何かしてあげたかったけど
触ったら死んじゃいそうで
きっとみんな思ってた
お見舞いにきた人たちも
見てるしかできなくて…

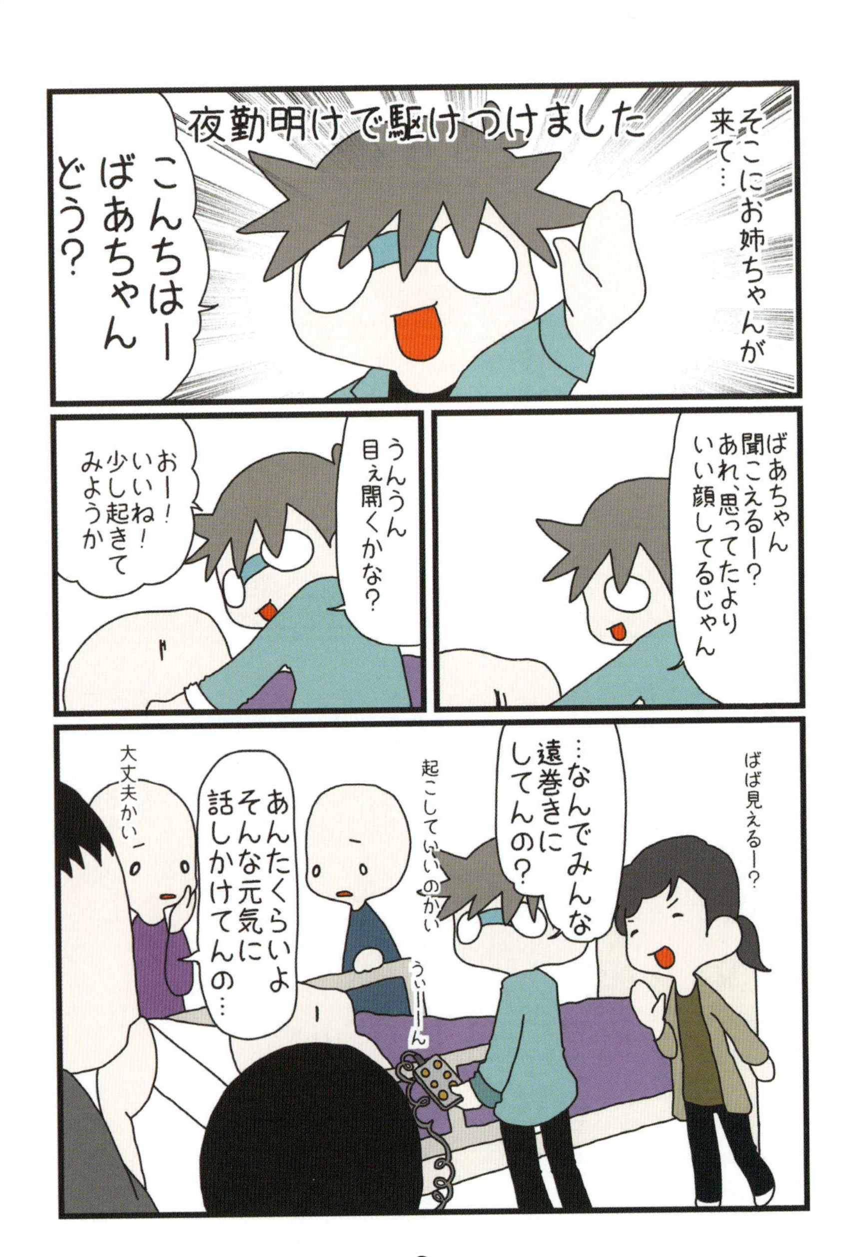

夜勤明けで駆けつけました
そこにお姉ちゃんが来て…
こんちはー ばあちゃん どう？
ばあちゃん 聞こえるー？ あれ、思ってたより いい顔してるじゃん
うんうん 目ぇ開くかな？
おー！ いいね！ 少し起きて みようか
ばば見えるー？
…なんでみんな 遠巻きに してんの？
起こしていいのかい
うぃーーーん
あんたくらいよ そんな元気に 話しかけてんの…
大丈夫かい

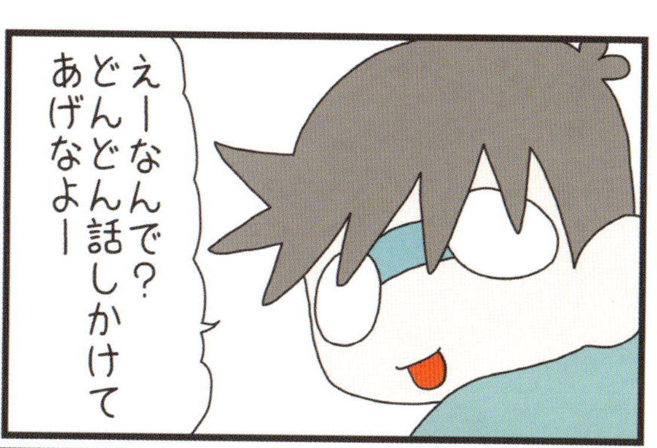
えーなんで？
どんどん話しかけて
あげなよー

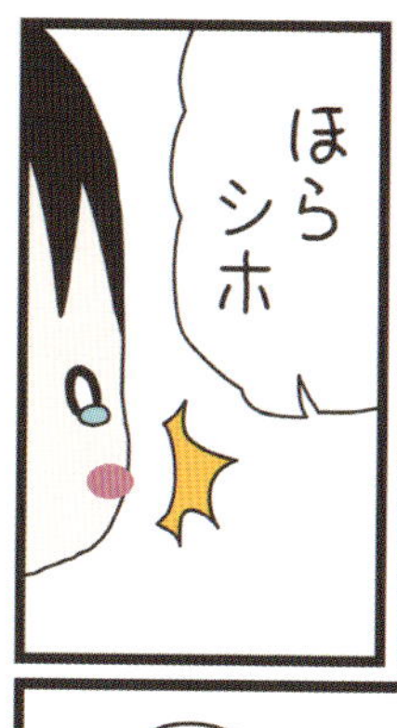
ほら
シホ

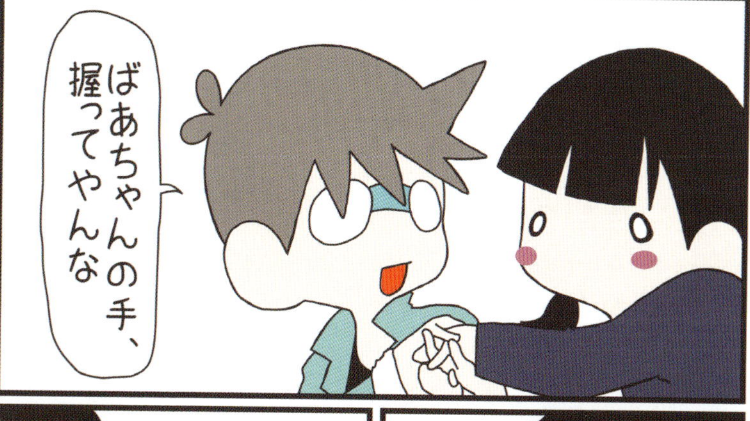
ばあちゃんの手、
握ってやんな

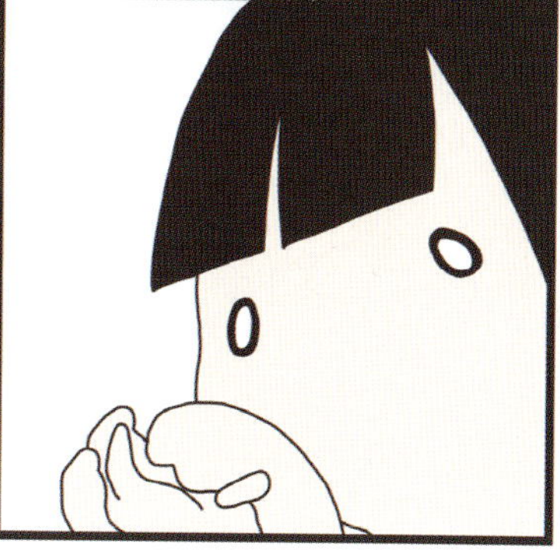

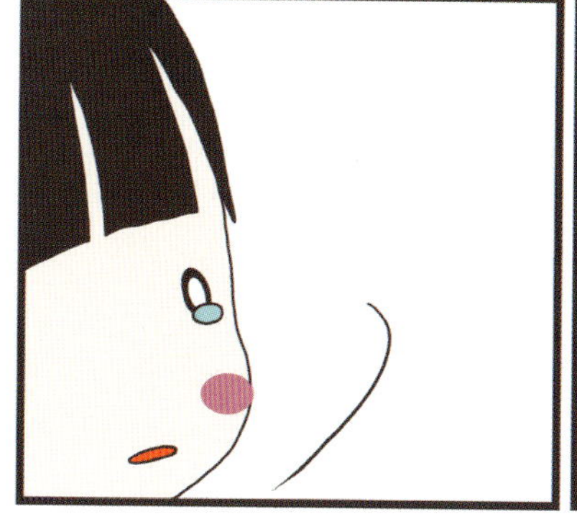

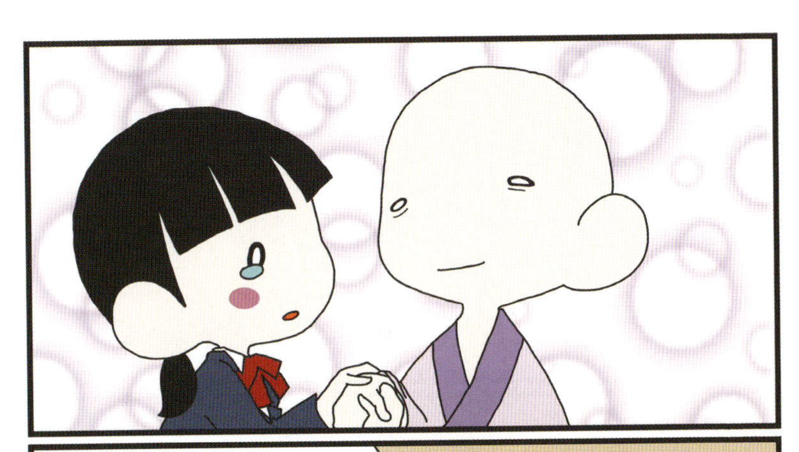

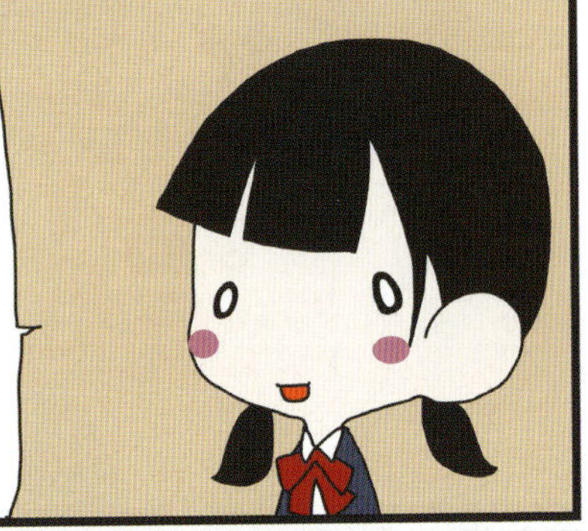
…私、あの時間は
お姉ちゃんが作って
くれたと思ってる
お医者さんは病気を
治してくれるけど、
看護師さんはそんな
時間も作れると思って…
そうなりたいと思ったの

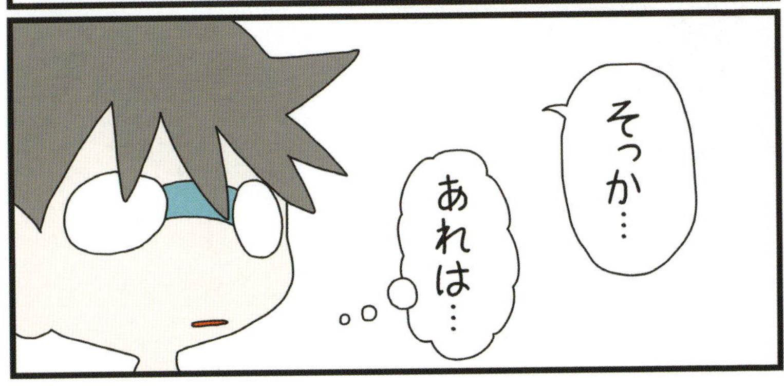
そっか…
あれは…

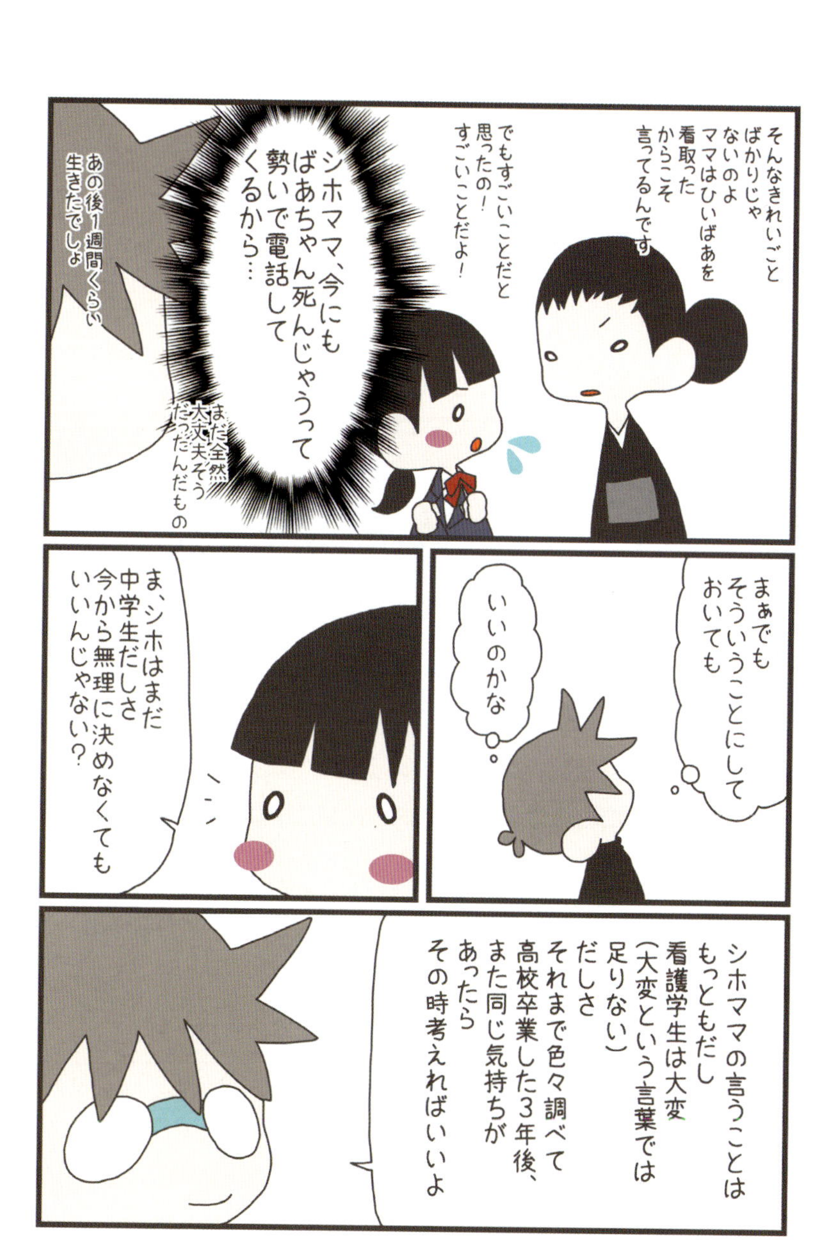
そんなきれいごとばかりじゃないのよ
ママはひいばあを看取ったからこそ言ってるんです
でもすごいことだと思ったの！すごいことだよ！
シホママ、今にもばあちゃん死んじゃうって勢いで電話してくるから…
まだ全然大丈夫そうだったんだもの
あの後1週間くらい生きたでしょ
まあでもそういうことにしておいても
いいのかな
ま、シホはまだ中学生だしさ今から無理に決めなくてもいいんじゃない？
シホママの言うことはもっともだし看護学生は大変（大変という言葉では足りない）だしさ
それまで色々調べて高校卒業した3年後、また同じ気持ちがあったらその時考えればいいよ

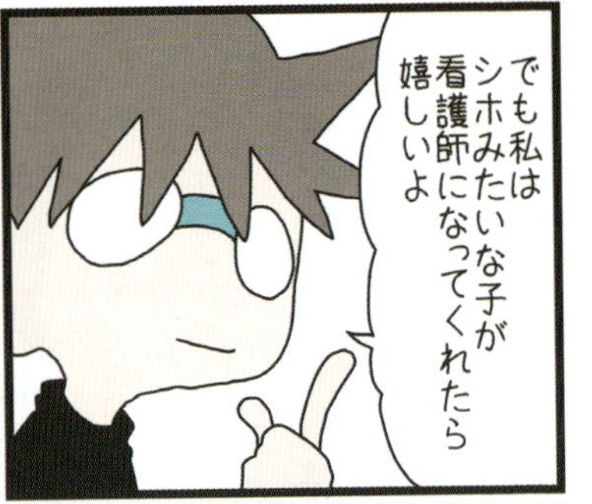
でも私は
シホみたいな子が
看護師になってくれたら
嬉しいよ

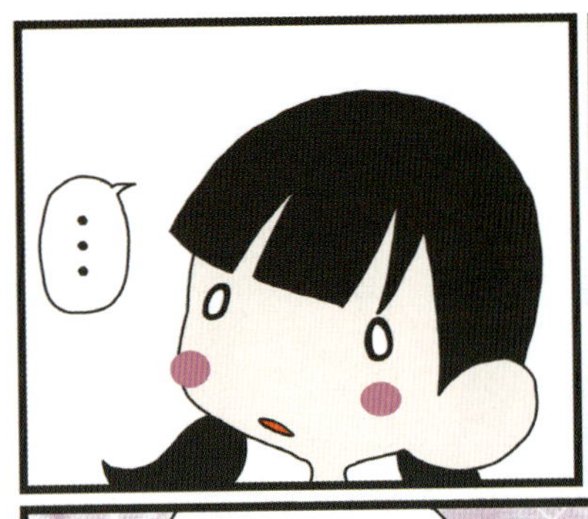
…

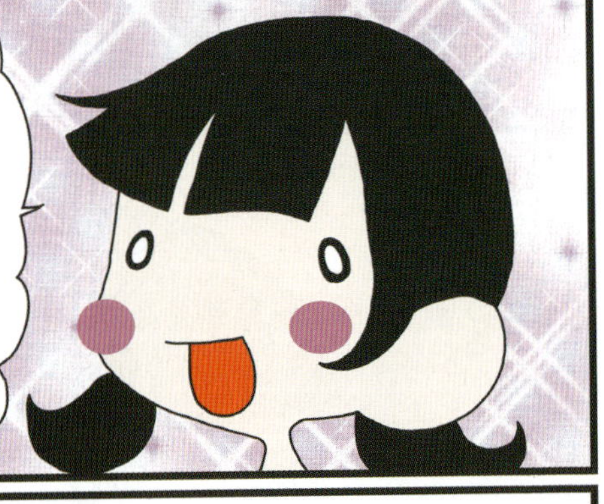
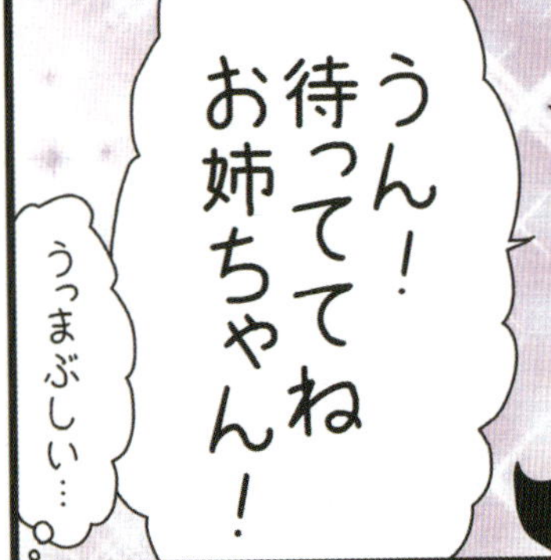
うん！
待っててね
お姉ちゃん！
うっまぶしい…

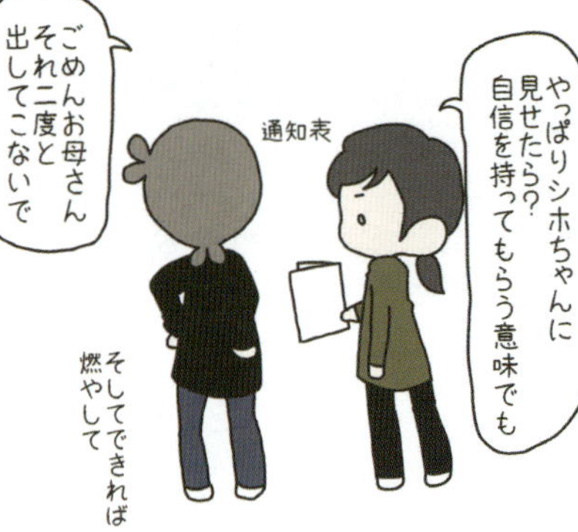
若者に夢を見せて
あげられたかもしれない
達成感もありつつ
やっぱりシホちゃんに
見せたら？
自信を持ってもらう意味でも
通知表
ごめんお母さん
それ二度と
出してこないで
そしてできれば
燃やして
看護という仕事の
あり方について
改めて
この仕事の素晴らしさに
気づけた出来事で
ありました